全国职业院校教育规划教材

全国高等职业教育新形态规划教材

供中医学、中医骨伤、针灸推拿、中医养生保健等专业使用

中医基础理论

主编 邓棋卫 杨 昆

全国百佳图书出版单位

中国中医药出版社

·北京·

图书在版编目（CIP）数据

中医基础理论 / 邓棋卫，杨昆主编 . -- 北京 : 中
国中医药出版社，2025.6. -- （全国职业院校教育规划
教材）（全国高等职业教育新形态规划教材）.
ISBN 978-7-5132-9531-4

Ⅰ . R22

中国国家版本馆 CIP 数据核字第 2025ZU2184 号

中国中医药出版社出版

北京经济技术开发区科创十三街 31 号院二区 8 号楼
邮政编码　100176
传真　010-64405721
山东华立印务有限公司印刷
各地新华书店经销

开本 850×1168　1/16　印张 10.75　字数 341 千字
2025 年 6 月第 1 版　2025 年 6 月第 1 次印刷
书号　ISBN 978 - 7 - 5132 - 9531 - 4

定价　45.00 元
网址　www.cptcm.com

服 务 热 线　010-64405510
购 书 热 线　010-89535836
维 权 打 假　010-64405753

微信服务号　zgzyycbs
微商城网址　https://kdt.im/LIdUGr
官 方 微 博　http://e.weibo.com/cptcm
天猫旗舰店网址　https://zgzyycbs.tmall.com

如有印装质量问题请与本社出版部联系（010-64405510）

全国职业院校教育规划教材
全国高等职业教育新形态规划教材

《中医基础理论》
编委会

主　　编　邓棋卫　杨　昆

副 主 编　董明会　蒋　筱　郭　梅

编　　委　（以姓氏汉语拼音为序）

陈　蓉（河南推拿职业学院）

陈研焰（湖南中医药高等专科学校）

崔慧萍（山西卫生健康职业学院）

邓棋卫（江西中医药高等专科学校）

董明会（保山中医药高等专科学校）

郭　梅（北京卫生职业学院）

洪建勋（江西中医药高等专科学校）

蒋　筱（广西中医药大学）

赖　蕾（重庆医药高等专科学校）

李晓茜（昆明卫生职业学院）

肖　睿（临沧职业学院）

杨　昆（重庆三峡医药高等专科学校）

杨敏敏（齐鲁医药学院）

于冰冰（菏泽医学专科学校）

张丽娟（毕节医学高等专科学校）

前　言

　　"全国高等职业教育新形态规划教材"是为贯彻党的二十大精神和习近平总书记关于职业教育工作和教材工作的重要指示批示精神，落实《关于深化现代职业教育体系建设改革的意见》《国家职业教育改革实施方案》《关于推动现代职业教育高质量发展的意见》等文件精神，由中国中医药出版社联合全国多所高职高专院校及行业专家统一规划建设的，旨在提升医药职业教育对全民健康和地方经济的贡献度，实现职业教育与产业需求、岗位胜任能力的紧密对接，突出新时代中医药职业教育的特色。

　　中国中医药出版社直属于国家中医药管理局，中央一级文化企业。中国中医药出版社是全国中医药行业规划教材出版基地，国家中医、中西医结合执业（助理）医师资格考试大纲和细则及实践技能指导用书授权出版单位，全国中医药专业技术资格考试大纲和细则授权出版单位，与国家中医药管理局中医师资格认证中心建立了良好的战略合作伙伴关系。目前，全国中医药行业高等职业教育规划教材已延续至第 6 版，覆盖了中医学、中药学、针灸推拿、中医骨伤、康复治疗技术、中医养生保健等多专业，已构建起从基础理论到实践应用的较为完整的教学体系。

　　本套教材可供中医学、中医骨伤、针灸推拿、中医养生保健等专业学生使用，具有以下特点：

　　1. 坚持立德树人，融入课程思政内容和党的二十六精神。把立德树人贯穿教材建设全过程、各方面，体现课程思政建设新要求，推进课程思政与医药人文的融合，大力培育和践行社会主义核心价值观，健全德技并修、工学结合的育人机制，努力培养德智体美劳全面发展的社会主义建设者和接班人。

　　2. 加强教材编写顶层设计，科学构建教材的主体框架，打造职业行动能力导向明确的金教材。教材编写落实"三个面向"，始终围绕医药职业教育技术技能型、应用型人才培养目标，以学生为中心，以岗位胜任力、产业需求为导向，内容设计符合职业院校学生认知特点和职业教育教学实际，体现了先进的职业教育理念。

　　3. 与岗位需求对接，加强产教融合。教材突出理论与实践相结合，强调动手能力、实践能力的培养。鼓励专业课程教材融入产业发展的新技术、新工艺、新规范、新标准，满足学生适应项目学习、案例学习、模块化学习等不同学习方式的要求，注重以典型案例为载体组织教学单元、有效激发学生的学习兴趣和创新潜能。

4. 强调质量意识，打造精品示范教材。将质量意识、精品意识贯穿教材编写全过程。围绕现行教材出现的问题，以问题为导向，有针对性地对教材内容进行修订完善，力求打造适应职业教育人才培养需求的精品示范教材。

5. 加强教材数字化建设。打造精品融合教材，探索新型数字教材。将新技术融入教材建设，丰富数字化教学资源，满足职业教育教学需求。

6. 与考试大纲接轨。编写内容科学、规范，突出职业教育技术技能人才培养目标，与中医执业（助理）医师资格考试大纲一致，提高学生的执业考试通过率。

本套教材由 50 余所高等职业教育院校及三甲医院的资深教学专家和行业专家结合教学要求及行业需求精心编撰，体现了全国中医行业齐心协力、求真务实的工作作风，谨此向有关单位和个人致以衷心的感谢。

尽管所有组织者与编写者竭尽心智，精益求精，本套教材仍有一定的提升空间，敬请各教学单位、教学人员及广大学生多提宝贵意见和建议，以便修订时进一步提高。

中国中医药出版社

2025 年 5 月

编写说明

本教材的编写以习近平新时代中国特色社会主义思想为指导，全面贯彻党的二十大精神和党的教育方针，力求落实立德树人根本任务，深化产教融合，适应新时期我国中医药行业高等教育改革和培养高质量中医药人才的需要。

本教材以传承精华、守正创新为宗旨，培养学生大医精诚、仁心仁术的道德品质；将中医思维融汇贯穿于教材内容之中，提高学生的中医理论水平；注重理论与临床实践相结合，使中医基础理论教学适应时代发展和临床实践的需求。中医理论编排方面与传统教材相比，适当增加了气一元论及神的相关中医理论知识，使学生更好地理解中医的哲学思维；将养生与防治原则独立成章，以突出中医学维护健康和治未病理念的优势。

本教材的编写分工是：绪论，于冰冰；第一章，张丽娟、杨昆；第二章，杨昆、蒋筱、郭梅；第三章，陈研焰、崔慧萍；第四章，陈蓉、杨敏敏；第五章，李晓茜；第六章，董明会、邓棋卫；第七章，邓棋卫、赖蕾、肖睿；第八章，洪建勋。

本教材大力拓展教育教学资源，设置了教学课件、实操视频、测试题等数字教学资源，为学生素质、知识、能力的协调发展创造了更好条件。

本教材可供高等职业院校中医学、中医骨伤、针灸推拿、中医养生保健等专业学生使用。

在本教材的编写过程中，全体编委本着认真负责、严谨求实、保证质量的原则，群策群力，精益求精，共同完成教材编写工作。本教材中若有不足之处，敬请广大师生提出宝贵意见，以便再版时修订提高。

《中医基础理论》编委会

2025 年 4 月 20 日

目 录

绪　论

中医学是以中医药理论与实践经验为主体，研究人类生命活动中健康与疾病转化规律及其预防、诊断、治疗、康复和保健的综合性科学。

中医学发源于中国，有着数千年悠久历史，是中国优秀传统文化的重要组成部分，是中华民族在长期的生产、生活和医疗实践中，认识生命、维护健康、防治疾病的宝贵经验的积累和总结，是经过历代传承并不断发展创新的，具有原创理论、独特思维和丰富实践的医学科学体系，为中华民族的繁衍昌盛作出了巨大的贡献。中医学传播到世界各地，为全人类的健康保健和疾病防治，发挥了重要的促进作用，产生了深远的影响。

一、中医学理论体系的形成和发展

中医学理论体系是以气一元论和阴阳、五行学说为哲学基础，以整体观念为指导思想，以藏象、经络和精气血津液神等为生理病理学基础，以辨证论治为诊疗特点，包括理、法、方、药在内的医学理论体系。

（一）中医学理论体系的形成

中医学理论体系形成于战国至汉代时期。

1. 中医学理论体系形成的条件　中医学理论体系的形成，经历了一个漫长的历史时期。战国至汉代时期，社会急剧变化，学术思想交流融合，科学技术相互促进，古代医家在丰富的医疗实践经验基础上，以气一元论、阴阳学说、五行学说等哲学思想为认识论，汲取当时先进的科学技术，将零散的医疗经验整理归纳，使中医学理论体系逐步系统化、规范化，以阐释病因、发病和病机，指导疾病的诊断和防治，为中医学理论体系的形成奠定了科学理论与医药实践的基础。

（1）社会文化基础：此时期各种学术流派相继产生、学术争鸣与交流，为中医学理论体系的形成奠定了坚实的社会文化基础。如中医学生命理论深受道家关于世界本原与生命起始认识的影响；医者修身与医德的形成深受儒家"自强不息，厚德载物"的道德观念与进取精神的影响。

（2）科学技术基础：此时期天文、地理、气象、历算、物候、农学、植物学、矿物学、冶炼、酿造等方面的诸多创新，为中医学理论体系的构建奠定了科学技术基础。如天文学的宇宙观为天地人相关整体医学模式的建立提供了基础，农业生产的进步促进了中药学的形成和发展，气象学、地理学的相关知识融入了中医学对生命活动、疾病认识的理论和实践。

（3）医药实践基础：中国古代医药学家通过长期的医疗实践，积累了丰富的医药学知识，并将其总结、升华为中医理论。如战国时期，扁鹊等医生出现，确立了部分疾病的诊断方法，医学知识传播更加广泛，如《史记·扁鹊仓公列传》记载，扁鹊诊病已能"切脉、望色、听声、写形，言病之所在"，说明"四诊"方法已基本形成。除应用药物、针灸、导引等治病方法外，还出现利用情绪变化治病的精神疗法，如《吕氏春秋》记载文贽用激怒的方法治愈齐闵王的忧思病。马王堆汉墓出土的一批医学资料中，《五十二病方》记载了103个病名，涉及内、外、妇、儿、五官等范围，并记载医方283个，说明西汉以前的医药水平已令人惊叹。这些丰富的医疗实践为中医学理论知识的总结归纳及理论体系的构建提供了资料，奠定了重要的基础。

（4）古代哲学思想对医学的渗透：中医学理论体系的形成具有深远的哲学渊源，尤其是气一元论、阴阳学说、五行学说，渗透并融入中医学，对中医学理论体系的形成赋予了重要的思维方法和说理工具。如气一元论的万物本原论思想，为中医学整体观的建立奠定了思想基础；阴阳学说的辩证法思想、五行学说的系统论思想，对中医学方法论体系的建立产生了促进作用。

2. 中医学理论体系形成的标志 这一时期，以中国古代哲学为指导，借鉴当时自然科学先进技术原理和方法，在丰富的医药学理论和实践基础上，众多医家共同努力，逐渐形成了中医学理论体系。《黄帝内经》《黄帝八十一难经》《伤寒杂病论》《神农本草经》四部经典著作的问世标志着中医学理论体系的形成。

（1）《黄帝内经》：简称《内经》，为中医学现存最早的经典著作。本书分为《素问》和《灵枢》两部，共18卷，162篇，约成书于战国至汉末。《内经》是集众多医学家的医学理论和临床经验编纂而成。书中汲取了自然科学、哲学和社会科学的诸多重要成就，从气、天人关系、形神关系等多方面深入探讨和阐释了生命现象，总结和归纳了医疗经验和医学理论，确立了中医学独特的理论体系，奠定了中医学发展的理论基础。《内经》以整体观念为指导，阐释了人体生命活动规律以及人与自然、社会环境的统一性，详细论述了脏腑的生理功能，将人体呼吸、循环、消化、排泄、生殖、精神等生理功能分属于五脏，建立了以五脏为中心的功能系统；创立了经络学说，阐述机体的网络调节作用，即以精、气、血、津液、神的作用维系和调节着脏腑形体官窍的生理功能，从而奠定了藏象经络理论的基础；在疾病防治上提出治未病的观点，对病因、发病、病机及疾病诊断、治疗等进行了系统的阐述，对临床实践具有重要的指导意义。《内经》构建了中医理论的基本框架，是中医学形成的基础与发展源泉。

（2）《黄帝八十一难经》：又称《难经》，以问答解释疑难的形式编撰而成，成书于汉。《难经》以基础理论为主，涉及生理、病机、诊断、病证、治疗等各个方面。在《内经》的基础上，对脉学特别是寸口脉诊有较详细而精当的论述和创见；对藏象理论中命门、三焦以及经络理论有所阐扬和发展，从而丰富发展了中医学理论体系。该书内容简要，辨析精微，故在中医学典籍中常与《内经》并提，同为后世指导临床实践的重要理论性著作。

（3）《伤寒杂病论》：为张仲景所著，成书于东汉，为中医学第一部辨证论治的专著。后经晋·王叔和整理，分为《伤寒论》与《金匮要略》两部。《伤寒论》创立了六经辨证理论，对外感热病的发病因素、临床表现、诊断、治疗及预后康复等进行了系统而全面的论述；《金匮要略》以脏腑论内伤杂病，对以内科为主兼及妇科、外科的40余种疾病的病因、病机、诊断、处方、用药等都有详细记载。《伤寒杂病论》总结了东汉以前的医学成就，将中医学的基本理论与临床实践密切结合起来，创立了对外感、内伤疾病的辨证纲领和治疗方剂，故后世医家多尊之为方书之祖，为临床医学的发展奠定了坚实的基础。

（4）《神农本草经》：简称《本草经》或《本经》，成书于东汉，为现存最早的中药学专著。《神农本草经》集秦汉时期众多医家搜集、整理、总结药物学经验成果的精华，全书载药365种，根据养生、治病和药物毒性分为上、中、下三品，上品之药无毒，主益气；中品之药有毒或无毒，主治病、补虚；下品之药有毒，主除病邪、破积聚。根据中药功效将中药分为寒、凉、温、热四性，以及酸、苦、甘、辛、咸五味，为中药学四气五味的药性理论的确立奠定了基础。书中明确了治寒以热药，治热以寒药的用药原则，将药理学与病机学密切结合，使中医学理论体系更加完善。同时，该书提出单行、相须、相使、相畏、相恶、相反、相杀等七情和合的药物配伍理论，为中药组方提供了重要理论依据。

（二）中医学理论体系的发展

随着社会的发展与科学技术的进步，中医学理论不断创新，诊疗水平不断提高。汉代以后，中医学进入了全面发展时期。

1. 魏、晋、隋、唐时期 此时期是中国医学发展史上承前启后的重要时期。中医学学科分化日趋成熟，医学理论与技术随着这一时期政治、经济、文化的发展而有新的提高，出现了众多名医名著，推动了中医学理论体系的发展和进步。

《脉经》为晋代王叔和所著，为中医学第一部脉学专著。本书第一次对中医脉学进行了全面系统的论述，描绘了浮、芤、洪、滑、数、促、弦、紧等24种病脉的脉象形态及其所主病证；提倡寸口诊法，明确了左寸主心与小肠，左关主肝胆，右寸主肺与大肠，右关主脾胃，两尺主肾与膀胱的三部脉位；推动了寸口脉诊法的普遍应用。

《针灸甲乙经》为晋代皇甫谧所著，为中医学第一部针灸学专著。全书系统阐述了藏象、经络、腧穴、标本、九针、刺法、诊法、病证、治法等内容，集魏晋以前针灸经络理论之大成，对后世针灸的发展贡献很大。

《肘后备急方》为晋代葛洪所著，为中医学第一部临床急症著作。书中对外感热病、传染性疾病、皮肤病、疮疡外科及骨伤科病的论述，反映了当时临床医学的进步。

《诸病源候论》为隋代巢元方所著，为中医学第一部病因病机证候学专著。全书以1729论分述内、外、妇、儿、五官、皮肤等诸科病证的病因、病机和症状，尤重于病源的研究，如指出疥疮是由疥虫所致；漆疮的发生与体质有关；某些传染病是由自然界的乖戾之气引起。诸证之末多附有导引法，对疾病的调护起到指导作用。

《备急千金要方》和《千金翼方》为唐代孙思邈所著，分别成书于公元652年和公元682年，为中医学第一部医学百科全书。两书关于脏腑之论、针灸之法、脉证之辨、食治之宜、养生之术、备急之方、病证诊治等内容，代表了盛唐的医学发展水平；提出大医精诚为医学道德准则和追求的境界，开创了中国医学伦理学之先河。

链接

《肘后备急方》对屠呦呦的启发

屠呦呦在研究抗疟药物时，面临了诸多困难，重新温习中医古籍时，《肘后备急方》中关于青蒿治疟的记载给了她很大启发，使她将研究方向聚焦在青蒿上。但青蒿提取物的抗疟效果时好时坏，经历了数百次失败。其团队成员曾质疑古籍的可靠性，但屠呦呦坚持重温《肘后备急方》，最终发现书中记载："青蒿一握，以水二升渍，绞取汁，尽服之"，这让屠呦呦意识到高温煎熬中药的方法可能会破坏青蒿中的有效成分，从而影响疗效。于是她改变提取方式，采用沸点更低的乙醚进行提取，成功提取出了青蒿素。

---

2. 宋、金、元时期　此时期是中国医学发展迅速、流派纷呈、建树颇多的时期，对后世医学发展影响很大。这一时期中药学、方剂学、针灸学、临床各科学等发展迅速。

宋代钱乙著《小儿药证直诀》，该书系统论述了小儿体质、病机及治疗特点：体质"血气未实""五脏六腑，成而未全，全而未壮"；病机"脏腑柔弱，易虚易实，易寒易热"；治疗强调补泻要同时调理以善其后。钱乙的重要贡献在于丰富和完善了中医学脏腑证治，将五脏辨证方法运用于临床实践。

宋代陈言著《三因极一病证方论》，据张仲景千般疢难，不越三条的论点，结合临床实践与《内经》有关论述，将病因归纳为三大类：外感六淫为外因；七情内伤为内因；饮食所伤、叫呼伤气、虫兽所伤、跌打损伤、中毒、金疮等为不内外因。该书以病因与病证相结合的方法，系统阐述了三因理论，对后世病因学的发展影响极为深远。

金、元时期的刘完素、张从正、李东垣、朱震亨，对中医理论和实践有突破性创新，在中医学的发展中具有里程碑的意义，后人尊称为"金元四大家"。

刘完素主张火热论，提出"六气皆从火化""五志过极皆能化火"为外感和内伤疾病的主要病机，故在治疗中多用寒凉药，后人称为寒凉派。其代表著作为《素问玄机原病式》。

张从正力倡攻邪论，提出病由邪生，主张养生当论食补，治病当用药攻，故在治疗中多用汗、吐、下三法，后人称为攻邪派。其代表著作为《儒门事亲》。

李东垣师从易水学派创始人张元素，力倡脾胃论，提出内伤脾胃，百病由生，善用温补脾胃之法，后人称为补土派。其代表著作为《脾胃论》。

朱震亨力倡相火论，主张阳常有余，阴常不足，治疗善用滋阴降火，后人称为滋阴派。其代表著作为《格致余论》。

3. 明清时期 明清时期是中医学理论的充分融通和深化发展的阶段。标志性成果是命门理论的发展、温病理论的创新，以及大量的医学全书、丛书及类书的编撰集成，丰富和发展了中医学理论体系。

张介宾、赵献可等医家重视命门学说，创新对命门概念及其功能的认识。张介宾提出了阳非有余、真阴不足的见解，强调温补肾阳和滋养肾阴在养生康复与防治疾病中的重要性。赵献可认为命门为人身之主，注重命门之火在养生、防病中的重要意义。命门学说对中医学理论和临床各科的发展产生了较大影响，至今仍有重要的指导意义。

温病是感受温邪所引起的一类外感急性热病的总称，多具有传染性和流行性。温病理论源自《内经》，至明清臻于成熟，明代的吴有性及清代的叶桂、薛雪、吴瑭、王士雄等对温病理论和实践的创新作出了卓越贡献。吴有性著《温疫论》，创戾气说理论。提出温疫病的病因为戾气，而非一般六淫病邪；戾气多从口鼻而入，往往相互传染，形成广泛性流行，症状、病程多类似；不同疫病有不同的发病季节；人与禽畜皆有疫病，但各不相同又有一定联系。叶桂著《温热论》，创温热病的卫气营血辨证理论。阐明温热病发生发展的规律是卫、气、营、血四个阶段的顺传，以及"温邪上受，首先犯肺，逆传心包"的逆传，对温病理论发展起着承前启后的作用。薛雪著《湿热条辨》，创新温病理论的湿热病因理论。阐明湿热病的病因、症状、传变规律、治则治法等，对温病理论的发展作出一定贡献。吴瑭著《温病条辨》，创立温热病的三焦辨证理论。主张"凡病温者，始于上焦，在手太阴""上焦病不治则传中焦，胃与脾也""中焦病不治，即传下焦，肝与肾也"，使温病理论得到进一步发展，逐渐走向系统与完善。王士雄著《温热经纬》，以《内经》和《伤寒论》理论为经，取叶桂、薛雪等诸家之说为纬，明确提出新感、伏邪两大辨证纲领，重视审同察异，灵活施治，充实并发挥了温病的发病机理和辨证施治理论。

明清时期，在整理已有医药学成就和临证经验的基础上，编撰了门类繁多的医学全书、类书、丛书及经典医籍的注释等。明代李时珍著《本草纲目》，该书总结了明以前历代医药家在药物学方面的实践经验和药物理论，载中药1892种，分为16部60类，丰富了中国药物学的内容，不仅对中医药学的发展具有卓越的贡献，而且在世界医药学发展史上，也具有重要的地位。明代徐春甫著《古今医统大全》，辑录230余部医籍，为著名中医学全书。明代王肯堂著《证治准绳》，以临床内、外、妇、儿等各科疾病方证为主，为著名中医学临床医学丛书。清代陈梦雷等著《古今图书集成医部全录》，分类编排文献注释、基础理论、分科证治、医家传略、艺文记事等，为著名中医学类书。清代吴谦等著《医宗金鉴》，临床各科理法方药歌诀俱备，为太医院的中医学教科书。清代王清任著《医林改错》，改正了古医籍中在人体解剖方面的某些错误，肯定了"灵机记性不在心在脑"；发展了瘀血理论，创立了多首治疗瘀血病证的有效方剂，对中医学气血理论的发展作出了重要贡献。

4. 近现代时期 近代，随着西方科技和文化的传入，中西方文化出现碰撞与交融，中医学理论的发展呈现出新旧并存的趋势：一是继续整理和汇总前人的学术成果，如20世纪30年代曹炳著《中国医学大成》，是一部集古今中医学大成的巨著；二是以唐宗海、朱沛文、恽树珏、张锡纯为代表的中西汇通学派，提出既要坚持中医学之所长，又要学习西医学先进之处，从理论到临床汇通中西医的观点，如唐宗海著的《中西汇通医经精义》、张锡纯著的《医学衷中参西录》，即是中西医学汇通的代表作。

现代中医学坚持以人为本，预防为主，在继承发扬中医药优势特色的基础上，充分利用现代科学技术，以满足时代发展和民众日益增长的医疗保健需求，为人民健康和社会主义现代化建设服务，发展成就斐然。东西方医学优势互补、相互融合的趋势已经出现；多学科交叉相互渗透，创建中医学新理论、新技术、新方法认识生命和疾病现象已成热点，血瘀与活血化瘀、络病理论、体质学说、方剂配伍规律等创新科研成果指导临床实践与产业化发展，中医药学特色与优势凸显；中医药在世界范围的传播与影响日益扩大，中医药医疗、教育、科研和产品开始全面走向国际；以继承与创新并重，中医中药协调发展，现代化与国际化相互促进，多学科结合为基本原则，推动了中医药传承与创新的发展。

中医学理论的继承和创新是永恒主题。只有重视继承才能为中医学传统理论的发展和创新奠定基础；创新是中医学继续发展的需求，是中医学新观点、新理论、新技术产生的源泉，也是中医学的生命之源。

二、中医学理论体系的主要特点

中医学理论体系的主要特点包括整体观念和辨证论治两个方面。

（一）整体观念

整体观念是中医学关于人体自身的完整性及人与自然、社会环境的统一性的认识。

这种观念体现在人们在观察、分析和认识生命、健康和疾病等问题时，注重人体自身的完整性及人与自然、社会环境之间的统一性与联系性，并贯穿于中医学的生理、病机、诊断、辨证、养生、防治等各个方面。

1. 人是一个有机整体　有机整体包含以下三个方面。

（1）生理功能的整体性：主要体现在三个方面，即五脏一体观、形神一体观和精气神一体观。

1）五脏一体观：人体由五脏（心、肝、脾、肺、肾）、六腑（胆、胃、小肠、大肠、膀胱、三焦）、形体（筋、脉、肉、皮、骨）、官窍（目、舌、口、鼻、耳、前阴、后阴）等构成。人体以五脏为中心，配合六腑、形体、官窍，通过经络系统的联络作用，构成了心、肝、脾、肺、肾五个生理系统。心、肝、脾、肺、肾五个生理系统之间具有结构的联系性和功能的统一性，相互促进，相互制约，共同维持生命活动的正常进行。这种以五脏为中心的结构与功能相统一的观点，称为五脏一体观。

2）形神一体观：形体与精神是生命的两大要素，二者既相互依存，又相互制约，是一个统一的整体。形，指人的形体结构和生命物质；神，指生命活动的主宰和总体现，包括意识、思维等精神活动。形神一体观，是指形体与精神的结合与统一。正常的生命活动，形与神相互依附，不可分离。形是神的藏舍之处，神是形的生命体现。如《素问·阴阳应象大论》所说："人有五脏化五气，以生喜怒悲忧恐。"

3）精气神一体观：精、气、血、津液是构成和维持人体生命活动的基本物质，神是人体生命活动的整体表现。精、气、神为人之"三宝"。精可概括精、血、津液。如《读医随笔·气血精神论》记载："精有四：曰精也，血也，津也，液也。"精气神一体观，是指精可化气，气可化精，精气生神，精气养神，而神则统驭精与气，形成有机整体。

（2）病理变化的整体性：中医学在分析疾病发生、发展、变化规律时，善于从整体出发，去分析局部病理变化的整体性根源。

人是一个内外紧密联系的整体，因而内脏有病，必然表现于外，具体可反映于相应的形体官窍，即所谓"有诸内，必形诸外"。在分析形体官窍的病变时，认为局部病变大都是整体生理功能失调在局部的反映。如目的病变，既可能是肝血肝气生理功能失调的表现，也可能是五脏精气功能失常的反应。因此，探讨目病的病理变化，不能单纯从目之局部去分析，而应从五脏的整体联系去认识。

脏腑之间在生理上协调统一、密切配合，在病理上相互影响。如肝的疏泄功能失常时，不仅肝脏本身出现病变，而且常影响到脾的运化功能而出现脘腹胀满、不思饮食等症状；也可影响肺气宣发肃降而见喘咳；还可影响心神而见烦躁不安或抑郁不乐；影响心血运行而见胸闷等。因此，在分析某一脏病的病理变化时，既要考虑到本脏病变对他脏的影响，也要注意到他脏病变对本脏的影响。

人是形神统一的整体，因而形与神在病变上也是相互影响的。形体的病变，如躯体、脏腑、经络、官窍以及生命物质精、气、血、津液的病变，皆可引起神的失常；而精神情志活动异常，也能导致躯体、脏腑、经络、官窍功能失常以及生命物质精、气、血、津液的病变。

（3）诊断防治的整体性：人的局部与整体是辩证统一的，各脏腑、经络、形体、官窍等的生理与病理必然相互联系、相互影响。中医学在诊察疾病时，可通过观察分析形体、官窍、色脉等外在异常表现，推测内在脏腑的病理变化，从而作出正确诊断。故有"视其外应，以知其内脏，则知所病矣"。如验舌、望面、察神、切脉等由外察内的诊病方法，是中医学整体诊病思想的具体体现。

中医学在防治疾病时，强调在整体层次上对全身各局部的调节，使之恢复常态。局部病变常是整体病变在局部的反映，故治疗应从整体出发，在探求局部病变与整体病变内在联系的基础上，确立适当治疗原则和方法。如口舌生疮多由心火上炎所致，其治疗可清心泻火；又由于心与小肠相表里，心火可循经脉下移小肠，故亦可用清泻小肠之法。再如久泻不愈，或脱肛，其病虽发于下，但可以艾灸颠顶督脉之百会穴以调之，督脉通行上下，阳气得温，疾病自愈。

（4）养生康复的整体性：人是形神统一的整体，中医养生主张形神共养以维护健康、形神共调以治疗康复疾病。在养生方面，既要顺应自然、锻炼身体、合理膳食、劳逸适度、外避病邪以养其形，使形健而神旺；又要恬惔虚无、怡畅情志以养神，使神清而形健。在治疗康复方面，若因躯体病变引起精神病变时，当以治疗躯体疾病（治形）为先；若由精神情志伤害引致躯体疾病，则当先调理精神情志的失调（治神）。

2. 人与自然环境的统一性　人类生活在自然界中，自然环境的各种变化，如寒暑更替、昼夜晨昏、地域差异，必然对人体的生理病理产生直接或间接的影响。这种对人与自然环境息息相关的认识，即是天人一体观的整体思想。

（1）自然环境对人体生理的影响：自然环境主要包括自然气候和地理环境。人在自然环境之中，而天地阴阳二气不断的运动变化，人的生理活动必然受到天地之气的影响而有相应的变化。

1）季节气候：气候是由自然界阴阳二气的消长变化而产生的阶段性天气征象，如春温、夏热、秋凉、冬寒。而自然界的生物顺应这种规律，出现春生、夏长、秋收、冬藏等变化过程，人体生理也随季节气候的规律性变化而出现相应的适应性调节。如人体脉象可随四季气候的变化，而有相应的春弦、夏洪、秋毛、冬石的规律性脉象变化；又如天暑衣厚，则汗多而尿少；天寒衣薄，则尿多而汗少。另外，人体经络气血的运行还受风雨晦明的影响：天温日明，阳盛阴衰，人体阳气随之充盛，气血运行通畅；天寒日阴，阴盛阳衰，人体阳气亦弱，气血凝涩而行缓。

2）昼夜时辰：一日之内的昼夜晨昏变化，对人体生理有不同影响，而人体也要与之相适应。如《素问·生气通天论》记载"故阳气者，一日而主外，平旦人气生，日中而阳气隆，日西而阳气已虚，气门乃闭。"说明白天人体阳气多趋于体表，脏腑的功能活动比较活跃；而夜间人体阳气多趋于里，人就需要休息和睡眠，这些反映了人体随昼夜阴阳二气盛衰变化而出现相应的调节。

3）地域环境：地域环境主要指地势高低、地域气候、水土、物产及人文地理、风俗习惯等。地域气候的差异，地理环境和物产不同，人们的生活方式、饮食习惯等有所差异，在一定程度上影响着人体的生理功能与体质的形成。如北方多燥寒，人体腠理多致密，体型壮实；而南方多湿热，人体腠理多疏松，体型清瘦；长期居住某地的人迁居异地，常出现水土不服的表现，但一般会逐渐适应。说明地域环境对人体生理有一定影响，而人体也具有适应自然环境的能力。

（2）自然环境对人体病理的影响：人类适应自然环境的能力是有限的。当气候变化过于急剧，超过人体的适应能力，或机体的调节功能失常，不能适应自然环境的变化时，就会导致疾病的发生。当人体正气充沛，适应、调节及抗病能力强，能抵御外邪侵袭，一般不会发病；若气候特别恶劣，人体正气相对不足，抵御病邪的能力减退就会发病。

1）季节气候：四时气候的变化，每一季节都有其不同特点。因此，除一般性疾病外，常可发生一些季节性多发病或时令性流行病。在疾病发展过程中，或某些慢性病恢复期中，也往往由于气候剧变或季节交替而使病情加重、恶化或旧病复作。如关节疼痛的病证，常在寒冷或阴雨天时加重。

2）昼夜时辰：昼夜晨昏的变化，对疾病也有一定影响。清晨至中午，人身之气随自然界之气的阳生阴长而渐旺，故病情转轻；午后至夜晚，人身之气又随自然界之气的阳杀阴藏而渐衰，故病情加重。如《灵枢·顺气一日分为四时》记载"夫百病者，多以旦慧、昼安、夕加、夜甚……朝则人气始生，病气衰，故旦慧；日中人气长，长则胜邪，故安；夕则人气始衰，邪气始生，故加；夜半人气入藏，邪气独居于身，故甚也。"

3）地域环境：地域环境的不同，对疾病也有一定的影响。某些地方性疾病的发生常与地域环境密切相关。如隋代巢元方《诸病源候论·瘿候》指出瘿病的发生与"饮沙水"有关，已认识到此病与地域水质的密切关系。

（3）自然环境与疾病防治的关系：自然环境的变化时刻影响着人的生命活动和疾病变化，因而在疾病的防治过程中，必须重视外在自然环境与人体的关系，在养生防病中顺应自然规律，在治疗过程中遵循因时因地制宜的原则。如《素问·阴阳应象大论》所记载"故治不法天之纪，不用地之理，则灾害至矣。"

1）季节气候：气候变化剧烈或急骤时，要"虚邪贼风，避之有时"，防止病邪侵犯人体而发病。在治疗疾病时应充分了解气候变化的规律，根据不同季节的气候特点来考虑治疗用药，春夏慎用温热，秋冬慎用寒凉，即所谓因时制宜。对于某些季节多发病，亦可冬病夏治、夏病冬治，如冬天由于素体阳虚阴盛而发病的咳喘、骨关节痛（寒痹）等，可在夏季培补阳气；夏天由于素体阴虚阳盛而发病的心悸、瘿病等，可在冬季滋养阴气，常可收到事半功倍之效。

2）昼夜时辰：根据人体气血随自然界阴阳二气的盛衰而有相应的变化，并应时有规律地循行于经脉之中的学术思路，古代医家创立了"子午流注针法"，按日按时取穴针灸，可更有效地调理气血、协调阴阳以防治疾病。

3）地域环境：人体的生理及疾病变化受地域环境的影响，故在养生防病中，要根据地理环境的不同，采用适宜的防病治病原则和方法，即所谓因地制宜。我国西北偏于寒凉干燥而东南偏于温热湿润，故西北少用寒凉之药而东南慎用辛热之品。

3. 人与社会环境的统一性 人生活在特定的社会环境中，必然受到社会因素的影响。故人与社会环境既相互统一、又相互联系。人不单纯是生物个体，而且是社会的一员，具备社会属性。政治、经济、文化、宗教、法律、人际关系、婚姻等社会因素，必然通过与人的信息交换影响着人体的各种生理、心理活动和病理变化，而人也在与社会环境的交流中，维持着生命活动的稳定有序与协调平衡。

（1）社会环境对人体生理的影响：人所处的社会环境和社会背景不同，造就个人的心理特征与体质的差异。一般而言，良好的社会环境、和谐的人际关系，可使人精神振奋，勇于进取，有利于心身健康；社会环境和人际关系，可使人精神压抑，或紧张、焦虑，从而影响心身功能，危害心身健康。

社会地位和经济条件对人的心身功能也有重要影响。养尊处优，易使人骄恣任性；遭受过多挫折，易使人自卑颓丧。久之，可影响人体脏腑功能和气血运行。

（2）社会环境对人体病理的影响：当社会环境变化时，人的社会地位、经济条件也会随之而变。骤然变化的社会环境，会对人体生理功能造成较大的影响，从而损害人的心身健康。如《素问·疏五过论》指出，"尝贵后贱"可致"脱营"病，"尝富后贫"可致"失精"病，说明社会地位、经济状况的剧烈变化，常导致人的精神活动不稳定，从而导致某些心身疾病的发生。再如，亲人亡故、家庭纠纷、邻里不和、人际关系紧张等，易引发某些心身疾病，或诱发病情加重或恶化，甚至死亡。

综上所述，中医学不仅认为人体本身是一个有机整体，而且认为人与自然、社会也是一个统一体。它以人为本，以自然环境与社会环境为背景，揭示生命、健康、疾病等重大医学问题，阐述人与自然、人与社会、精神与形体以及形体内部的整体性联系。在维护健康和防治疾病的过程中，要求医者上知天文，下知地理，中知人事，从中充分体现出整体观念的指导意义。

（二）辨证论治

1. 病、证、症的基本概念

（1）病：病，即疾病的简称，指有特定的致病因素、发病规律和病机演变的一个完整的异常生命过程，常有较固定的临床症状和体征、诊断要点等。致病邪气作用于人体，人体正气与邪气相抗争，引起了机体阴阳失调、脏腑形体损伤、生理功能失常或心理活动障碍，从而体现一个完整的疾病过程。在这一过程中，始终存在着损伤、障碍与修复、调节的矛盾斗争过程，即邪正斗争。

疾病反映的是贯穿一种疾病全过程的总体属性、特征和规律，如感冒、胸痹、消渴、积聚等，皆属疾病的概念。

（2）证：证是对疾病过程中一定阶段的病因、病位、病性、病势等病机本质的概括，如脾胃虚弱证，病位在脾胃，病性为虚。证所反映的是疾病的阶段性本质。

证候，即证的外候，是指疾病过程中一定阶段的病位、病因、病性、病势等病机本质有机联系的反应状态，表现为临床可被观察到的症状等，一般由一组相对固定的、有内在联系的、能揭示疾病某一阶段或某一类型病变本质的症状和体征构成。如食少纳呆，腹胀便溏，倦怠乏力，面黄，舌淡红苔白，脉沉缓，属于脾胃虚弱证的证候表现。

证具有个体差异性、时相性、空间性和动态性特征。其一，证的个体差异性。由于人的体质差异，故感受同一病邪，可能表现为不同的证。即便同一病证，由于个体反应性差异，也可以表现出不同的症状。其二，证的时相性。同一疾病，由于所处于阶段不同，临床表现各异，因而证也不同，如积聚，在初期、中期和晚期的不同阶段，证会发生变化。其三，证的空间性。如感冒，与不同地域的气候有关，形成风寒感冒证、风热感冒证、暑湿感冒证等。其四，证的动态性。由于疾病受内外环境多种因素影响，可不断发生变化，故证在疾病发展过程中并非固定不变，而是始终处于动态变化之中。

因此，在临床辨证过程中，应充分考虑到证的个体差异性、时相性、空间性和动态性特征，才能进行正确判断。

（3）症：症即症状和体征，是机体发病而表现出来的异常表现，包括患者异常的主观感觉或行为变化，如恶寒发热、恶心呕吐、烦躁易怒等症状，以及医生为患者查体时发现的异常征象，如舌苔、脉象等体征。症是判断疾病、辨识证的主要依据，但其表现的是疾病的表面现象甚至假象，所以未必能完全反映病和证的本质。同一个症状，可由不同的致病因素引起，其病机不尽相同，也可见于不同的病和证中。孤立的症状或体征不能反映疾病或证的本质，因而不能作为治疗的依据。

病、证、症三者既有区别又有联系。病与证，虽然都是对疾病本质的认识，但病所反映的重点是贯穿疾病全过程的基本矛盾，而证反映的重点是当前阶段的主要矛盾。症状和体征是认识病和证的着眼点，是病和证的基本构成要素。具有内在联系的症状和体征组合在一起即构成证候，反映疾病某一阶段或某一类型的病变本质；各阶段或类型的证贯穿并叠合起来，便是疾病的全过程。因此，一种疾病可由不同的证组成，而同一证又可见于不同的疾病过程中。

2. 辨证论治的基本概念   辨证论治是中医学诊治疾病的基本理论与思维方法，即根据中医理论分析四诊获得的临床资料，明确病变的本质，拟定治则治法。

（1）辨证：辨证是以中医学理论对四诊所得的资料进行综合分析，明确病变本质并确立为何种证的思维和实践过程。由于疾病发生的原因、病变的部位、疾病的性质、疾病的发展变化趋势是辨证的要素，故中医学在辨识证时，要求辨明病因、病位、病性及其发展变化趋势，即辨明疾病从发生到转归的总体病机。

1）辨病因：即探求疾病发生的原因。根据中医病因理论分析疾病的症状和体征，探求疾病发生的原因和机理。某些病因，如外伤、虫兽咬伤等可直接观察或通过询问病史了解。然而，临床很多疾病，不能直接找到病因，只能"辨证求因"，根据疾病的临床表现，推断病因病机特点以确定证。

2）辨病位：即分析、判别以确定疾病所在部位。不同的致病因素侵袭人体不同的部位，引起不同的病证。如外感病邪侵袭人体皮肤肌腠，称为表证；情志内伤、饮食不节、劳逸失度，直接损伤脏腑精气，称为里证；咳嗽咯痰病位多在肺，腹胀便溏病位多在脾。辨明病变部位，便可推知致病邪气的属性，又可了解病情轻重及疾病传变趋向，对确定证非常重要。如水肿病，若水肿以头面、眼睑明显者，属外感风邪所致，称为风水，病在表，治当解表发汗；若腰部以下水肿，以下肢为重者，多为脾肾功能失调所致，病在里，治当温肾健脾利尿。

　　3）辨病性：即确定疾病的虚实寒热之性。疾病是邪气作用于人体，人体正气奋起抗邪而引起邪正斗争的结果，邪正盛衰决定病证的虚实，故《素问·通评虚实论》指出"邪气盛则实，精气夺则虚。"病因性质和机体阴阳失调决定病证的寒热，外感寒邪，或阴盛阳虚，则见寒证；外感热邪，或阳盛阴虚，则见热证。

　　4）辨病势：即辨明疾病的发展变化趋势及转归。疾病一般都有一定的发展变化规律。如《伤寒论》把外感热病分为六个阶段，以六经表示其不同的阶段和发展趋势，其传变规律可概括为：太阳→阳明→少阳→太阴→少阴→厥阴；温病学则用卫、气、营、血和上、中、下三焦表示温热病和湿热病的传变规律；对内伤杂病的传变，《内经》是用五行的生克乘侮规律来表述，现在趋向于以脏腑之间的相互关系和精气血津液之间的相互影响来表达。掌握疾病的传变规律，可洞察疾病变化及转归的全局，预测在疾病进程中证候的演变，从而提高辨证的准确性。

　　（2）论治：又称施治，是根据辨证的结果确立相应的治疗原则、方法及处方用药，选择适当的治疗手段和措施来处理疾病的思维和实践过程。论治过程一般分以下几个步骤。

　　1）因证立法：即依据证候而确立治则治法。证是辨证的结果，也是论治的依据。只有确立疾病某阶段或某类型的证，才能针对该证性质确定具体的治疗方法。如风寒表证，当用辛温解表法；风热表证，当用辛凉解表法。

　　2）随法选方：即依据治则治法选择相应的处方。处方，是在确定治疗手段的基础上，依据治法的要求，确定具体的治疗方案。如选用药物疗法，应开出符合治法要求的方剂及其组成药物，并注明剂量、煎煮或制作、服用方法等。若选用针灸疗法，应开出符合治法要求的穴位配方以及针灸手法、刺激量、刺激时间等。

　　3）据方施治：即按照处方，对治疗方法予以实施。针灸、按摩、正骨等手法的治疗实施一般应由医务人员执行，某些情况下可由医生指导患者自己执行。

　　（3）辨证与论治的关系：辨证与论治是诊治疾病过程中相互联系不可分割的两个方面。辨证是认识疾病，确定证；论治是依据辨证结果，确立治法和处方遣药。辨证是论治的前提和依据，论治是治疗疾病的手段与方法，也是对辨证正确与否的检验。因此，辨证与论治是理论与实践相结合的体现，是理、法、方、药理论体系在临床上的具体应用，也是中医临床诊治的基本原则。

　　3. 同病异治与异病同治　在诊治疾病中，要掌握同病异治和异病同治的原则。

　　（1）同病异治：指同一种病，由于发病的时间、地域不同，或所处疾病的阶段或类型不同，或患者的体质有异，故反映出的证不同，因而治疗措施也有不同。如麻疹在不同的疾病阶段表现为不同的证，故初期当解表透疹，中期清肺热，后期滋养肺阴胃阴等不同的治法。

　　（2）异病同治：指几种不同的疾病，在其发展变化过程中出现了大致相同的病机，表现为相同的证，因而采用相同的治法和方药来治疗。如胃下垂、肾下垂、子宫脱垂、脱肛等不同的病变，其病机的关键是中气下陷，表现为大致相同的证，故皆可用补益中气的方法来治疗。

　　因此，中医学对疾病治疗的着眼点是证，即所谓证同治亦同，证异治亦异，这是辨证论治的精神实质。

　　4. 辨证与辨病相结合　辨证与辨病，都是认识疾病的思维过程。辨病侧重对贯穿疾病全过程的基本矛盾的认识；辨证侧重对疾病当前阶段主要矛盾的把握。

　　中医学以辨证论治为诊疗特点，临床实践在强调辨证论治的同时，注重辨证与辨病相结合。运用辨病思维来确诊疾病，对某一病的病因、病变规律和转归预后有一个总体的认识；再运用辨证思维，根据该病当时的临床表现和检查结果来辨析其目前处于病变的哪一阶段或是哪一类型，从而确立其当时的证，然后根据证来确定治则治法和处方遣药。对某些难以确诊的病症，可发挥辨证思维的优势，依据患者的临床表现，辨析出证，随证施治。根据具体情况，有时也使用辨病施治的方法，如以常山、青蒿治疟，黄连治痢等。

发扬中医学辨证论治的诊治优势，注重辨病与辨证相结合，对提高中医的临床诊治水平具有重要意义。

考点与重点　中医学理论体系的主要特点

❓ 思 考 题

1. 中医学理论体系形成的标志是什么？为什么？
2. 中医学理论体系特点的形成与哪些因素有关？

本章数字资源

第一章 中医学的哲学基础

📋 案例

　　患者，男，45岁，职员。因"自觉全身乏力，气短懒言1个月"就诊，活动时症状加重，伴有食欲不振，夜间易醒，醒后难以再次入睡，精神状态欠佳。体格检查可见，体温：36.8℃，脉搏：78次/分，呼吸：20次/分，血压：120/80mmHg。面色苍白，语音低微，舌淡苔薄白，脉细弱。

问题：该患者属于阴证还是阳证，依据是什么？

　　气一元论、阴阳学说、五行学说，属于中国古代哲学的范畴，是用以认识和解释物质世界发生、发展和变化规律的学说，是构建中医学理论体系的基石，也是中医学的重要思维方法。

　　中医学运用气一元论、阴阳学说、五行学说关于宇宙物质性和运动变化的思维模式，归纳总结医学知识及临床实践经验，构建中医学独特的理论体系，从而认识人类生命的发生，阐释人体形态结构及功能活动，辨析疾病发生的原因和机理，制定养生和诊治的规律和原则。

第一节 气一元论

　　气是存在于宇宙之中的无形而运动不息的极细微物质，是宇宙万物的共同构成本原，由此形成气一元论的思想。

一、气的哲学概念与气一元论

　　气一元论简称气论，是古人认识和阐释物质世界的构成及其运动变化规律的宇宙观。古人在长期的生活实践和观察认识自然的过程中，抽象概括出了气的概念，并赋予其丰富的内涵，用于说明宇宙的本体、万物的起源与演化和各种自然现象，建立了以气为本原的宇宙观。

（一）气的概念的形成

　　《说文解字》中指出"气，云气也，象形。"气指云气，是一种可见的客观实在。古人通过对自然界的云气、雾气、风气、冷暖之气，生活中的烟气、蒸汽、水气和人体的呼吸之气等客观现象的观察与思考，逐渐产生了气是一种客观存在、万物皆有气的认识。

　　春秋战国时期，气作为哲学概念逐渐形成。《管子》认为精是极其精微的气，所以叫精气。气无形而生有形，是构成万物之本原，无处不在，无所不有，充满整个空间。宇宙间包括生命在内的天地万物都是由气生成，大至整个宇宙，也可以是最微小的物质。

　　气以不同物质形式存在。气处于弥散而运动状态，充塞于无垠的宇宙空间，至精无形，细不易察，故称其无形；气处于凝聚的状态，形成各种事物，有着具体形状，即《素问·六节藏象论》指出"气合而有形"。有形和无形是气的聚合和弥散的不同状态，无形之气凝聚而成有质之形，形消质散又复归于无形之气。以气为本原，自然界无形之物与有形之体之间处于不断的转化之中。

（二）气的哲学概念

中国古代哲学关于气的基本概念：气是一种极其细微的物质，是构成世界的物质本原。气作为中国古代哲学的最高范畴，其本义是客观的、具有运动性的物质存在；其泛义是世界的一切事物或现象，包括精神现象，均可称之为气。

气是宇宙本体和万物之原，人们用气来解释各种现象。精或精气是极其精微的、能够运动变化的气。气充塞于天地之间，是化生自然万物的基本物质，人的形体及精神智慧也是精气的产物。气在这里成为万物统一的基础，万物的存亡、生命的起源和本质不外乎气之聚散。

《素问·气交变大论》说："善言气者，必彰于物。"气与物是一个统一体，由于其极其细微，故谓之无形，但并非气不存在，只不过肉眼难辨而已。气的存在可通过其运动变化及其产生的物质表现出来。由于气的运动变化，产生世界多种多样的有形物质，因而命名为不同的名称。

（三）气一元论

气一元论是研究气的内涵及其运动，并用以阐释宇宙万物的构成本原及其发展变化的古代哲学思想。

精气学说是气一元论的早期概念。精气学说以气（精气）为世界万物的本原，是宇宙万物生成的共同物质基础，形成了气一元论的雏形。

中医学理论体系的奠基之作《内经》汲取了气一元论思想，把气看作宇宙的本原，天地万物皆以气为始基。气的聚合变化产生有形的万物，且以气说明生命的本质，以气的运动变化阐释人体生命活动以及疾病的发生和诊疗原则，从而构建中医学气的理论。其后，气的理论不断发展，广泛应用于中医学理论体系的基础研究和临床实践。

考点与重点 气一元论的概念

二、气一元论的基本内容

（一）气是物质

充满宇宙间的气是构成万物的基本物质。《易传·系辞上》说："精气为物。"天地山川、人禽草木、日月水火都是由物质的气构成。人也是由元气构成的，如《论衡·自然》说："天地合气，万物自生，犹夫妇合气，子自生矣。"

（二）气是万物的本原

气一元论认为气是构成天地万物包括人类的共同原始物质，气的运动推动着宇宙万物的发生发展和变化。

天地精气化生为人，人与万物同源于气，但人类与宇宙中的他物不同，不仅有生命，还有精神活动，是由精气，即气中的精粹部分所化生。如《管子·内业》说："人之生也，天出其精，地出其形，合此以为人。"《淮南子·精神训》说："烦气为虫，精气为人。"气也是维持生命活动的基本物质。《素问·六节藏象论》说："五气入鼻，藏于心肺，上使五色修明，音声能彰。五味入口，藏于肠胃，味有所藏，以养五气，气和而生，津液相成，神乃自生。"天食人以五气，地食人以五味，设或人体一刻无气、七日绝谷，则生命危殆。

（三）气的运动是万物变化的根源

气不断运动变化形成自然界一切事物的纷繁变化，生生不息，天地万物生灭终始皆是气之升降聚散运动的表现。

1. 气的运动称为气机　运动不息，流行不止，变化无穷，是气的基本特性之一。升、降、出、入、聚、散是气运动的基本形式。升与降、出与入、聚与散，既相互对立，又保持着协调平衡关系。如《素问·六微旨大论》说：“升降出入，无器不有。”“出入废，则神机化灭；升降息，则气立孤危。故非出入，则无以生、长、壮、老、已；非升降，则无以生、长、化、收、藏。”聚与散也是气的运动形式，宋·张载认为：“太虚不能无气，气不能不聚为万物，万物不能不散而为太虚”（《正蒙·太和》）。古人以气的聚散运动说明天地的形成过程。万物的变化，人的生死也是气聚散运动的结果。

2. 气的变化称为气化　气的运动是宇宙产生各种变化的动力。万物以气为本原，万物的生长衰亡、形态变化、盈亏虚实皆是气化的结果。张载《正蒙·太和》说：“由太虚，有天之名；由气化，有道之名。”太虚即气，道即气化。天地万物的变化及其规律皆由气化。与气化相对，有形化，指气化而生万物之后，各物种的形体遗传。世界万物所发生的一切变化都是气化的结果，由气化产生形体，形体又可复归于气。

（四）气是天地万物相互联系的中介

气是事物之间相互感应、传递信息的中介。感应指事物之间的相互交感、相互影响、相互作用，如乐器共振共鸣、磁石吸铁、日月吸引海水形成潮汐，皆属于自然感应现象。事物之间相互感应是通过气作为传递信息的中介而实现的。由于形由气化，气充形间，气能感物，物感则应，故事物之间不论距离远近，皆能通过信息传递而相互感应。人处于天地气交之中，通过气与天地万物的变化息息相通，即所谓生气通天，日月、昼夜、季节气候变化对人的生理与病理过程具有重要影响，也正是通过气的中介作用，使人与天地息息相应。

总之，气一元论认为，气是宇宙的本体，构成万物的本原，维系着天地万物之间的相互联系，气的运动变化推动宇宙万物的发生发展和变化。

三、气一元论在中医学中的运用

气一元论渗透融汇到中医学，作为重要的认识论和思维方法构建了人体之气的理论，用以阐释人的生命活动，形成健康观念和养生之道，并指导疾病的诊断与防治。

（一）构建天人合一整体观

基于中国古代哲学的气一元论，中医学认为，人是自然的产物，人是万物之灵。中医学崇尚生命至重，惟人最尊的道德信念，以人为本，尊重生命，珍爱生命；以“气”为中介将人与天地联系起来，天、地、人均本原于气而相参相应，如《灵枢·岁露论》认为：“人与天地相参也，与日月相应也。”中医学运用气一元论的思想，从自然环境、社会环境、时间、空间等综合因素研究人的生命与健康，指导疾病的诊断、防治与康复等，从而构建中医学天人合一的整体观。

（二）阐释人体生命活动

中医学从气是宇宙的本原，是构成天地万物基本要素的观点出发，认为气是生命的本原，是构成生命的基本物质，如《灵枢·天年》所说：“人之始生，何气筑为基？何立而为楯……以母为基，以父为楯。”人的生命来源于父母之精气，谓之“先天之气”；维持人体生命活动的各种物质，皆包含在气的范畴中，如《灵枢·决气》所说：“人有精、气、津、液、血、脉，余意以为一气耳。”气的运动是生命活动的根本，气化是生命活动的基本形式。自然界天地之气的变化、精气血津液等生命物质的新陈代谢以及相应的能量与信息转化、生长壮老已的生命过程等，都是气运动变化的体现。气的运动变化停止，则意味着生命的终止。

（三）解释人体疾病变化

中医学将各种致病因素，称为邪气。《素问·举痛论》说："百病生于气也。"自然界气候的异常变化或人体抗病能力下降时，邪气则侵袭人体，称为六淫之气；具有强烈传染性和致病性的邪气，称为疠气，为引起疾病的外感病因。情志内伤、饮食劳逸所伤等，为内伤病因，导致脏腑阴阳气血功能失常。人体之气的失常变化多端，可因气的生成不足发为气虚；也可因气的升降出入运动失常而为气机失调，发为气滞、气逆、气陷、气闭、气脱等。

（四）指导疾病的诊治

人体内各种生命信息，皆可通过在体内升降出入运行的气来感应和传递，从而构建了人体之内各脏腑经络组织器官之间的密切联系。如内在脏腑的功能正常与否，其信息可以气为载体，以经络为通道反映于体表相应的部位，如心气通于舌、肝气通于目、脾气通于口、肺气通于鼻、肾气通于耳等。脏腑之气盛衰及其功能强弱的常变，皆可通过气的介导而反映于体表。因此，中医学通过望闻问切四诊判断人体之气的运行及虚实状态。气的运动失常是人体疾病的基本病机，故调理气机是中医学主要的治疗法则之一。特别是针刺、艾灸和按摩等适宜治疗技术，更是以得气、行气为法，通过激发经络之气，感应传导信息，以达到疏通经络、调整脏腑功能的治疗目的。

第二节 阴阳学说

阴阳学说属于中国古代哲学理论范畴，阴阳的对立统一是天地万物运动变化的根本规律。阴阳学说融入中医学理论体系，广泛应用于阐释人体的生命活动，分析疾病的发生、发展和变化的机理，并指导着疾病的诊断和防治，成为中医学理论体系的哲学基础，对中医学理论体系的发展产生了极为重要的影响。

一、阴阳的概念及特性与归类

（一）阴阳概念的形成

人类对自身及自然现象的观察，特别是对人类生活、生产影响最大的太阳出没、月亮变化等明暗交替的天象观察，形成了阴阳的最初含义，即向日为阳，背日为阴。《说文解字》说："阴，暗也。""阳，高明也。"朝向日光、明亮者为阳；背向日光、晦暗者为阴。随着对自然现象的观察不断扩展，阴阳的含义逐渐引申，如天地、上下、明暗、寒热、动静等。

春秋战国时期，阴阳学说作为哲学思想逐渐形成。《周易》分别用符号"--""—"来表示阴阳，提出"一阴一阳之谓道"的命题，把阴阳学说提升到哲学高度，将阴阳的对立属性及其运动变化视为宇宙万物的本性及变化的基本规律。《周易》把自然、社会中诸如天地、日月、寒暑、动静、刚柔、进退、水火、男女等具有对立关系的事物或现象，都赋予阴阳的属性，使阴阳成为对立统一的哲学范畴。

《黄帝内经》运用阴阳学说来阐释医学中的诸多问题以及人与自然界的关系，使阴阳学说与医学密切结合起来，成为中医学的重要思维方法之一。

（二）阴阳的基本概念

阴阳是中国古代哲学的一对范畴，是对自然界相互关联的某些事物或现象对立双方属性的概括，如《类经·阴阳类》所说："道者，阴阳之理也。阴阳者，一分为二也。"

中医学关于阴阳基本概念的经典表述，见于《素问·阴阳应象大论》说："阴阳者，天地之道也，万物之纲纪，变化之父母，生杀之本始，神明之府也。"阴阳是自然界的法则和规律，世界万物运动变化的纲领和根本，贯穿事物新生消亡的始终，是事物发生、发展和变化的内在动力。应用阴阳学说分析事物和现象，凡是具有对立相反又相互关联的事物和现象或同一事物内相互对立的两个方面，都可用阴阳来概括。

（三）阴阳的特性与归类

1. 阴阳的特性　阴阳的特性包含以下四个方面。

（1）阴阳的普遍性：阴阳学说认为，世界上很多事物和现象都存在正反两个方面，皆可用阴阳来标示。阴阳，既可以标示相互对立的两种事物或现象，又可以标示司一事物或现象内部对立的两个方面。阴阳可概括天地，包罗万象。如天阳地阴，日阳月阴，夏阳冬阴，火阳水阴，男阳女阴等。宇宙万物的发生发展变化及相互关系都可以纳入阴阳范畴。中医学认为人生有形，不离阴阳。人体组织结构、生理功能、病机变化以及诊断治疗皆可用阴阳概括说明。

（2）阴阳的关联性：阴阳所概括的一对事物或现象应是共处于统一体中，或一事物内部对立的两个方面，如空间的上与下、内与外，时间的春夏与秋冬、昼与夜，温度的寒与热，生命物质的气与血等，都是既相对立又相互关联的两个方面，可用阴阳标示。若不是在一个统一体中，无关联性的事物或现象，如寒与上、昼与外等，则不能用阴阳概括说明。

（3）阴阳的规定性：阴阳学说对阴阳各自属性有着明确的规定，具有不可变性和不可反称性。如光明、温暖、向上、趋外、兴奋、发散等是阳的特性；晦暗、寒冷、向下、内收、沉静、凝聚等是阴的特性。用阴阳说明事物的属性，如水属阴、火属阳。水不能称为阳，火不能反称阴。人体脏腑中心阴与心阳、肾阴与肾阳、肝阴与肝阳等，皆有其特定内涵，不可反称。

（4）阴阳的相对性：相对性指事物阴阳属性并不是一成不变的，主要表现在以下三个方面。

1）阴阳属性可以互相转化：在一定条件下，事物的阴阳属性可以发生相互转化，阴可以转化为阳，阳也可以转化为阴。如寒证和热证的转化：属阴的寒证在一定条件下可以转化为属阳的热证；属阳的热证在一定条件下也可以转化为属阴的寒证。病变的寒热性质发生变化，其证候的阴阳属性也随之改变。

2）阴阳之中复有阴阳：即阴中有阳，阳中有阴。阴阳双方的任何一方又可以再分阴阳，如昼为阳，夜为阴。白昼的上午与下午相对而言，则上午为阳中之阳，下午为阳中之阴；夜晚的前半夜与后半夜相对而言，则前半夜为阴中之阴，后半夜为阴中之阳。事物这种既相互对立而又相互联系的现象，在自然界是无穷无尽的。故《素问·阴阳离合论》说："阴阳者，数之可十，推之可百，数之可千，推之可万。万之大，不可胜数，然其要一也。"

3）阴阳属性随比较对象而变：事物的阴阳属性是通过对立双方比较而划分的。若比较的对象发生了改变，事物的阴阳属性可随之发生改变。如100℃与50℃的水，100℃属阳，50℃属阴；而50℃与0℃的水相比较，则50℃属阳，0℃属阴。人体内六腑与五脏分阴阳，六腑主传泻水谷属阳，五脏主内藏精气属阴；六腑与四肢比较，则六腑居内为阴，四肢在外为阳。可见，随着划分的前提和依据改变，事物的阴阳属性可随之变化。

2. 事物阴阳属性的归类　凡是具有相互关联且又相互对立的事物或现象，或同一事物内部相互对立的两个方面，都可以用阴阳来概括分析其各自的属性。

事物的阴阳属性，依据阴阳各自的属性特征进行类比区分。凡是具有运动的、外向的、上升的、弥散的、温热的、明亮的、兴奋的等特性的事物和现象，都属于阳；相对静止的、内守的、下降的、凝聚的、寒冷的、晦暗的、抑制的等特性的事物和现象，都属于阴。

考点与重点　阴阳的概念与特性

二、阴阳学说的基本内容

阴阳学说是以阴阳的对立统一及其相互作用阐释宇宙间万物的生成、发展和变化的根本规律，其主要内容包括阴阳交感与互藏、阴阳对立制约、阴阳互根互用、阴阳消长、阴阳转化、阴阳自和等方面。

（一）阴阳交感与互藏

阴阳交感指阴阳二气在运动中相互感应而交合，亦即相互发生作用。阴阳交感是宇宙万物赖以生成和变化的根源。

阴阳交感是天地万物化生的基础。清阳为天，浊阴为地。阳气升腾为天，阴气凝聚为地。天气下降，地气上升，天地阴阳二气相互作用，交感合和，产生万物。天地氤氲，万物化醇；男女构精，万物化生。如自然界，天地阴阳二气交感，形成云、雾、雷电、雨露，万物得以化生。人类作为宇宙万物之一，同样由天地阴阳之气交感合和而生成。生命便是在天地阴阳交互作用下孕育生息。如果没有阴阳二气的交感运动，就没有自然界万物，也就没有生命。

阴阳交感是事物和现象发展变化的动力。阴和阳属性相反，两者不断相摩相荡，发生交互作用，宇宙万物才能生生不息，变化无穷。天地合而万物生，阴阳接而变化起。自然界，正是由于天之阳气下降，地之阴气上升，阴阳不断的交互作用形成阳光雨露，沐浴滋润万物，得以成长繁茂。

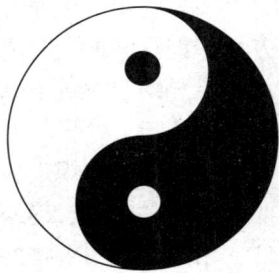

图1-1　阴阳互藏示意图

阴阳互藏，指相互对立的阴阳双方中的任何一方都包含着另一方，即阴中有阳，阳中有阴（图1-1）。宇宙中的任何事物都含有阴与阳两种属性不同的成分，属阳的事物含有阴性成分，属阴的事物也寓有属阳的成分。以天地而言，天为阳，地为阴。地气上为云，天气下为雨，天为地气升腾所形成，阳中蕴涵有阴；地乃天气下降所形成，则阴中蕴涵有阳。如《类经·运气类》说："天本阳也，然阳中有阴；地本阴也，然阴中有阳，此阴阳互藏之道。"以人体而言，心在上，五行属火；肾在下，五行属水。心火（阳）下降于肾，以温肾阳，使肾水（阴）不寒；肾水（阴）上济于心，以滋心阴，使心火（阳）不亢，则心肾阴阳水火协调平衡，如《冯氏锦囊秘录·杂证大小合参》说："水火互藏其根，故心能下交，肾能上摄。"

（二）阴阳对立制约

阴阳对立制约是指属性相反的阴阳双方在一个统一体中的相互斗争、相互制约和相互排斥。

阴阳对立，指阴阳一分为二，即对待、相反的关系，是事物或现象固有的属性。阴阳学说认为，对立是阴阳的基本属性，宇宙间很多事物和现象都存在对立相反的两个方面。如天与地、日与月、水与火、男与女、寒与热、动与静、上与下、左与右等。阴阳对立的形式，通过阴阳之间的相互斗争、相互制约而发挥作用。阴可制约阳，阳能制约阴。所谓阴则能制阳矣，静则能制动矣。如春、夏、秋、冬四季有温、热、凉、寒的气候变化，春夏之所以温热，是因为春夏阳气上升抑制了秋冬的寒凉之气；秋冬之所以寒冷，是因为秋冬阴气上升抑制了春夏的温热之气的缘故。

阴阳相互制约是自然界四时寒暑往复变化的根源。人体正常生理活动具有兴奋和抑制的两种状态，即兴奋为阳，抑制属阴，彼此相互制约。昼则阳制约阴，人处于兴奋清醒状态；夜则阴制约阳，进入安静睡眠状态。阴阳对立相反而有昼夜寤寐的不同变化，动静相制维持人体寤和寐的正常节律，充分体现了阴阳双方的相互对立、相互制约。

阴阳对立制约的意义，在于防止阴阳的任何一方不至于亢盛为害，以维持阴阳之间的协调平衡。阴阳双方始终处于矛盾运动之中，在一定的限度内，由于阴阳双方相互斗争和相互制约的作用，才能够使阴阳的任何一方既无太过，也无不及，从而实现事物或现象内部及其相互之间的动态平衡，才能生生不息。如果阴阳双方中的一方过亢，对另一方制约太过；或阴阳双方中的一方不及，不能制约对方，则阴阳之间的对立制约关系失调，彼此之间的动态平衡被破坏，则会导致疾病产生。如《素问·阴阳应象大论》所谓"阴胜则阳病，阳胜则阴病"，为制约太过；"阳虚则阴盛""阴虚则阳亢"，是制约不及。从而形成阴阳失调的病机变化。

（三）阴阳互根互用

阴阳互根是指一切事物或现象中相互对立着的阴阳两个方面，具有相互依存，互为根本的关系。即阴和阳任何一方都不能脱离另一方而单独存在，每一方都以相对的另一方的存在作为自己存在的前提和条件。如上为阳，下为阴，没有上也就无所谓下，没有下也就无所谓上。热为阳，寒为阴，没有热也就无所谓寒，没有寒也就无所谓热等。所以说阳依存于阴，阴依存于阳。中医学把阴阳的这种相互依存关系，称之为互根。

阴阳互用，是指阴阳双方具有相互资生、促进和助长的关系。如《素问·生气通天论》说："阴者，藏精而起亟也；阳者，卫外而为固也。"意思是说藏于体内的阴精，不断地化生为阳气；保卫于体表的阳气，使阴精得以固守于内。《素问·阴阳应象大论》说："阴在内，阳之守也；阳在外，阴之使也。"指出阴为阳守持于内，阳为阴役使于外，阴阳相互为用，不可分离。如王冰注《素问·生气通天论》说："阳气根于阴，阴气根于阳，无阴则阳无以生，无阳则阴无以化。"

阴阳学说运用阴阳互根互用关系，广泛地用来阐释自然界的气候变化和人体的生命活动，如春夏阳气生而渐旺，阴气也随之增长，天气虽热而雨水增多；秋冬阳气衰而渐少，阴气随之潜藏，天气虽寒而降水较少。如此维持自然界气候的相对稳定，即《素问·阴阳应象大论》所谓"阳生阴长，阳杀阴藏。"就构成人体和维持人体生命活动基本物质的精与气而言，精有形而属阴，气无形而属阳。精能化气，精是气的化生本原；气能生精，气的运动促使精的产生；气还能摄精，使精藏于脏腑之中而不妄泄。精与气之间存在着相互资生和相互促进的关系。再如兴奋与抑制两种功能，既是相互制约的，又是相互为用的。人与自然界相统一，白天人体阳气随自然界的阴阳变化而旺盛，兴奋功能占主导地位，但须以夜晚充足的睡眠为前提；夜晚人体阳气衰少而阴气渐盛，抑制功能占主导地位，但须以白天的充分兴奋为条件。昼不精，夜不瞑，是因阴阳双方相互为用关系失调而致。

阳依赖于阴而存在，阴也依赖于阳而存在。如果由于某些原因，阴和阳之间的互根关系遭到破坏，就会导致孤阴不生，独阳不长，甚则阴阳离决，精气乃绝而死亡。如果人体阴阳之间的互滋互用关系失常，就会出现阳损及阴或阴损及阳的病理变化。

（四）阴阳消长

阴阳消长指阴阳双方不是静止不变的，而是处于不断的消减和增加的运动变化之中。消，减少、减退；长，增加、增长。古代哲学家认为，阴阳双方始终处于运动变化中，阴长阳消，阳长阴消。阴阳双方彼此的消减与增加的变化在一定的范围、限度、时空之内，保持着动态平衡。正是由于阴阳的消长变化，自然万物才能够维持相对、动态的平衡。

阴阳消长的形式，属于量变过程中进退、增减、盛衰的运动变化，包括此长彼消、此消彼长的阴阳互为消长与此长彼长、此消彼消的阴阳同消同长。

1. 阴阳互为消长　相互对立的阴阳双方，在彼此相互制约的过程中表现出互为消长的变化。表现形式有二：一是此长彼消，指阴或阳某一方增加而另一方随之出现消减的变化，即阳长阴消，阴长阳消。二是此消彼长，是阴或阳某一方消减而另一方随之出现增加的变化，即阳消阴长，阴消阳长。由于阴阳相互制约，阳长制约阴则阴消，阴长制约阳而阳消；若阳消而对阴的制约减弱则阴长，阴消对阳制约减弱则阳长。故阴阳互为消长是阴阳对立制约关系表现出的运动变化，而阴阳相互制约又在互为消长过程中实现。

自然界四时气候及昼夜的往复变化即是阴阳消长变化的体现。如一年四季的气候变化，从冬季寒冷，至春天温暖，再到夏天暑热，气候从寒冷逐渐转暖变热，即是阳长阴消的过程；由夏季暑热，到秋天凉爽，再至冬季寒冷，气候由炎热逐渐转凉变寒，这是阴长阳消的过程。四时气候变迁，寒暑往来，反映了阴阳消长的过程。一年当中，阴阳消减和增加处于一定范围和限度，形成相对的动态平衡，则有四时寒暑交替推移、周而复始的正常规律。

以阴阳消长之理阐释人体的生理活动。子时一阳生，平旦阳气升发，日中阳气隆盛，随着阳气增长而阴气消减，人体的生理功能由抑制逐渐转向兴奋，即阳长阴消的过程；午时一阴生，日中至黄昏，阴气渐生，至夜半阴气盛，阳气随之渐减，人体的生理功能也由兴奋逐渐转向抑制，即阴长阳消的过程。人体在昼夜晨昏表现出周期性变化规律，即是由于阴阳之间互为消长，在一定范围和限度内不断进行而维持的动态平衡。

2. 阴阳同消同长　相互依存的阴阳双方，在彼此相互资助和促进的过程中表现出同消同长的变化。表现形式有二：一是此长彼长，是阴阳之间出现某一方增加而另一方亦增加，即阴随阳长或阳随阴长；二是此消彼消，是阴与阳之间出现某一方消减而另一方亦消减，即阴随阳消或阳随阴消。由于阴阳相互为用，阳生可促进阴的化生；阴长又资助阳的生成；若阳消则阴无以化，阴消则阳无以生。故阴阳同消同长是阴阳相互依存关系表现出的运动变化，而阴阳相互依存又在消长过程中实现。

四季气候变化随着春夏气温的逐渐升高而降雨量逐渐增多，随着秋冬气候的转凉而降雨量逐渐减少，即是阴阳同长与同消的消长变化。人体生理活动中，饥饿时出现的气力不足，即是由于精（阴）不足不能化生气（阳），属阳随阴消；而补充精（阴），产生能量（阳），增加了气力，则属阳随阴长。

阴阳消长的意义在于维持阴阳双方相对的、动态的平衡状态。在一定的限度内，阴阳消长的运动变化，属于正常状态。如自然界的寒热温凉、人身的气血阴阳，始终处在阴阳消长不断地运动变化之中，消而不偏衰，长而不偏亢，维持在一定范围之内，保持相对的动态平衡。自然界体现在正常气候变化，人体则体现在正常的生命活动。因此，阴阳消长是绝对的，阴阳平衡是相对的，保持阴阳双方在消长运动过程中的动态平衡极其重要。

如果由于某种原因导致阴阳消长平衡的运动变化失调，则属于异常状态。阴阳消长的运动变化出现太过或不及，相对的动态平衡被破坏，形成阴或阳的偏盛或偏衰，自然界就会出现气候异常变化，人体则引起病变。前述的阳胜则阴病、阴胜则阳病及阳虚阴盛、阴虚阳亢，皆属阴阳对立制约关系失常而出现的此长彼消或此消彼长，而精气两虚、气血两虚，则属阴阳互藏互根关系失常而出现的此消彼消。

（五）阴阳转化

阴阳转化，指事物的阴阳属性，在一定条件下可以向其相反的方向转化，即属阳的事物可以转化为属阴的事物，属阴的事物可以转化为属阳的事物。

阴阳相互转化的形式属于质变过程中事物的运动变化，既可以表现为渐变的形式，又可以表现为突变的形式。如一年四季之中的寒暑交替，一天之中的昼夜转化等，即属于渐变的形式；夏季酷热天气的骤冷和冰雹突袭等，即属于突变的形式。

阴阳相互转化一般都产生于事物发展变化的物极阶段，即所谓物极必反。当阴阳消长运动发展到一定阶段，极则生变，事物内部阴与阳的比例出现了颠倒，则该事物的属性即发生转化。《素问·阴阳应象大论》谓之"重阴必阳，重阳必阴""寒极生热，热极生寒"，《灵枢·论疾诊尺》谓之"寒甚则热，热甚则寒"，重、极、甚，即是阴阳消长变化发展到"极"的程度，是事物的阴阳属性发生转化的必备条件。

阴阳消长是发生转化的前提，如冬季寒气盛属阴，但冬至一阳生，随着阳长而阴消，逐渐转化为阳气盛的夏季；夏季炎热属阳，但夏至一阴生，随着阴长而阳消，逐渐转化为阴寒盛的冬季。所谓四时之变，寒暑之胜，阴阳消长中交替变化。阴阳消长和转化都是阴阳运动变化的表现形式，但本质不同：阴阳消长是一个量变的过程，事物本身属性并未发生改变；阴阳转化是在量变基础上的质变，事物本身的属性转化为相反一面。阴阳转化是阴阳消长的结果。阴阳消长变化发展到"极"期是转化的条件，阴阳双方的消长运动发展超过一定的限度，则该事物的属性会发生转化。

在疾病发展过程中，阴阳转化常表现为在一定条件下寒证与热证的相互转化。如急性热病中，患者出现高热、面红、咳喘、气粗、烦渴、脉数有力等实热性表现，属阳证；邪热极盛，正气大伤，突然出现面色苍白、四肢厥冷、精神萎靡、脉微欲绝等虚寒性表现，属阴证。热势极盛，即是促成阳转化为阴的必备条件。

（六）阴阳自和

阴阳自和指阴阳双方自动维持和自动恢复其协调稳定状态的能力和趋势。阴阳自和是阴阳的本性。阴阳自和是以"自"为核心，依靠内在自我的相互作用而实现"和"。阴阳自和的机理，在于阴阳双方彼此的交互作用。阴阳虽然属性相反，但两者存在互生、互化、互制、互用等关系，在交互作用的变化中相反相成，是维持事物或现象协调发展的内在机制。

阴阳自和，是相对的、动态的平衡，阴阳双方在交互作用中处于大体均势的状态，即阴阳协调和相对稳定状态。阴阳双方以对立制约和互根互用为基础，在一定限度内消长和在一定条件下转化的运动变化，维持阴阳平衡状态。

阴阳自和所维持的动态平衡，在自然界标志着气候的正常变化，四时寒暑的正常更替，在人体标志着生命活动的稳定、有序、协调。故《素问·调经论》说："阴阳匀平，以充其形，九候若一，命曰平人。"由于人体内的阴阳二气具有自身调节的能力，在疾病过程中，人体阴阳自动恢复协调是促使病势向愈的内在机制。如《伤寒论·辨太阳病脉证并治》说："阴阳自和者，必自愈。"如果阴阳动态平衡遭到破坏，又失去了自和的能力，在自然界就会出现反常现象，在人体则由生理状态进入疾病状态，甚至死亡。

综上所述，阴阳交感与互藏、对立制约、互根互用、消长、转化、自和，从不同角度说明阴阳之间的相互关系及其运动变化规律。阴阳交感是阴阳之间不断发生交互作用的前提，是天地万物化生的基础；阴阳的对立、互根是事物两个方面的固有属性，说明阴阳之间对立统一、相反相成的关系；在阴阳对立、互根的基础上，阴阳的消长、转化体现事物的量变与质变过程，说明阴阳的运动变化是使事物发生、发展、变化的内在动力；阴阳自和是阴阳自身通过彼此之间制约和互用，自我调节以维持相对、动态的平衡。

考点与重点 阴阳学说的基本内容

三、阴阳学说在中医学中的运用

中医学运用阴阳学说，以辨证思维指导对具体事物的认识，阐明生命的形体结构、功能活动、病机变化、临床诊断、疾病防治以及养生康复等，奠定了中医学理论体系的基础。

（一）说明人体组织结构

人体是一个有机整体，构成人体的脏腑经络形体组织，可以根据其所在部位、功能特点划分阴阳。故《素问·宝命全形论》说："人生有形，不离阴阳。"

从人体部位而言，上部为阳，下部为阴；体表为阳，体内为阴；背为阳，腹为阴；四肢外侧为阳，内侧为阴。体表之中再分阴阳，则皮肉为阳中之阳，筋骨为阳中之阴。从脏腑而言，五脏主藏精为阴，六腑主传化为阳。五脏之中又分阴阳，则心肺在上属阳，而心为阳中之阳，肺为阳中之阴；肝、脾、肾在下属阴，而肝为阴中之阳，肾为阴中之阴，脾为阴中之至阴。从经络而言，则有阴经、阳经、阴络、阳络之分。从生命物质而言，则气为阳，精血津液为阴等。总之，人体脏腑经络及形体结构的上下、内外、表里、前后各部分之间，凡属相互关联有相互对立的部分，就可以用阴阳属性来划分。

（二）概括人体生理功能

中医学应用阴阳学说概括人体的生理功能，如《素问·生气通天论》所谓："阴平阳秘，精神乃治。"人体的正常生命活动，是阴阳对立互根的协调关系处于相对动态平衡的结果。阴阳协调平衡标志着机体的健康状态。

精、气、血、津液是构成人体和维持生命活动的基本物质。其中，气属阳，精血津液属阴，如《素问·阴阳应象大论》谓之："阴在内，阳之守也；阳在外，阴之使也。"精、血、津液在内，是阳气固守于外的物质基础；阳气主外，为精、血、津液的生成、输布的动力。气与精、血、津液，阴阳和谐，运行输布正常，脏腑组织形体官窍得养，则人体生命活动正常，保持健康状态。

中医学认为，以五脏为中心的脏腑功能是人体生命活动的核心。肝、心、脾、肺、肾五脏皆有阴阳之气的不同，五脏之阴具有宁静、滋养、抑制的功能，五脏之阳具有推动、温煦、兴奋的功能。只有脏腑阴阳之气的动静、温润以及兴奋与抑制协调平衡，才能保证人体生理功能的正常。

（三）阐释人体疾病变化

疾病的发生标志着阴阳协调关系的失衡，称为阴阳失调。运用阴阳学说阐释人体疾病变化，主要表现在两个方面。

1. 分析病因的阴阳属性　中医学根据致病因素的性质及致病特点，把病因分为阴、阳两大类，如《素问·调经论》说："夫邪之生也，或生于阴，或生于阳。"一般而言，六淫属阳邪，情志失调、饮食居处等属阴邪。阴阳之中复有阴阳，如六淫之中，风邪、暑邪、火（热）邪属阳，寒邪、湿邪属阴。

2. 分析病机的基本规律　疾病的发生发展是邪正斗争的过程，邪正相搏导致人体阴阳失调而发生疾病。阴阳失调的基本病机是阴阳偏盛、偏衰和互损等。

（1）阴阳偏盛：是指阴或阳任何一方高于正常水平的病机变化，包括阴偏盛、阳偏盛，即阴盛（胜）、阳盛（胜）。《素问·阴阳应象大论》谓之："阴胜则阳病，阳胜则阴病，阳胜则热，阴胜则寒。"

1）阳胜则热，阳胜则阴病：阳胜，指阳邪侵犯人体，邪并于阳而使机体阳气亢盛所致的病机变化。由于阳的特性是热，故阳胜则热。阳能制约阴，阳气亢盛消耗和制约阴气，使之减少，即阳胜则阴病。

2）阴胜则寒，阴胜则阳病：阴胜，指阴邪侵犯人体，邪并于阴而使机体阴气亢盛所致的病机变化。由于阴的特性是寒，故阴胜则寒。阴能制约阳，阴气亢盛损耗和制约机体的阳气，导致其虚衰，即所谓阴胜则阳病。

阴阳偏盛所形成的病证是实证，阳偏盛导致实热证，阴偏盛导致实寒证。故《素问·通评虚实论》谓之"邪气盛则实。"

（2）阴阳偏衰：是指阴或阳任何一方低于正常水平的病机变化，包括阴偏衰、阳偏衰，即阴虚、阳虚。《素问·调经论》谓之"阳虚则外寒，阴虚则内热。"

1）阳虚则寒：人体阳气不足，阳不制阴，阴气相对偏盛，则虚寒内生。

2）阴虚则热：人体阴液不足，阴不制阳，阳气相对偏亢，则虚热内生。

阴阳偏衰所导致的病证是虚证，阴虚出现虚热证，阳虚出现虚寒证。《素问·通评虚实论》谓之"精气夺则虚。"

（3）阴阳互损：阴阳互根、互用、互藏关系失调，人体就会发生疾病。如阴或阳的某一方虚损，无阴则阳无以生，无阳则阴无以化，日久可以导致对方的不足，形成阴损及阳或阳损及阴的阴阳互损的病变。当阴阳之间不能相互依存而分离决裂时，导致有阴无阳或有阳无阴；孤阴不生，独阳不长，则阴阳离决，精气乃竭，生命即将告终。

（四）应用疾病诊断

中医学诊断疾病的过程，包括诊察疾病和辨识证候两个方面。《素问·阴阳应象大论》谓之"善诊者，察色按脉，先别阴阳。"阴阳学说用于病证诊断，旨在分析四诊所收集的临床资料，从而概括各种病证的阴阳属性。

1. 分析四诊资料 将望、闻、问、切四诊所收集的各种资料，包括症状和体征，以阴阳理论辨析其阴阳属性。如望诊中色泽分阴阳，色黄、赤为阳，色青、白、黑为阴；色泽鲜明为阳，色泽晦暗为阴。闻诊声音气息分阴阳，语声高亢洪亮者为阳；语声低微无力者为阴；呼吸有力、声高气粗者为阳，呼吸微弱、声低气怯者为阴。问诊之症状分阴阳，身热恶热者为阳，身寒恶寒者为阴。切诊之脉象分阴阳，以部位论，寸为阳，尺为阴；以动态论，则至者为阳，去者为阴；以至数论，则数者为阳，迟者为阴；以形状论，则浮大洪滑为阳，沉涩细小为阴。

2. 辨别疾病证候 辨别病证的阴阳，是诊断疾病的重要原则。如八纲辨证，阴阳是八纲辨证的总纲，表证、热证、实证属阳；里证、寒证、虚证属阴。在脏腑辨证中，有阴盛、阳盛、阴虚、阳虚之分，如肝阴虚证、肝阳虚证、肝火亢盛证（阳盛）、寒凝肝脉证（阴盛）等。

可见，阴阳学说广泛应用于四诊和辨证之中，只有辨清阴阳，才能正确分析和判断疾病的阴阳属性。《景岳全书·传忠录·阴阳》谓之"凡诊病施治，必须先审阴阳，乃为医道之纲领。阴阳无谬，治焉有差？医道虽繁，而可以一言蔽之者，曰阴阳而已。故证有阴阳，脉有阴阳，药有阴阳……设能明彻阴阳，则医理虽玄，思过半矣。"

（五）指导疾病防治

防治疾病的基本原则是调整阴阳，使脏腑经络、精气血津液、体质恢复相对平衡，达到阴平阳秘的生理状态。

1. 指导养生保健 养生，又称摄生，即保养生命健康之意。健康是促进人的全面发展的必然要求，是经济社会发展的基础条件，是民族昌盛和国家富强的重要标志，也是广大人民群众的共同追求。注重养生是保持身体健康无病的重要手段，最根本的原则是法于阴阳，即遵循自然界阴阳的变化规律来调理人体之阴阳，春夏养阳，秋冬养阴，使人体中的阴阳与四时阴阳的变化相适应，以保持人与自然界的协调统一。如《素问·四气调神大论》记载："夫四时阴阳者，万物之根本也，所以圣人春夏养阳，秋冬养阴，以从其根，故与万物沉浮于生长之门。逆其根，则伐其本，坏其真矣。"

2. 确定治疗原则 应用药物、针灸等方法调整阴阳偏盛偏衰等的病机变化，恢复阴阳协调平衡，称为调整阴阳，是治疗疾病的基本原则之一。《素问·至真要大论》谓之"谨察阴阳所在而调之，以平为期。"

（1）阴阳偏盛的治疗原则：阴阳偏盛，为邪气亢盛之实证，故其治疗原则为损其有余，即实者泻之。运用阴阳对立制约原理，阳盛之实热证，治法热者寒之，即用寒性药物治疗实热证。阴盛之实寒证，治法寒者热之，即用热性药物治疗实寒证。

（2）阴阳偏衰的治疗原则：阴阳偏衰，为正气不足之虚证，故其治疗原则为补其不足，即虚则补之。运用阴阳对立制约原理，阳虚是以阳气不足为主要病机的虚寒证，故以补益阳气为主，阴病治阳，即益火之源，以消阴翳。阴虚是以阴液不足为主要病机的虚热证，故以滋补阴液为主，阳病治阴，即壮水之主，以制阳光。另一方面，运用阴阳互根互用原理，治疗阳虚之虚寒证，由于阳根于阴，故亦可滋阴以助阳，称为阴中求阳，即在补阳方剂中适当佐以滋阴药，阳得阴助则生化无穷。治疗阴虚之虚热证，由于阴根于阳，故可助阳以滋阴，称为阳中求阴，即在滋阴方剂中适当佐以助阳药，阴得阳升而泉源不竭。

3. 归纳药物性能 中药的性能主要指药物的四气、五味和升降浮沉特性，皆可用阴阳来归纳说明（表1-1）。四气指药物的寒、热、温、凉四种药性，其中寒、凉属阴，温、热属阳。五味，指药物的酸、苦、甘、辛、咸五种滋味。有些药物具有淡味或涩味，故实际上不止五味，但习惯上仍称为"五味"。其中，辛、甘、淡味属阳，酸、苦、咸味属阴。升降浮沉，是指药物在体内发挥作用的趋向，其中升、浮属阳，降、沉属阴。

表1-1　药物性能阴阳属性归类表

分类	阳	阴
四气	温、热	寒、凉
五味	辛、甘、淡	酸、苦、咸
升降浮沉	升、浮	降、沉

第三节　五行学说

五行学说是研究木、火、土、金、水五行内涵、特性及宇宙间各种事物普遍联系、协调平衡的基本规律的学说，属于中国古代哲学理论范畴。中医学用以说明人体自身及其与外界环境的统一性，以系统的观点阐明生命、健康和疾病。

一、五行的概念及特性与归类

（一）五行概念的形成

五行最初的含义与"五材"有关，指木、火、土、金、水五种基本物质。《左传·襄公二十七年》"天生五材，民并用之，废一不可。"木、火、土、金、水是人类日常生产和生活中最为常见和不可或缺的基本物质。如《尚书正义》记载"水火者，百姓之所饮食也；金木者，百姓之所兴作也；土者，万物之所资生，是为人用。"

五行一词，最早见于春秋时期的《尚书》。《尚书·洪范》记载"鲧堙洪水，汩陈其五行。"并对五行特性进行归纳："水曰润下，火曰炎上，木曰曲直，金曰从革，土爰稼穑。"《尚书》的记载标志着五行作为哲学概念的形成。随着人们对自然现象的观察与推理，逐渐认识到木、火、土、金、水五类物质之间存在着既"相生"又"相胜"的关系。

（二）五行的基本概念

五行，即木、火、土、金、水五类物质属性及其运动变化。五指构成宇宙万物的木、火、土、金、水五类物质属性；行含有运动变化之义。五行学说是以木、火、土、金、水五类物质属性及其运动规律来认识世界、解释世界和探求万物变化规律的世界观和方法论。五行学说广泛应用，用于天文、地理、历法、气象、社会、经济、兵法等各领域，尤以中医学最为突出。古人运用五行学说，采用取象比类和推演络绎的方法，将自然与社会的各种事物或现象分为五类，并以五行之间生克制化关系来解释其发生、发展和变化的规律。

（三）五行的特性与归类

1. 五行的特性　五行的特性，是古人在长期的生活和生产实践中对木、火、土、金、水五种基本物质观察和朴素认识的基础上，逐渐总结、归纳和提取出的关于五行属性和特征的理性认识，以此作为归纳各种事物或现象五行属性的基本依据。《尚书·洪范》对五行特性的概括为"水曰润下，火曰炎上，木曰曲直，金曰从革，土爰稼穑"。

（1）木曰曲直：曲直，指树木枝条具有生长、升发、柔和、能屈能伸的特性。曲，屈也，弯曲；直，伸也，伸直。引申为凡具有生长、升发、条达、舒畅等类似性质或作用的事物和现象，归属于木。

（2）火曰炎上：炎上，指火具有炎热、上升、光明的特性。炎，炎热、光明；上，上升、升腾。引申为凡具有炎热、升腾、光明等类似性质或作用的事物和现象，归属于火。

（3）土爰稼穑：爰通曰，稼穑泛指人类种植和收获谷物的农事活动。稼，种植谷物；穑，收获谷物。引申为凡具有承载、受纳、生化等类似性质或作用的事物和现象，归属于土。

（4）金曰从革：从革指金具有顺从变革、刚柔相济之性。从，顺也；革，变革。引申为凡具有沉降、肃杀、收敛等类似性质或作用的事物和现象，归属于金。

（5）水曰润下：润下指水具有滋润、下行的特性。润，即滋润、濡润；下即向下、下行。引申为凡具有滋润、下行、寒冷、闭藏等类似性质或作用的事物和现象，归属于水。

2. 五行的归类 依据五行各自的特性，对自然界的各种事物和现象进行归类。对事物和现象进行五行归类的方法主要有取象比类法和推演络绎法两种。

（1）取象比类法：取象即是从事物或现象的形象（形态、作用、性质）中找出最能反映本质的特有征象；比类是通过比较而归类，即以五行特性为基准，与某种事物所特有的征象相比较，以确定其五行归属。事物或现象的某一特征与木的特性相类似，则归属于木；与水的特性相类似，则归属于水；其他以此类推。如以空间方位配五行，日出东方，与木的升发特性相似，故东方归属于木；南方炎热，与火的温热特性相类似，故南方归属于火；日落于西方，与金的沉降相类似，故西方归属于金；北方寒冷，与水的寒冷特性相类似，故北方归属于水；中原地带土地肥沃，万物繁茂，与土的生化特性相类似，故中央归属于土。

（2）推演络绎法：根据已知某些事物的五行归属，联系推断其他与之相关的事物，从而确定这些事物的五行归属。如已知肝属木，由于肝合胆、主筋、其华在爪、开窍于目、在志为怒，因此可推演络绎胆、筋、爪、目、怒，皆属于木；同理，已知心属火，小肠、脉、面、舌、喜与心相关，故亦归属于火；已知脾属土，胃、肌肉、唇、口、思与脾相关，故亦归属于土；已知肺属金，大肠、皮肤、鼻、悲与肺相关，故亦归属于金；已知肾属水，膀胱、骨、发、耳、二阴、恐与肾相关，故亦归属于水。

中医学在天人相应思想指导下，以五行为中心，空间结构的五个方位，时间结构的四时或五季，人体结构五脏为基本框架，将自然界的各种事物和现象以及人体的生理病变现象，进行五行属性归类，从而将人体生命活动与自然界事物或现象联系起来，形成联系人体内外环境的五行结构系统，用以说明人体自身以及人与自然环境的密切关系（表1-2）。

表1-2 五行归类表

自然界							五行	人体					
五音	五味	五色	五化	五气	五方	五季		五脏	五腑	五官	形体	情志	五声	变动
角	酸	青	生	风	东	春	木	肝	胆	目	筋	怒	呼	握
徵	苦	赤	长	暑	南	夏	火	心	小肠	舌	脉	喜	笑	忧
宫	甘	黄	化	湿	中	长夏	土	脾	胃	口	肉	思	歌	哕
商	辛	白	收	燥	西	秋	金	肺	大肠	鼻	皮毛	悲	哭	咳
羽	咸	黑	藏	寒	北	冬	水	肾	膀胱	耳	骨	恐	呻	栗

考点与重点 五行的特性与归类

链接

病机十九条

诸风掉眩，皆属于肝；诸寒收引，皆属于肾；诸气膹郁，皆属于肺；诸湿肿满，皆属于脾；诸热瞀瘈，皆属于火；诸痛痒疮，皆属于心；诸厥固泄，皆属于下；诸痿喘呕，皆属于上；诸禁鼓栗，如丧神守，皆属于火；诸痉项强，皆属于湿；诸逆冲上，皆属于火；诸胀腹大，皆属于热；诸躁狂越，皆属于火；诸暴强直，皆属于风；诸病有声，鼓之如鼓，皆属于热；诸病胕肿，疼酸惊骇，皆属于火；诸转反戾，水液浑浊，皆属于热；诸病水液，澄彻清冷，皆属于寒；诸呕吐酸，暴注下迫，皆属于热。

二、五行学说的基本内容

五行学说的基本内容包括两个方面：一是五行生克制化的正常规律；二是五行生克的异常变化。

（一）五行生克制化

五行生克制化是在正常状态下五行系统所具有的自我调节机制。由于五行之间存在着相生、相克（图1-2）与制化的关系，从而维持五行系统的平衡与稳定，促进事物的生生不息。

1. 五行相生 指木、火、土、金、水之间存在着有序的递相资生、助长和促进的关系。

五行相生次序：木生火，火生土，土生金，金生水，水生木。在五行相生关系中，任何一行都具有生我和我生两方面的关系。生我者为母，我生者为子。因此，五行相生，实际上是五行中的某一行对其子行的资生、促进和助长。以火为例，木生火，故生我者为木，木为火之母；火生土，故我生者为土，土为火之子。木与火是母子关系，火与土也是母子关系。

2. 五行相克 指木、火、土、金、水之间存在着有序的间相克制、制约和抑制的关系。

五行相克次序：木克土、土克水、水克火、火克金、金克木。在五行相克关系中，任何一行都具有克我和我克两方面的关系。相克关系称为所胜、所不胜的关系：克我者为我所不胜，我克者为我所胜。因此，五行相克，实际上是五行中的某一行对其所胜一行的克制和制约。如以木为例，由于木克土，故我克者为土，土为木之所胜，由于金克木，故克我者为金，金为木之所不胜。

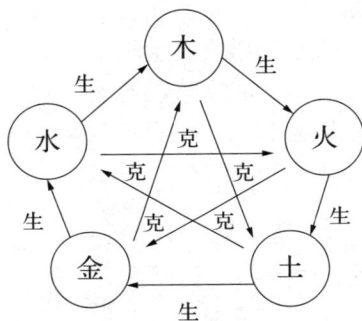

图1-2 五行相生相克示意图

3. 五行制化 制指五行的生与克之间的制约关系；化即生化，指事物的正常状态。指五行之间递相生化，又间相制约，生化中有制约，制约中有生化，二者相辅相成，从而维持其相对平衡和正常的协调关系。

五行制化，属五行相生与相克相结合的自我调节，是五行系统处于正常状态下的调控机制。五行的相生和相克是不可分割的两个方面：没有生，就没有事物的发生和成长；没有克，就不能维持事物间的正常协调关系。因此，必须生中有克，克中有生，相反相成，才能维持事物间的平衡协调，促进稳定有序的变化与发展。故明代张景岳在《类经图翼·运气上》中概括为"盖造化之机，不可无生，亦不可无制。无生则发育无由，无制则亢而为害。"

五行制化的规律：五行中一行亢盛时，必然随之有制约，以防止亢而为害；一行相对不及时，必然随之有相生，以维持生生不息。五行制化的次序：木生火，火生土，而木又克土；火生土，土生金，而火又克金；土生金，金生水，而土又克水；金生水，水生木，而金又克木；水生木，木生火，而水又克火；如此循环往复。

（二）五行生克异常

五行生克关系出现异常包括五行母子相及与相乘相侮。五行之间异常的生克变化，主要用于阐释某些异常的气候变化和人体的病机变化。

1. 五行母子相及　五行母子相及属于相生关系的异常变化，包括母病及子和子病及母两种情况。

（1）母病及子：指五行中的某一行异常，累及其子行，导致母子两行皆异常。如肾病及肝，即属母病及子。

（2）子病及母：指五行中的某一行异常，累及其母行，终致子母两行皆异常。子病及母，既有子行不足引起母行亦虚的母子俱虚，又有子行亢盛导致母行亦盛的母子俱实，以及子行亢盛损伤母行，导致子盛母衰，即子盗母气。如肝病及肾，即属子病及母。

2. 五行相乘相侮　五行相乘相侮，属于相克关系的异常变化，包括相乘和相侮两种情况。

（1）相乘：指五行中某一行对其所胜一行的过度制约或克制。五行相乘的次序与相克相同，即木乘土，土乘水，水乘火，火乘金，金乘木。

导致五行相乘的原因有太过和不及两种情况。①太过导致的相乘：五行中的某一行过于亢盛，对其所胜一行进行超过正常限度的克制，引起其所胜一行的虚弱，从而导致五行之间的协调关系失常。以木克土为例，正常情况下，木能克土，土为木之所胜。若木气过于亢盛，对土克制太过，可致土的不足。这种由于木的绝对亢盛而引起的相乘，称为木旺乘土。②不及所致的相乘：五行中某一行过于虚弱，难以抵御其所不胜一行正常限度的克制，使其本身更显虚弱。仍以木克土为例，若土气绝对不足，即使木处于正常水平，土仍难以承受木的克制，因而造成木乘虚侵袭，使土更加虚弱。这种由于土的不足而引起的相乘，称为土虚木乘。

相乘与相克虽然在次序上相同，但本质上是有区别的。相克是正常情况下五行之间的制约关系，相乘则是五行之间的异常制约现象。在人体，相克表示生理现象，相乘表示病机变化。

（2）相侮：指五行中某一行对其所不胜一行的反向制约和克制。五行相侮的次序与相克相反，即木侮金，金侮火，火侮水，水侮土，土侮木。

导致五行相侮的原因，亦有太过和不及两种情况。①太过所致的相侮：五行中的某一行过于强盛，使原来克制它的一行不仅不能克制它，反而受到它的反向克制。如木气过于亢盛，其所不胜一行的金不仅不能克木，反而受到木的欺侮，出现木反侮金的逆向克制现象，这种现象称为木亢侮金。②不及所致的相侮：五行中某一行过于虚弱，不仅不能制约其所胜一行，反而受到其反向克制。如当木气过度虚弱时，则所胜一行的土会因木的衰弱而反向制约，这种现象称为木虚土侮。

五行相乘和相侮，都是相克关系的异常，两者之间既有区别又有联系。相乘与相侮的主要区别是：前者是按五行的相克次序发生过度的克制，后者是与五行相克次序发生相反方向的克制现象。相乘与相侮的联系是：在发生相乘时，也可同时发生相侮；发生相侮时，也可同时发生相乘。如木气过强时，既可以乘土，又可以侮金；金虚时，既可受到木侮，又可受到火乘。综上所述，五行生克制化是五行学说的理论基础与主体内容，木、火、土、金、水五行之间，比相乛，间相胜，具有递相资生、间相克制的关系。五行中的每一行既可生他行，也可被他行所生；既可克制他行，也可被他行所制约。五行相生与相克、制化与胜复等关系，是自然界万物存在的普遍联系。五行相生关系的异常，表现为母病及子和子病及母；相克关系的异常，表现为相乘和相侮。

考点与重点　五行的生克关系

三、五行学说在中医学中的运用

五行学说在中医学中的运用主要是以五行特性来分析和归纳人体的形体结构及生理功能，构建以五脏为中心、与自然环境紧密联系的五脏系统，以说明五脏之间的生理联系，指导疾病的诊断和防治。

（一）构建天人一体的五脏系统

五行学说作为中医学主要的认识论，以五行特性类比五脏的生理特点，确定五脏的五行属性，在五脏配属五行基础上，推演络绎人体的各种组织结构与功能，将形体、官窍、情志等分归于五脏，构建以五脏为中心的生理系统。同时，又将自然界的五方、五气、五化、五色、五味等与五脏联系起来，将人体内外环境联结成一个密切联系的整体，形成五脏一体、天人一体的五脏系统，奠定了中医藏象学说的理论基础。中医学以五行为中心，以空间结构的五方、时间结构的季节、人体结构的五脏为基本框架，把自然界和人体复杂的事物或现象按五行属性进行归类，构建联系人体内外环境的五大系统，不仅说明了人体内在脏腑的整体统一，而且也反映了人与自然环境的统一性。

（二）说明五脏功能及其关系

五行学说在生理方面的应用，主要包括以五行特性类比五脏的生理特点，以生克制化理论说明五脏之间的生理联系等方面。

1. 阐释五脏生理功能　中医学根据五行特性，取象比类，将五脏分别归属于五行。如肝气喜条达而恶抑郁，具有疏通气血、调畅情志的功能，相应于木之生长、升发、条达的特性，故肝属木；心具有主血脉而推动血液运行、主神明为脏腑之大主的功能，相应于火之温热、光明的特性，故心属火；脾具有运化水谷、化生精微、为气血生化之源以营养脏腑形体的功能，相应于土之生化万物的特性，故脾属土；肺气肃降，具有主呼吸、通调水道输布水液的功能，相应于金之清肃、收敛的特性，故肺属金；肾具有藏精、主水的功能，相应于水之滋润、下行、闭藏的特性，故肾属水。

2. 分析五脏相互关系　中医学运用五行生克制化理论，分析五脏之间的主要关系，从而把五脏联系成为一个有机的整体，维持人体内环境的统一。

以五行相生理论说明五脏之间的资生关系：木生火，以应肝藏血以济心血；火生土，以应心阳温煦脾土，助脾运化水谷；土生金，以应脾气健运，生化水谷之气上输于肺，形成宗气；金生水，以应肺之气津下行以滋肾中精气，肺气肃降以助肾纳气；水生木，以应肾藏精以滋养肝血，肾阴资助肝阴以防肝阳上亢。

以五行相克理论说明五脏之间的制约关系：水克火，以应肾水上济于心，防止心火之亢盛；火克金，以应心火之阳热，制约肺气清肃太过；金克木，以应肺气清肃下降，抑制肝气升发太过；木克土，以应肝气条达舒畅，疏泄脾气之壅滞；土克水，以应脾之运化水液，提防肾水失常泛滥。

应当指出的是，五脏的生理功能是多样的，其相互间的关系也是复杂的。五行的特性并不能说明五脏的所有生理功能，而五行的生克关系也难以完全阐释五脏间复杂的生理联系。因此，在研究脏腑的生理功能及其相互间的内在联系时，不能囿于五行之间生克制化理论。

（三）说明五脏病变的相互影响

人体是一个有机整体，五脏之间通过生克制化关系维持生理功能，在病变上也必然相互影响，某脏有病可以传至他脏，他脏疾病也可以传至本脏，这种病机的传移变化、相互影响称为传变。以五行学说阐释五脏病变的相互传变，可分为相生关系传变与相克关系传变两类。

1. 相生关系传变　五脏疾病按照相生关系的传变，包括母病及子和子病及母两个方面。

（1）母病及子指疾病从母脏传及子脏。如肾属水，肝属木，水生木，故肾为母脏，肝为子脏，肾病及肝，即是母病及子。如肾精不足，不能资助肝血，导致的肝肾精血亏虚证；肾阴亏虚，累及肝阴，肝肾阴虚，不能涵养肝木，导致的水不涵木等，皆属母病及子。母病及子，多见于母脏不足累及子脏亏虚的母子两脏皆虚的病证。他脏之间的母病及子传变，以此类推。

（2）子病及母指疾病从子脏传及母脏。如肝属木，心属火，木生火，故肝为母脏，心为子脏，心病及肝，即是子病及母。子病及母的病变包括：其一，子脏之虚引起母脏亦虚的母子俱虚证，如心血不足累及肝血亏虚而致的心肝血虚证；其二，子脏之盛导致母脏亦盛的母子俱实证，如心火旺盛引动肝火而形成心肝火旺证；其三，子脏之盛导致母脏虚弱的子盛母虚证，如肝火亢盛，下劫肾阴，以致肾阴亏虚的病证。他脏之间的子病及母传变，以此类推。

2. 相克关系的传变　五脏疾病按照相克关系的传变，包括相乘和相侮两个方面。

（1）相乘指相克太过致病。五脏相乘有太过和不及两种情况：①太过相乘，是指某脏过盛，而致其所胜之脏受到过分克伐。如肝气郁结或肝气上逆，影响脾胃的纳运功能，出现胸胁苦满、脘腹胀痛、反酸呕吐、大便泄泻等症状，导致肝气乘脾、或肝气乘胃，即木旺乘土。②不及相乘，是指某脏过弱，不能耐受其所不胜之脏的正常克制，从而出现相对克伐太过。如先有脾胃虚弱，不能耐受肝气的克伐，出现头晕乏力、纳呆嗳气、胸胁胀满、腹痛泄泻等症状，导致脾胃虚而肝乘，即土虚木乘。

（2）相侮指反向克制致病。五脏相侮有太过和不及两种情况：①太过相侮是指某脏过于亢盛，而对其所不胜之脏反向克制。如暴怒而致肝火亢盛，肺金不仅无力制约肝木，反遭肝火之反向克制，出现急躁易怒、面红目赤，甚则咳逆上气、咯血等肝木反侮肺金的症状，称为木火刑金。②不及相侮是指由于某脏虚损，导致其所胜之脏反克。如脾土虚衰不能制约肾水，出现全身水肿，称为土虚水侮。

总之，五脏病变的相互影响，可用五行的母子相及和乘侮规律来阐释。如肝脏有病，病传至心，为母病及子；病传至肾，为子病及母。病传至脾，为相乘；病传至肺，为相侮。其他四脏，以此类推。

由于五行生克制化规律不能完全阐释五脏之间复杂的生理关系，因而五脏之间病变的相互影响也难以全部应用五行母子相及和乘侮规律来说明。故对于疾病的五脏传变，不能完全受五行生克乘侮规律的束缚，而应从实际情况出发去把握疾病变化。

（四）应用疾病诊断

人体是一个有机整体，当内脏有病时，其功能活动及其相互关系的异常变化，可以反映到体表相应的组织器官，出现色泽、声音、形态、脉象等方面的异常变化。根据事物属性的五行归类及生克乘侮规律，观察分析望、闻、问、切四诊所搜集的外在表现，可辨识五脏病变的部位，推断病情进展和判断疾病的预后。

以五行属性归类和生克乘侮规律辨识五脏病变的部位，包括以本脏所主之色、味、脉来诊断本脏之病和以他脏所主之色、味、脉来确定五脏相兼病变。如面见青色，口味酸，脉见弦象，多见于肝病；面见赤色，口味苦，脉象洪，多见于心火亢盛。脾虚病人，而面见青色，为木来乘土，多见于肝气犯脾；心脏病人，而面见黑色，为水来乘火，多见于肾水上凌于心等。故《难经·六十一难》记载"望而知之者，望见其五色，以知其病。闻而知之者，闻其五音，以别其病。问而知之者，问其所欲五味，以知其病所起所在也。切脉而知之者，诊其寸口，视其虚实，以知其病，病在何脏腑也。"

疾病的表现千变万化，要给予正确的诊断，必须坚持四诊合参，切不可拘泥于以五行理论的推断，以免贻误诊治。

（五）指导疾病防治

应用五行学说指导疾病的防治，主要根据中药的色、味，按五行归属指导脏腑用药；根据五行生克乘侮规律控制疾病传变和确定治则治法；指导针灸取穴和情志疾病的治疗等方面。

1. 指导脏腑用药　根据五行学说，中药以天然色味为基础，分为五色、五味，以其不同性能与归经为根据，归属五脏。一般而言，青色、酸味入肝，赤色、苦味入心，黄色、甘味入脾，白色、辛味入肺，黑色、咸味入肾。如白芍、山茱萸味酸入肝经，以补肝之精血；丹参味苦、色赤入心经，以活血安神；石膏色白、味辛入肺经，以清肺热；白术色黄、味甘，以补益脾气；玄参、生地黄色黑、味咸入肾经，以滋养肾阴等。

2. 控制疾病传变　根据五行生克乘侮理论，五脏中一脏有病，可以传及其他四脏，其他脏腑有病亦可传及本脏。如肝病可以影响到心、肺、脾、肾等，心、肺、脾、肾有病也可以影响肝脏。不同脏腑的病变，其传变规律不同。因此，临床治疗时，除对所病本脏进行治疗之外，还要根据其传变规律，治疗其他脏腑，以防止其传变。如肝气疏泄失常，或郁结、上逆，木亢则乘土，病将及脾胃，则应在疏肝平肝的基础上，预先培其脾气，使肝气得平，脾气得健，则肝病不得传于脾，如《难经·七十七难》记载"见肝之病，则知肝当传之于脾，故先实其脾气。"疾病的传变与否，主要取决于脏气的盛衰。盛则传，虚则受，是五脏疾病传变的基本规律。在临床实践中，既要根据五行的生克乘侮关系掌握五脏病变的传变规律，调整其太过与不及，控制其传变，防患于未然，同时又要根据具体病情辨证施治。

3. 确定治则治法 五行学说不仅用以说明人体脏腑的生理功能和病机传变，指导疾病的诊断和预防，而且还以五行相生相克规律来指导治疗疾病的原则和方法。

（1）根据五行相生规律确定治则治法：运用五行相生规律指导治疗疾病，基本治疗原则是补母和泻子，即虚则补其母，实则泻其子。

补母，指五脏之虚证，除补益本脏外，还可以补其母脏，适用于五脏病变中母子关系失常的虚证。泻子，指五脏之实证，除泻其本脏外，还可以泻其子脏，适用于五脏病变中母子关系失常的实证。

根据五行相生规律定的常用治法，包括滋水涵木法、益火补土法、培土生金法、金水相生法、益木生火法。

（2）根据五行相克规律确定治则治法：运用五行相克规律指导治疗疾病，基本治疗原则是抑强和扶弱。

抑强，适用于相克太过引起的相乘和相侮。抑其强者则其弱者功能自然易于恢复。扶弱，适用于相克不及引起的相乘和相侮。扶助弱者，加强其力量，可以恢复脏腑的正常功能。根据五行相克规律确定的常用治法，包括抑木扶土法、泻火润金法、培土制水法、佐金平木法和泻南补北法。

4. 指导针灸取穴 五输穴，即井、荥、输、经、合穴的总称，十二经脉都有各自的五输穴，在临床治疗中应用广泛。五输穴配属五行，阴经井穴属木，阳经井穴属金。应用针灸疗法时，根据脏腑病证的虚实，以五行生克规律指导选穴治疗。如治疗肝虚之证，根据虚则补其母治则，取肾经（母经）之合穴（属水）阴谷，或本经合穴（属水）曲泉进行治疗。治疗肝实之证，根据实则泻其子治则，取心经（子经）之荥穴（属火）少府，或本经荥穴（属火）行间治疗。

5. 指导情志治疗 喜、怒、思、忧、恐之情志变化称为五志，为五脏功能活动所产，五脏分属五行存在相克关系，故五志之间也有相互抑制作用。运用五行学说，可以通过不同情志变化的相互抑制关系达到治疗目的，为临床常用的情志调理之法。

? 思 考 题

1. 简述阴阳的特性及阴阳学说的基本内容。
2. 试论五行相克及其在中医学中的重要意义。

第二章 藏　象

📋 案例

　　患者，女，45岁。近半年来常感胸胁胀痛、善太息，情绪抑郁时症状加重，伴有胃脘胀满、嗳气频作、食欲不振。近1个月来，因工作压力大，上述症状明显加重，且出现头晕目眩、口苦咽干、失眠多梦、心烦易怒，大便时而干结，小便短赤。舌红苔黄腻，脉弦数。

问题： 1.初步判断此患者的疾病在哪些脏腑？
　　　　 2.这些脏腑在生理和病理上有哪些联系？

　　藏象学说是研究人体脏腑的形态结构、生理特性和功能、病理变化、相互关系，以及与外环境相互关系的系统理论，是中医学理论体系的核心内容，是中医临床各科辨证论治的理论基础。

第一节　概　　述

　　藏象学说的构建既有解剖方法获得的直观认识，又有整体观察方法所把握的宏观生命规律。因此，藏象学说的脏腑概念，不仅是解剖学的形态和部位，更主要的是涵盖了人体生理功能系统的概念。

一、藏象的基本概念

　　藏象，又称脏象，指脏腑生理功能、疾病变化表现于外的征象。藏象一词，首载于《素问·六节藏象论》，内容涉及人体形态结构、脏腑的生理活动和相关的神志活动、形体官窍、自然环境因素等。

　　藏指藏于体内的脏腑与脏腑之气及其运动，包括五脏、六腑这六腑和奇恒之腑。由于五脏是人体生命活动的中心，六腑和奇恒之腑可分别统归于五脏的功能范畴，故藏实际上是以五脏为中心的五个生理功能系统。

　　象指外在的现象和比象。其涵义有二：一是表现于外的生理及病变现象，二是以五脏为中心的五个生理功能系统与外界事物或现象相比类所获得的比象，如心气通于夏。所以，可以通过观察外在的征象来研究内在脏腑的功能活动，探寻其生理及病变规律，即视其外应，以知其内脏。一般而言，任何外在的表象都有其内在的依据，而外界环境各种变化与脏腑功能活动也存在着一定的关联性。藏象把藏与象统一起来，集中反映了中医学对生命活动的独特认识方法，即通过以象测藏来认识和把握内在脏腑的功能状态。

二、藏象学说的形成

（一）早期解剖实践

　　《内经》中记载通过尸体解剖可以认识人体内脏的基本情况。《灵枢·经水》中记载"若夫八尺之士，皮肉在此，外可度量切循而得之，其死可解剖而视之。其脏之坚脆，腑之大小，谷之多少，脉之长短，血之清浊……皆有大数。"《难经》中对脏腑的形态、重量、容量、色泽等更是有着详细的描述，如"肠胃之长凡五丈八尺四寸""肾有两枚"等。中医学对人体一些较为直观的脏腑生理功能的认识，如心主血脉、肺主呼吸、胃主受纳腐熟、大肠主传化糟粕等，大部分建立在形态学知识基础之上。

（二）长期生活实践的观察

通过对生命现象的整体观察，分析人体对不同环境条件和外界刺激所表现出的不同反应，从而认识人体的生理、病变规律，这是藏象学说形成的主要依据。如在已知脾主运化的基础上，发现数天不进食或食量不足，会出现四肢乏力、消瘦等现象，从而推理出脾主四肢肌肉等。

（三）医疗实践经验的积累

古代医家在长期的医疗实践中，观察到许多病变征象，人们就由病变反向推断生理。如在已知肺主呼吸的基础上，发现人的体表受寒会出现鼻塞、喷嚏、咳嗽、无汗等症状，从而推断出肺主皮毛，在窍为鼻。古代医家还从临床效验反证脏腑理论，如食用动物肝脏可治夜盲，多次重复的经验则萌生以脏补脏观念，同时佐证肝在窍为目理论等。古代医家在长期临床实践中积累了丰富的经验，寻找到脏腑的内在规律，最终将感性认识上升到理性认识，进而升华为医学理论。

（四）古代哲学思想的渗透

古代医家通过长期的生活观察和临床实践，积累了丰富的经验。把经验上升为系统的理论，就要进行整理加工，需要借助于一定的方法和观念，也就是哲学的引导。以气、阴阳、五行学说为代表的古代哲学思想渗透到中医学中，对藏象学说的理论形成及其系统化起到关键作用。阴阳学说广泛地用于说明人体结构、生理功能、疾病变化等。在藏象学说中，脏腑可分阴阳，气血可分阴阳，脏腑阴阳气血协调是维持其生理功能正常的保证。

五行学说的应用，最显著特征是构建以五脏为中心的藏象理论。五脏生理功能系统与四时五脏阴阳体系的建立，使藏象学说的脏腑概念逐渐由形态学实体演变为功能态系统。

总之，藏象学说是古代医家在长期生活医疗实践中，以解剖学知识为基础，运用以表知里、司外揣内、取象比类等整体观察方法，通过对内在脏腑反映于外的各种征象的观察，结合气、阴阳、五行学说的认识论，经过概括、抽象、推理而逐步归纳出的医学理论。

三、藏象学说的基本特点

藏象学说的基本特点是五脏功能系统观和五脏阴阳时空观，是中医学整体观念的重要内容。

（一）五脏功能系统观

五脏功能系统观是以五脏代表五个生理功能系统，如心系统、肺系统、脾系统、肝系统和肾系统。五脏生理功能系统的脏腑、形体、官窍之间通过经络相互沟通联络，功能上相互配合，病变上相互影响。同时，五脏功能系统并非彼此孤立，而是密切联系，相互促进又相互制约，以维持整体功能的协调平衡。

更为重要的是，五脏所藏的精、气、血、津液是意识、思维、情志等神志活动的物质基础，故五脏对人的意识、思维、情志等神志活动具有整体调节作用，即五神脏。如《素问·宣明五气》将人的意识、思维活动分属五脏，而有"心藏神，肺藏魄，肝藏魂，脾藏意，肾藏志"之说。情志活动也分别由五脏所司，如《素问·阴阳应象大论》所记载的"心在志为喜""肝在志为怒""脾在志为思""肺在志为忧""肾在志为恐"。

五脏功能系统以五脏为代表，既是藏精之"形脏"，又是藏神之"神脏"。"形"与"神"是生命的两大构成部分。两者相互依存、相互影响，不可分离。这种形（身）神（心）相关的生命观是五脏功能系统观的重要体现。

（二）五脏阴阳时空观

五脏阴阳时空观是以五行学说中事物普遍联系的观点为指导，将自然界的时间（五时）、空间（五方）及其相关的五气、五化、五色、五味等与五脏生理功能系统联系在一起，形成人与自然相参、相应的"天地人一体"系统。人与自然万物同源共生，遵循着共同的阴阳消长规律，在不同时令季节、不同地理环境，密切联系、相互影响。因此，藏象学说应用五行理论将自然界的五时、五方、五气、五化、五色、五味等与人体五脏生理功能系统相联系，构建天人相应的宏观整体调控模式。五脏的阴阳属性及气机升降浮沉与四时之气的阴阳消长相互通应。如肝应春天生发之气，为阴中之少阳；心应夏季火热之气，为阳中之太阳；脾应长夏生化之气，为至阴之类；肺应秋季收敛之气，为阳中之少阴；肾应冬季闭藏之气，为阴中之太阴。据此提出顺应四时之气以养五脏等养生原则。五脏之气在不同季节可呈现旺衰变化，如春季多见眩晕、风疹、中风等肝系疾病；夏季多见胸痹、心痛等心系疾病长夏多见腹痛、腹泻等脾系疾病；秋季多见咳嗽、喘息等肺系疾病；冬季多见寒痹、骨痛等肾系疾病。

藏象学说将东、西、南、北、中五方与五脏相比类，如东方属木，主升发，与肝气相通应等。地域不同，气候、水土、饮食、居处以及生活习惯等有异，往往使人体脏腑强弱不同，体质各异，发病倾向也有一定区别。

四、脏腑分类及各自的生理特点

藏象学说依据形态结构与生理功能特点，将内脏分为脏、腑和奇恒之腑三类。脏有五，即心、肺、脾、肝、肾，合称五脏（在经络学说中，心包络亦作为脏，故又称"六脏"）。腑有六，即胆、胃、小肠、大肠、膀胱、三焦，合称六腑。奇恒之腑亦有六，即脑、髓、骨、脉、胆、女子胞。

五脏内部组织相对充实，共同生理功能是化生和贮藏精气；六腑多呈中空的囊状或管腔形态，共同生理功能是受盛和传化水谷。如《素问·五脏别论》中记载"所谓五脏者，藏精气而不泻也，故满而不能实；六腑者，传化物而不藏，故实而不能满也。"简明概括了五脏、六腑各自的生理特点与主要区别。所谓满而不实是强调五脏精气宜充满；所谓实而不满是指六腑水谷宜充实而虚实更替。正如王冰注云："精气为满，水谷为实。五脏但藏精气，故满而不实；六腑则不藏精气，但受水谷，故实而不满也。"

奇恒之腑功能上贮藏精气与五脏相似，形态上中空有腔与六腑相类，似脏非脏，似腑非腑，故以奇恒之腑名之。五脏六腑的生理特点对临床辨证论治有重要指导意义。一般而言，病机上，脏病多虚、腑病多实；治疗上，五脏宜补、六腑宜泻，还可根据脏腑表里关系进行调整，脏实者泻其腑，腑虚者补其脏。

第二节 五 脏

五脏即肝、心、脾、肺、肾的合称。五脏的共同生理功能有两个方面：一是化生和贮藏精气。五脏化生和贮藏精、气、血、津液等精微物质，主持复杂的生命活动，具有藏而不泻、满而不能实的生理特点。二是五脏藏神，五脏的生理活动与精神情志活动密切相关。《素问·宣明五气》中记载"心藏神，肺藏魄，肝藏魂，脾藏意，肾藏志。"藏象学说以五脏为中心，认为人的精神情志和意识思维活动与五脏生理功能密切相关，并分属于五脏。

一、心

心居胸腔，两肺之间，膈膜之上，形圆而下尖，形似倒垂未开莲蕊，有心包护卫于外。心主宰人体整个生命活动，故称之为君主之官、五脏六腑之大主、生之本。心的生理功能是主血脉，主神明。心在体合脉，其华在面，在窍为舌，在志为喜，在液为汗，与小肠相表里。心在五行属火，为阳中之阳，与夏气相通应。

（一）生理功能

1. 心主血脉 是指心气推动血液在脉中循行，流注全身，发挥营养和滋润的功能，包括主血和主脉两个方面。

（1）心主血：包括推动血液运行和参与血液生成两方面。心气能推动血液运行，以输送营养物质于全身脏腑、形体、官窍，发挥其营养和滋润作用。心气充沛，心阴与心阳协调，心脏搏动有力，频率适中，节律均匀，血液才能正常地输布全身，以发挥其濡养作用。若心气不足，心脏搏动虚弱而无力；或心阴不足，致心脏搏动过快而无力；或心阳不足，致心脏搏动迟缓而无力，均可导致血液运行失常。

心参与血液的生成。心生血主要是指饮食水谷经脾胃运化而生成的水谷精微，其化为血液，须经心火化赤作用。

（2）心主脉：是指心气推动和调控心脏的搏动和脉管的舒缩，使脉道通利，血流通畅。脉，即血脉，为血之府，是血液运行的通道。心与脉直接相连，互相沟通，形成一个密闭循环的管道系统。

心气充沛，心血充盈，心阴与心阳协调，心脏有规律地搏动，脉管有规律地舒缩，脉道通利，血液则被输送到全身各脏腑、形体、官窍，发挥濡养作用，以维持人体正常的生命活动。

心、脉和血液构成了一个相对独立的系统，这个系统的生理功能都属于心所主，并有赖于心脏的正常搏动。心主血脉的功能，依赖着心气充沛、心血充盈和脉道通利三个条件。心气是血液运行的动力，心气充沛，才能维持正常的心力、心率和心律；血液的正常运行，也有赖于血液本身的充盈；脉道通畅，血液才能在脉内正常地运行，周流不息，营养全身。

心主血脉的功能是否正常，可以从面色、舌色、脉象及胸部感觉等方面反映出来。若心主血脉的功能正常，则面色红润有光泽、舌淡红荣润、脉象和缓有力、胸部舒畅。若心血亏虚，则面色与舌色皆淡白无华、脉细无力、心悸。若心气不足，推动血液无力，可见心悸怔忡、胸闷气短、面色无华、舌质淡、脉虚无力；甚则气虚血瘀，导致心脉痹阻，可见心胸部憋闷疼痛、面色紫暗、舌质瘀斑或青紫、脉细涩或结代。

2. 心主神明 是指心具有统率人体五脏六腑、形体官窍的一切生理活动和主司人体精神意识思维活动的功能。故《素问·灵兰秘典论》说："心者，君主之官也，神明出焉。"

人体之神有广义和狭义之分。广义之神，指整个人体生命活动的主宰及其外在表现，包括面部表情、目光眼神、语言应答、肢体动作等；狭义之神，指人的精神意识思维活动。心所藏之神，既包括广义之神，又包括狭义之神。

人体的脏腑、经络、形体、官窍各有不同的生理功能，但都必须在心神的主宰和协调下，分工合作，才能进行协调统一的正常生命活动，神驭精气，并调节血液和津液的运行输布，而精藏于脏腑之中而为脏腑之精，脏腑之精所化之气为脏腑之气，脏腑之气则推动和调控着脏腑的功能。因此，心神通过协调各脏腑之精气以达到调控各脏腑功能之目的，故《灵枢·邪客》称心为"五脏六腑之大主"。心主神明功能正常，人体各脏腑的功能互相协调，彼此合作，则全身安康。同时心具有接受、处理和反映外界客观事物或信息，从而进行意识、思维和情志活动的生理作用。人体复杂的精神活动在心神的主导下，由五脏协作共同完成。心主神明的生理功能正常，则精神振奋、神志清晰、思维敏捷、睡眠安稳。如心主神明的生理功能异常，则可出现精神萎靡、反应迟钝、健忘、失眠多梦、神志不宁等。

心主血脉的功能正常，心神得到血液的濡养，人则表现为精力充沛、神志清晰、思维敏捷；反之则会出现精神恍惚、注意力不集中、记忆力减退、失眠多梦等。心神清明，则能驭气调控心血的运行，使血运正常；心神异常，亦可影响心主血脉功能。

（二）生理特性

1. 心主通明 是指心脉以通畅为本，心神以清明为要。心位于胸中，五行属火，为阳中之阳，故称为阳脏，又称火脏。心以阳气为用，心中阳热之气，能鼓舞心脏搏动，温通周身血脉，推动血液运行，温养全身，振奋精神，使人生机不息。心主血脉的功能有赖于心阳的温煦和心气的推动，心阳充足，则心搏有力，心脉通畅，血运正常，则人的精神振奋，思维敏捷。如《血证论》中记载"心为火脏，烛照万物。"心为君主之官、五脏六腑之大主，人体的脏腑组织器官都必须在心的统领和协调作用下，才能完成其正常的生理功能活动。若心的生理功能紊乱，则心神不安，血脉不畅，脏腑功能失调，疾病由是而生。

2. 心火宜降 人身之火，又称少火，即生理之火，是具有温煦脏腑、养神柔筋作用的阳气。人身之火，有君火、相火之分：心为君主之官，故称君火。相对君火而言，肝、肾为相火。由于肝与胆、肾与膀胱、心包络与三焦具有脏腑表里关系，故胆、膀胱、心包络、三焦从之，亦称相火。

心位于人体上部，其气升已而降。君火暖炽，下行以温肾阳，使人体上部不热，下部不寒，维持心肾两脏的水火阴阳平衡协调。若心阳不能下行资助肾阳，可出现上热下寒、阴阳失调的病证。

（三）系统联系

1. 心藏神 中医学将意识、思维等精神活动分为神、魂、魄、意、志，此五者又分藏于五脏，称为五神脏。《素问·宣明五气》曰："五藏所藏：心藏神，肺藏魄，肝藏魂，脾藏意，肾藏志，是谓五脏所藏。"精神活动与五脏有关，但都发于心神，以心为主宰，故称心藏神。心藏神强调心对各种精神活动的统领。心神失常，可波及他脏诸神产生变动。所以，"悲哀愁忧则心动，心动则五脏六腑皆摇"。

2. 在体合脉，其华在面 体是指五体，即皮、肉、筋、骨、脉。在体合脉，是指全身的血脉统属于心，即心主血脉。其华在面，是说心中精气的盛衰可以从面部的色泽表现出来。华，是荣华、光彩之意。中医学认为，五脏精气的盛衰均可以显现于与之相通应的某些体表组织器官上，称为五华。心主血脉，人体面部的血脉分布比较丰富，故心的精气盛衰及其生理功能可从面部的颜色与光泽上反映于外，故称心其华在面。若心气旺盛，血脉充盈，则面部红润有泽；心气不足，可见面色㿠白；心血虚少，则见面色苍白无华；心血瘀阻，则见面色紫黯；心火亢盛，则见面色红赤。

3. 在窍为舌 窍，即官窍，是五官九窍的统称。官指有特定功能的器官，如耳、目、口、鼻、舌，即五官；窍指孔窍、苗窍，如口、两鼻、两目、两耳即七窍，加上前后阴即九窍。中医学将五官分属于五脏，并认为官窍的生理功能和病理变化与脏腑经络密切相关。心与舌通过经脉相联系，心的气血通过经脉上荣于舌。心在窍为舌是指心的气血盛衰和功能活动可反映于舌，故有舌为心之外候、舌为心之苗之说。

舌的功能是主司味觉和表达语言，有赖于心主血脉和心藏神的生理功能。心的功能正常，则舌体红活荣润、柔软灵活、味觉灵敏、语言流利。若心血不足，则舌淡瘦薄；心火上炎，则舌红生疮；心血瘀阻，则舌质黯紫，或有瘀斑；心藏神的功能异常，则表现出舌强、语謇或失语等。

4. 在志为喜 是指心的生理功能与情志喜有关。中医学将喜、怒、思、悲、恐称为五志，分属于五脏。喜，一般属于对外界刺激产生的良性反应，有益于心主血脉的生理功能，使人气血条达，血脉通畅。但喜乐过度，则又可使心神涣散，注意力难以集中。心藏神，心的功能失常可导致情志改变。若心气不足，神失所养，可使人悲伤欲哭；若痰火扰心，心神失常，可使人喜笑不休。

5. 在液为汗 液，此指五液，是泪、汗、涎、涕、唾五种分泌物或排泄物的总称。五液由五脏所化。汗液是津液通过阳气的蒸腾气化后，从玄府（汗孔）排出的液体。心气、心血为汗液化生之源，故称心在液为汗，是指汗液的生成排泄与心的关系密切。汗为津液所化生，而津液与血液又同源互化，因此有汗血同源之说。血为心所主，故有汗为心之液之称。心血充盈，津液充足，则汗化有源，皮肤滋润；汗出过多，津液大伤，心血被耗，可见心悸怔忡；心主藏神，调节汗液排泄，情绪紧张，可见汗出异常。

6. 在时应夏　自然界的四时阴阳消长变化，与人体五脏功能活动系统是相互关联的。心为阳中之阳，属火，夏季气候炎热，亦属火。同气相求，故心与夏季相通应，心的阳气在夏季最为旺盛。一般来说，心脏疾患特别是心阳虚衰的患者，其病情往往在夏季得以缓解，而阴虚阳盛的心脏病患者，又往往在夏季病情加重。在治疗方面，对于阳虚型心脏病患者采用冬病夏治，即在人体内外阳气隆盛之时给予治疗，效果更为明显。

附：心包络

心包络，简称心包，又称膻中，是心脏外面的包膜，具有保护心脏、代君受邪的作用。古代医家认为，心为人身之君主，不能受邪，若外邪侵袭，则心包络代为受病。故《灵枢·邪客》说："心者，五脏六腑之大主也，精神之所舍也，其脏坚固，邪弗能容也。容之则心伤，心伤则神去，神去则死矣。故诸邪之在于心者，皆在于心之包络。"温病学说将外感热病中出现的神昏、谵语等神志异常的症状，称为热入心包。心包受邪所出现的病证即心的病证。

考点与重点　心的生理功能和特性及系统联系

二、肺

肺位于胸腔，居横膈之上，上连气道，与喉鼻相通。肺在五脏六腑中的位置最高，故称华盖。肺叶娇嫩，不耐寒热，易被邪侵，故又称娇脏。肺的生理功能是主气、司呼吸，主行水，朝百脉，主治节。肺在体合皮，其华在毛，在窍为鼻，在志为悲，在液为涕，与大肠相表里。肺在五行属金，为阳中之阴，与秋气相通应。

（一）生理功能

1. 肺主气、司呼吸　肺的主气功能包括主呼吸之气和主一身之气两个方面。气是构成人体和维持生命活动的基本物质，全身的气都由肺所主。《素问·五脏生成》说："诸气者，皆属于肺。"

（1）主呼吸之气：是指肺具有吸入自然界清气，呼出体内浊气的生理功能。肺是体内外气体交换的场所。通过肺气的宣发与肃降运动，吸入自然界的清气，呼出体内的浊气，实现体内外气体的交换，维持着人体的生命活动。肺司呼吸的功能正常，则气道通畅、呼吸调匀。若病邪犯肺或他脏疾患累及于肺，影响肺的呼吸功能，则可出现胸闷、咳嗽、喘促、呼吸不利等表现。

（2）主一身之气：是指肺具有主司一身之气的生成和运行的功能。主要体现在两个方面：一是气的生成。肺参与一身之气的生成，特别是宗气的生成。肺通过呼吸运动吸入自然界的清气，而清气是人体之气的重要来源。肺吸入的清气与脾胃运化的水谷精气相结合，积聚于胸中，生成宗气。宗气作为一身之气的重要组成部分，可助肺呼吸，助心行血，在生命活动中有重要地位。二是调节全身气机。气机，是指气的运动，其基本形式是升降出入。肺的呼吸运动，即气的升降出入运动。肺有节律的一呼一吸，对全身之气的升降出入运动起着重要的调节作用。肺的呼吸调匀通畅，节律均匀，和缓有度，则全身之气升降出入通畅协调。

肺主呼吸之气和主一身之气都依赖于肺的呼吸功能。通过肺的呼浊吸清，吐故纳新，促进气的生成、调节气的升降出入运动，保障人体新陈代谢的正常运行。

2. 肺主行水　又称通调水道，是指通过肺气宣发肃降对体内水液的输布、运行和排泄具有疏通和调节作用。因肺为华盖，在脏腑中位置最高，参与调节全身的水液代谢，故有肺为水之上源之说。肺主通调水道的功能主要是通过肺的宣发和肃降作用实现的。肺气宣发，将脾转输至肺的津液，向上向外布散，上至头面诸窍，外达皮毛肌腠，并化为汗液排出体外。肺气肃降，将脾转输至肺的津液，向下向内布散，下输于肾，成为尿液生成之源。

肺的宣降作用正常，则通调水道的功能正常，水液代谢正常。可见，肺宣发肃降的作用是通调水道生理功能的中心环节。如果肺的宣发肃降作用失调，则通调水道功能减弱，就可发生水液停聚而生痰、成饮，引起多种病变。所以临床治疗水液输布失常的痰饮或水肿等病证，常用宣肺化痰或宣肺利水之法。

3. 肺朝百脉　朝，朝会、朝向。肺朝百脉，指全身的血液，都要通过经脉而会聚于肺，经肺的呼吸进行气体交换，而后输布于全身，即肺气助心行血的生理功能。全身的血脉统属于心，心气是血液在脉中运行的基本动力。血液的运行又赖于肺气的推动，肺通过呼吸运动，调节全身气机，从而促进血液的运行。同时，肺参与宗气的生成，而宗气有贯心脉以推动血液运行的作用。肺气充沛，宗气旺盛，气机调畅，则血行正常。若肺气虚弱或壅塞，不能助心行血，则可导致心血运行不畅，甚至血脉瘀滞，出现心悸胸闷、唇青舌紫等症；反之，心气虚衰或心阳不振，心血运行不畅，也能影响肺气的宣降，出现咳嗽、气喘等症。

4. 肺主治节　是指肺对气、血、津液的治理和调节作用。《素问·灵兰秘典论》说："肺者，相傅之官，治节出焉。"心为君主，肺为相傅，肺辅助心脏对全身起着治理调节作用。肺主治节主要表现在四个方面：一是治理调节呼吸运动。肺气的宣发与肃降运动协调，维持呼吸的通畅均匀，使体内外气体得以正常交换；二是调节全身气机。通过呼吸运动，调节一身之气的升降出入，保持全身气机的调畅；三是治理调节血液运行。通过肺朝百脉和气的升降出入运动，辅佐心脏，推动和调节血液的循行；四是治理调节津液代谢。通过肺的宣发肃降作用，推动和调节全身水液的输布与排泄。由此可见，肺主治节，实际上是对肺的主要生理功能的高度概括。

（二）生理特性

1. 肺为华盖　华盖，原指古代帝王的车盖。肺位于胸腔，居五脏的最高位置，有覆盖诸脏的作用；肺又主一身之表，为脏腑之外卫，故称肺为华盖。肺为华盖，说明肺位高居，犹如伞盖保护位居其下的脏腑。肺为华盖是对肺在五脏中位居最高和保护脏腑、抵御外邪、统领一身之气作用的高度概括。

2. 肺为娇脏　是指肺清虚娇嫩而易受邪气侵袭的特性。肺为清虚之体，肺叶娇嫩，不容纤芥；肺外合皮毛，开窍于鼻，与天气直接相通，外感六淫之邪从皮毛或口鼻而入，均易犯肺为病。肺叶娇嫩，不耐寒热，易被邪侵而发病，故称娇脏。临床上治疗肺脏疾患，以轻清、宣散为贵，过寒、过热、过燥之剂均不适宜。

3. 肺主宣发肃降　肺主宣发肃降包括两个方面的内容。

（1）肺主宣发：是指肺气具有向上升宣和向外周布散的功能，主要体现在三个方面：一是呼出体内的浊气；二是将脾所转输的水谷精微和津液上输头面诸窍，外达皮毛肌腠；三是宣发卫气于皮毛肌腠，以发挥其温分肉、充皮肤、肥腠理、司开阖的作用，并将代谢后的津液化为汗液排出体外。若肺失宣散，则可出现呼吸不畅、胸闷喘咳、恶寒无汗等症状。

（2）肺主肃降：是指肺气具有向下向内清肃和通降的功能，主要体现在三个方面：一是吸入自然界的清气，下纳于肾，以资元气；二是将脾转输至肺的水谷精微和津液向内向下布散，下输于肾，成为尿液生成之源；三是肃清肺和呼吸道内的异物，保持呼吸道的洁净。若肺失肃降，常出现呼吸短促、喘息、咳痰等症。

肺的宣发和肃降，是相反相成的矛盾运动，是相互制约、相互为用的两个方面。没有正常的宣发，就不可能有正常的肃降；反之，没有正常的肃降，必然会影响正常的宣发。宣发与肃降正常协调，则呼吸匀调通畅，水液得以正常输布代谢。若宣发与肃降失调，则可见呼吸失常和水液代谢障碍。一般来说，外邪侵袭，多影响肺气的宣发，导致肺气不宣为主的病变，称之为肺气失宣；内伤及肺，多影响肺气的肃降，导致肺气不降为主的病变，称之为肺失肃降。前者以咳嗽为主，后者以喘促气逆为主。但病变中，肺失宣发和肺失肃降常相互影响或同时并见，故称之为肺失宣肃。如外感风寒袭肺，常首先导致肺的宣发功能障碍，出现胸闷鼻塞、恶寒发热、无汗、咳嗽等症，同时也可引起肺的肃降功能失常而伴有喘促气逆等症。

4.肺喜润恶燥　肺为清虚之体，性喜清润而恶干燥，燥邪侵犯人体最易耗伤肺之阴津，出现口鼻干燥、干咳少痰等症状，治疗多以润肺为主。

（三）系统联系

1.肺藏魄　魄为与生俱来的、本能的感觉和动作。"肺藏魄"源于《素问·宣明五气》，明确"魄"分属于肺。如新生儿的啼哭、吮吸以及四肢运动、耳听、目视、肌肤触觉、冷热痛痒等感知觉等，皆属于魄的作用表现。魄藏于气，由肺所主，肺与魄关系密切。肺气充盛，则体魄健壮；肺气虚弱，则言语无力，做事缺乏魄力，治疗当补精益气，使肺气充盛，以恢复健康的体魄和充沛的精力。

2.在体合皮，其华在毛　是指肺与皮毛相互为用，共同发挥温煦机体、护卫肌表、防御外邪的作用。皮毛为一身之表，包括皮肤、汗腺、毫毛等，具有防御外邪、调节津液代谢和辅助呼吸的作用。

肺对皮毛的作用主要有二：一是肺气宣发，将卫气输布于皮毛，发挥其温养皮毛、调节汗孔开阖、防御外邪的作用；二是肺气宣发，将水谷精微和津液输送于皮毛，则皮肤滋润、毛发光泽。肺气虚损，宣发卫气和输精于皮毛的功能减弱，则卫表不固，抗御外邪侵袭能力下降，则会出现自汗、易于感冒或皮毛枯槁等病理表现。

皮毛能宣散肺气，助肺呼吸。《黄帝内经》称汗孔为玄府，也叫气门。汗孔不仅能够排泄由津液所化的汗液，并且能够随肺的宣发和肃降进行体内外气体的交换。皮肤受邪，可内舍于肺。如寒邪伤表，卫气被遏，除恶寒发热、无汗、脉紧等症外，还可见肺失宣降而胸闷咳喘的表现。

3.在窍为鼻　是指鼻的功能与肺的关系密切。鼻为呼吸的通道，与肺直接相连，具有主司嗅觉和通气的作用，其功能有赖于肺气的宣发。肺气宣畅，则鼻窍通利、嗅觉灵敏；肺失宣发，则鼻塞不通、嗅觉减弱。《灵枢·脉度》说："肺气通于鼻，肺和则鼻能知臭香矣。"

喉为肺之门户，为呼吸之气出入的道路，又是发音器官。肺的经脉上通于喉咙，喉的发音和通气受肺的影响。肺气宣畅，则呼吸通畅，声音洪亮，称之为金钟。若外邪入袭，肺失宣发，出现呼吸不畅，语声重浊或嘶哑，称之为金实不鸣；若肺阴亏虚或肺气不足，肺失所养，发声无力，声音难出者，称之为金破不鸣。

4.在志为悲（忧）　是指肺的生理功能与情志悲忧有关。悲和忧的情志变化虽略有不同，但其对人体生理活动的影响大致相同，因而悲和忧同属于肺志。悲、忧均为人体正常的情绪变化或情感反应，但过度悲哀或过度忧伤，则属不良的情绪变化，有碍身体健康，最易消耗人体之气。如《素问·举痛论》所说"悲则气消"。由于肺主一身之气，所以悲忧最易损伤肺气，使机体的抗病能力下降，导致肺更易受外邪侵袭。反之，肺气虚衰，易生悲忧，而见情绪低落。

5.在液为涕　是指涕的分泌与肺的功能关系密切。涕是鼻窍的分泌物，由肺化生，具有润泽鼻窍的功能。鼻为肺窍，肺功能正常，则鼻涕润泽鼻窍而不外流。若肺寒则鼻流清涕，肺热则鼻涕黄浊，肺燥则鼻干燥无涕。

6.在时应秋　肺与秋同属五行之金。秋季气候清肃，万物收敛；肺性喜清肃，其气主降。肺与秋气相通应，肺金之气应秋而旺，肺的制约和收敛功能在秋季最为旺盛。秋令之时，燥气当令，燥邪易伤肺之津液，使肺失清肃而出现干咳无痰、口鼻干燥、皮肤干裂等症。故秋季治疗肺病时，应顺其收敛之性，不可过分发散肺气。

> **考点与重点**　肺的生理功能和特性及系统联系

三、脾

脾位于腹腔上部，横膈之下，与胃以膜相连。人出生之后，生命活动的维持及所需精、气、血、津液的产生，均赖于脾胃所化生的水谷精微，故称脾胃为后天之本、气血生化之源。脾的生理功能是主运化，主统血。脾在体合肌肉而主四肢，在窍为口，其华在唇，在志为思，在液为涎，与胃相表里。脾在五行属土，为阴中之至阴，与长夏相通应，而旺于四时。

（一）生理功能

1. 脾主运化　运，即转运输送；化，即变化吸收。脾主运化是指脾具有把饮食化为水谷精微，并将精微物质转输至全身的功能。脾的运化功能包括运化水谷和运化水液两个方面。

（1）运化水谷：是指脾具有消化饮食，吸收并转输精微的功能。饮食入胃，经过胃的受纳和腐熟，形成食糜，下传小肠，小肠中的食糜在脾气作用下进一步消化后，分为清浊两部分。其精微部分之清者在脾的作用下，经小肠吸收后，再经脾气的转输作用输送到全身，分别化为精、气、血、津液，内养五脏六腑，外养四肢百骸、筋肉皮毛。此过程必须依赖脾的运化，才能把饮食水谷转化成可以被人体利用的精微物质：一是将水谷精微上输心肺，化生气血，营养全身；二是通过脾气散精的作用，直接将精微布散至全身。即《素问·玉机真脏论》所谓"脾为孤脏，中央土以灌四傍"，《素问·厥论》所谓"脾主为胃行其津液者也"。

脾运化的功能正常，称为脾气健运。脾气健运，则机体的消化吸收和转输功能健全，才能为化生精、气、血、津液提供足够的物质原料，全身脏腑组织器官能够得到充分的营养，以维持其正常的生理功能活动。脾的运化功能失常，称为脾失健运。若脾失健运，则消化、吸收、输布功能失常，气血生化不足，出现腹胀、便溏、食欲不振、倦怠、消瘦等症。

（2）运化水液：是指脾对水液的吸收、转输和布散的功能，是脾主运化的重要组成部分。摄入到人体内的水液在脾的作用下化成津液被吸收，通过脾的转输作用，将津液输布到全身脏腑组织器官，发挥其滋润、濡养作用。代谢后多余的水液通过肺的宣发肃降和肾的气化功能，化为汗和尿排出体外，以维持体内水液代谢的平衡。

脾位于人体中焦，为气机升降的枢纽，在水液代谢中起着重要的调节作用。脾气健运，则水液吸收和输布正常，脏腑组织器官能够得到津液滋养，并将多余水分及时排出。若脾气不足，脾失健运，水液的吸收和输布障碍，导致水液在体内停滞，出现水湿痰饮等病理产物，甚则导致水肿。

2. 脾主统血　统，是统摄、控制的意思。脾主统血，是指脾有统摄血液在脉内运行，防止血液逸出脉外的功能。脾主统血需依靠脾气的旺盛。脾主统血的主要机理，实际上是气的固摄作用。脾气健运，则气血充盈，气的固摄作用健全，故血液不会逸出脉外而致出血。若脾气不足，运化功能减退，则气血生化无源，气血虚亏，气的固摄作用减退，就会产生脾不统血的病理变化，从而导致便血、尿血、崩漏等各种出血病证，称为脾不统血。脾不统血由气虚所致，一般出血时间较长，色淡质稀，多见于人体下半部，并有气虚见症，如倦怠乏力、面色萎黄。治以健脾益气摄血。

（二）生理特性

1. 脾气主升　升，有升举向上之意。脾气主升是指脾气的运动特点以上升为主，脾气以升为健。脾胃居于中焦，脾气宜升，胃气宜降，升降相因，共为气机上下升降之枢纽。脾气主升体现在升清和升举两个方面：一是升清，清指水谷精微。脾气上升，将脾胃运化的水谷精微上输心肺、头目，通过心肺的作用而化生气血，营养周身。脾的升清功能正常，水谷精微等营养物质才能正常吸收和输布，气血充盛，人体的生机盎然。如脾的升清功能失常，则水谷不能运化、水谷精微下流，而致便溏、泄泻，气血生化乏源，机体失养而出现神疲乏力、眩晕等症状。二是升举，是指脾气上升能维持内脏位置的相对恒定，防止其下垂。脾气虚弱，升举无力，则可导致内脏下垂，如胃下垂、肾下垂、子宫脱垂或久泻脱肛等，称为脾气下陷。

2. 脾喜燥恶湿　脾为太阴湿土之脏，胃为阳明燥土之腑。脾喜燥恶湿是与胃喜润恶燥相对而言的。脾之所以有喜燥恶湿的生理特性，是与其运化水饮的生理功能分不开的。脾为湿土，与自然界湿气相通，同气相感，故外感湿邪易伤于脾，使脾失健运，而见腹满、纳呆、体困、溏泻等症。脾主运化水饮，无论是外湿困脾，还是脾气虚弱，都可引起水液代谢障碍，致内生湿邪，或湿留成饮，或聚湿生痰，或湿流皮下为水肿，或湿停肠间成泄泻。湿邪易伤脾，脾虚易生湿，故有脾主湿而恶湿之说。因燥可胜湿，所以脾病的临床用药常以香燥之药健脾化湿，而慎用滋腻助湿之品；治疗湿病时，往往是祛湿法与理脾法同用。

（三）系统联系

1. 脾藏意　指脾具有思维、记忆、意念的功能。《灵枢·本神》记载"心有所忆谓之意。"意，是将从外界获得的认识，经过思维取舍，保留下来形成回忆、意念的神志活动。脾气健运，营气化源充足，气血充盈，即表现出思路清晰，意念丰富，记忆力强；反之，脾的功能失常，则善忘、呆钝。

2. 在体合肉、主四肢　脾在体合肉，是指人体肌肉的丰满强健与脾的运化功能密切相关。脾胃为气血生化之源，全身的肌肉都需要依靠脾胃所运化的水谷精微来营养，才能使肌肉发达丰满健壮。因此，脾气健运，气血生化有源，肌肉得养，则人体肌肉强健有力。若脾的运化功能减退，气血乏源，肌肉失养，必致肌肉瘦削、软弱无力。

四肢与躯干相对而言，为人体之末，故又称四肢为四末。人体四肢需要脾胃运化的水谷精微来营养。脾气健运，水谷精微得以化生并能布达四末，则四肢的营养充足，活动轻劲有力；若脾失健运，四肢的营养不足，出现倦怠无力，甚或痿弱不用。

3. 在窍为口，其华在唇　口是消化道的最上端，主接纳和咀嚼食物。脾开窍于口是指饮食口味等与脾运化功能有密切关系。口味的正常与否，全赖于脾胃的运化功能。若脾气健运，则口味正常、纳食香甜；若脾失健运，则可出现口淡无味、口甜、口腻等口味异常的感觉。

脾华在唇是指脾的生理功能是否正常，可以显露于唇的色泽变化。因为口唇受水谷精微及其化生气血的濡养，其色泽可以反映气血的盈亏、脾胃运化的强弱。《素问·五脏生成》记载"脾之合，肉也；其荣，唇也。"脾为气血化生之源，口唇的色泽可以反映脾胃运化水谷精微的功能是否正常。脾气健运，则气血充足，口唇红润光泽；脾失健运，则气血虚少，口唇淡白不泽。

4. 在志为思　是指脾的生理功能与情志思相关。思，即思考、思虑，是人的正常情志活动。脾主运化，为气血生化之源，气血为思虑活动的物质基础，故脾在志为思。脾气健运，化源充足，气血旺盛，则思虑正常。脾失健运，气血不足，则思维迟钝不决。若思虑太过，或相思不解，又易伤脾，导致脾气结滞，运化功能失常，出现不思饮食、脘腹胀闷、头目眩晕等症，即所谓思伤脾。

5. 在液为涎　是指涎的分泌与脾的功能关系密切。涎为口津，是唾液中较清稀的部分，有保护口腔黏膜、润泽口腔的作用，在进食时分泌增多，有助于食物的吞咽和消化。脾的功能正常，涎液上行于口而不溢于口外。若脾胃不和，或脾不摄涎，就会导致涎液异常增加，出现口涎自出等症。若脾精亏虚，涎液分泌减少，则见口干舌燥。

6. 在时应长夏　是指脾与季节中的长夏（即阴历六月）相通应。长夏之时，气候炎热，多雨而潮湿，天气下迫，地气上腾，湿热蕴蒸，万物华实，恰合土生万物之象。脾主运化，化生气血，奉养周身，与长夏同气相求而应。长夏之湿虽主生化，但湿气太过，易困脾阳，导致脾失健运而出现胸脘痞满、食少倦怠、大便溏薄等症。

中医学理论中，亦有脾主四时之说，或称脾不主时，是指脾不独主一季，而旺于四季之末的各十八天，共合七十二天，表明四时之中皆有土气。人体的生长发育及生命活动，都依赖脾胃化生的水谷精微的充养。心肺肝肾的生理功能皆赖于脾气及其化生的水谷精微的营养。脾气健运，则四脏得养，功能正常发挥，身体健康。若脾失健运，气血不足，四脏失养，百病由生。

考点与重点　脾的生理功能和特性及系统联系

四、肝

肝位于腹腔，居横膈之下，右胁之内。肝的生理功能是主疏泄，主藏血。肝在体筋，其华在爪，在窍为目，在志为怒，在液为泪，与胆相表里。肝在五行属木，为阴中之阳，与春气相通应。

（一）生理功能

1. 肝主疏泄　疏，即疏通、畅达；泄，即宣通、发散。肝主疏泄是指肝具有疏通调畅全身气机，使之通而不滞、散而不郁的功能。气机，即气的升降出入，主机体的脏腑、经络、器官等组织的功能活动。肝的生理特点是主升、主动，因此，肝的疏泄功能对于气的升降出入之间的平衡协调起着重要的作用。肝的疏泄功能正常，则气机调畅、气血和调、经络通利，全身脏腑、器官等组织的活动才能调和。肝气的疏泄作用失常称为肝失疏泄。可出现三个方面的病理变化：一是肝气郁结，疏泄失职。常因情志抑郁、肝气不舒，气机的疏通和畅达受到阻碍，从而形成气机不畅、气机郁结的病理变化，称之为肝气郁结。临床表现为闷闷不乐，悲忧欲哭，胸胁、两乳或少腹胀痛不适等。二是肝气上逆，疏泄太过。常因暴怒伤肝、或气郁日久化火，导致肝气亢逆，升发太过，称为肝气上逆。可出现急躁易怒，失眠头痛，面红目赤，胸胁、乳房胀痛，或血随气逆而见吐血、咯血，甚则猝然昏厥。三是肝气虚弱，疏泄不及，升发无力，表现出一系列因虚而郁滞的临床表现，如情志抑郁、胆怯、懈怠乏力、头晕目眩、两胁虚闷、时常太息、脉弱等。

肝主疏泄、调畅气机的生理作用，派生的功能活动如下。

（1）促进血液运行：血的运行有赖于气的升降出入运动，称为气行则血行。肝主疏泄，调畅气机，调节着气的运行，从而促进着血液的运行。肝的疏泄正常，则气的运动正常，血液的运行也正常。若肝失疏泄，气机郁结，就会导致血行障碍，形成血瘀，或为癥积、肿块，在妇女则可导致经行不畅、痛经、闭经等。

（2）维持津液输布：气能行津，气行则津布。肝主疏泄，调畅气机，调节着气的运行，从而促进着津液的输布。肝的疏泄正常，则津液的运行也正常。肝气郁结，会导致津液的输布代谢障碍，产生痰饮水湿等病理产物，引起梅核气、瘰疬、痰核、瘿瘤、乳癖、水肿、鼓胀等病证。临床上，疏肝理气亦为治疗痰饮水湿内停的常法。

（3）促进脾胃运化：脾胃运化功能的正常与否，取决于脾升清和胃降浊的气机运动，中医学以脾升胃降来概括机体的消化运动。肝主疏泄，调畅气机，有助于脾胃气机的升降协调。若肝疏泄功能失常，影响脾的升清功能，导致脾失健运，清气不升，可见腹胀、泄泻等症。影响胃的降浊功能，导致胃失和降，胃气上逆，可见纳呆、呕吐、嗳气、脘腹胀痛、便秘等症。前者称为肝脾不和，后者称为肝胃不和。

（4）调节胆汁泌泄：胆汁是由肝之余气积聚而成，有促进饮食物消化吸收的作用，其分泌与排泄受肝疏泄功能的调节。肝的疏泄功能正常，全身气机畅达，则胆汁的生成和排泄正常。若肝失疏泄，肝气郁结，影响胆汁的分泌与排泄，则可见口苦、纳呆、胁痛、腹胀等症。

（5）调畅精神情志：情志活动为心所主，与肝的疏泄功能密切相关。气血是情志活动的物质基础，肝的疏泄功能正常，则气机调畅，气血和调，人的心情舒畅，情绪乐观。肝的疏泄功能失常，则气血运行不畅，情志活动异常。若肝疏泄不及，肝气郁结，则见心情抑郁、闷闷不乐、胸闷善太息等症；若肝疏泄太过，肝气上逆或肝火上炎，可见急躁易怒、口苦口干、心烦失眠等症。反之，情志活动异常，也会影响肝的疏泄功能，导致肝气郁结或肝气上逆等。

（6）调节生殖功能：男子的排精、女子的排卵及月经来潮，皆有赖于肝气疏泄。男子精液的贮藏与施泄、女子月经的排泄与胎儿的孕育，是肝的疏泄和肾的闭藏作用相互协调的结果。肝的疏泄功能正常，则男子精液排泄通畅有度、女子月经来潮有期，生殖功能正常。若肝失疏泄，气机失调，则见男子排精不畅，女子月经紊乱、经行不畅，甚或痛经。肝的疏泄功能对于女子的生殖功能尤为重要，故有女子以肝为先天的说法。

2. 肝主藏血　肝藏血是指肝具有贮藏血液、调节血量和防止出血的功能。

（1）贮藏血液：肝藏血，有"血海"之称，其作用概括起来有三个方面：一是濡养肝及形体官窍。肝内贮藏的血液，即肝血，除濡养肝脏本身，如保持肝体柔和，阴阳平衡，还输布至其形体官窍，濡养筋、爪、目等，维持其正常的功能。肝的藏血功能失常，就会引起机体失于血液濡养的病变。如肝血不足，血不养目则现两目干涩、视物昏花、视力下降或夜盲等症；血不养筋则致筋脉拘急、肢体麻木、屈伸不利等症；血不养爪，则见爪甲脆薄、干枯、易于折断等症。二是为经血生成之源。冲脉起于胞中而通于肝，肝血充足，则冲脉血液充盛，月经按时来潮。若肝血不足或肝不藏血时，就会出现月经量少，甚则闭经等症。三是化生和濡养肝气。肝内贮藏充足的血液，能够化生和濡养肝气，维护肝气的充沛及冲和畅达，发挥正常的疏泄功能。若肝的阴血不足，可致肝气虚弱，出现疏泄不及。

（2）调节血量：肝贮藏充足的血液，可根据机体各部分组织器官活动量的变化而调节循环血量。当机体活动剧烈或情绪激动时，人体各部分所需的血量就相应增加，此时通过肝气的疏泄作用，将所贮存的血液向外周输送，以供机体活动之所需。当机体处于安静休息状态或情绪稳定时，机体外周对血液的需求量相对减少，此时部分血液就归藏于肝。《素问·五脏生成》说："人卧血归于肝。"

（3）防止出血：肝为藏血之脏，具有收摄血液、防止出血的功能。肝气充足，则藏血功能正常，能收摄血液，防止其逸于脉外而发生出血。若肝气不足，藏血失常，收摄无力，或阴虚阳亢，迫血妄行，皆可导致各种出血证。临床可见吐血、衄血、妇女月经量多，甚至崩漏等。

肝主疏泄与藏血功能密切相关，二者相辅相成，相互为用。肝主疏泄关系到人体气机的调畅，肝主藏血关系到血液的贮藏和调节，故二者密切的关系就体现为气与血的和调。肝主藏血，血能养肝，肝体柔和，肝阳不亢，疏泄功能才能正常；肝主疏泄，气机调畅，则血能正常地归藏和调节，藏血功能才能正常。在病理上，肝血不足或肝不藏血与肝失疏泄常常也是相互影响，如肝的疏泄功能减退，肝气郁滞，可导致血瘀证；气郁化火、迫血妄行，或肝气上逆、血随气逆，可见吐血或妇女崩漏等出血证。反之，肝血不足、濡养宁静作用减退，也可导致肝气的升发太过，甚或引起阳亢风动等病变。

（二）生理特性

1. 肝主升发　指肝气向上升动、向外发散，生机不息之性。肝在五行中属木，与春季相通应，春季万物生长，生机勃勃；肝主升主动，具有升发阳气、调畅气机的功能，能启迪诸脏，使诸脏之气生升有由，则气血冲和，五脏安定，生机不息。如《杂病源流犀烛·肝病源流》说："肝和则生气，发育万物，为诸脏之生化。"

肝气升发有度，有赖于肝阴与肝阳的协调。肝阴主凉润、柔和，肝阳主温煦、升动。肝阴与肝阳协调，肝气才能柔和而升发，发挥疏通、畅达气机之作用。肝阴不足，易导致肝阳偏盛而升发太过，出现肝火上炎或肝气亢逆的病变；肝阳不足而肝阴偏盛，易发生升发不足，可见肝脉寒滞的病变。肝主升发之特性，决定了肝的病变以升泄太过为多见，临床表现为肝阳上亢、肝气上逆的病理变化，故前人有肝阳肝气常有余之说。

2. 肝喜条达而恶抑郁　肝属木，肝气以疏通、畅达为顺，不宜抑制、郁结。《医方考·郁门》记载"肝木也，有垂枝布叶之象，喜条达而恶抑郁。"如春天树木生长，枝叶伸展条畅。肝气疏通、畅达，对全身脏腑、经络、形体的功能活动等具有重要的调节作用。肝气疏通和畅达，与情志活动密切相关。情志的乐观愉悦，有助于肝气疏通和畅达；情志郁结，则肝气失于条达，而见胸胁、乳房、少腹胀痛或窜痛等症状。

3. 肝为刚脏　刚，即刚强、躁急之义。肝为刚脏是指肝气主升主动，具有刚强躁急的生理特性。故肝气喜条达而恶抑郁，其气宜保持柔和舒畅。肝性刚烈，肝气易郁、易逆；肝阳易亢，易化火化风；肝气最易横逆欺凌他脏。故《素问·灵兰秘典论》以"将军之官"来形容其勇猛刚烈、性急好动的特点。

临床上，肝病多见因阳亢、火旺、热极、阴虚而致肝气升动太过的病理变化，如肝气上逆、肝火上炎、肝阳上亢和肝风内动等，从而出现眩晕、面赤、烦躁易怒、筋脉拘挛，甚则抽搐、角弓反张等症状，也反证肝气的刚强躁急特性。治疗多用疏肝补虚、泻火滋阴、以柔克刚等法，以合木之曲直特性。

4. 肝体阴而用阳 体，指肝的本体；用，指肝的功能。肝主藏血以血为体，血属阴，故其体为阴；肝主疏泄，主升主动，以气为用，气属阳，故其用为阳。肝藏血功能正常，肝体柔和，则阴能制阳，肝阳不亢。肝的疏泄功能正常，气机调畅，则肝能藏血。若肝的阴血不足，失其柔和之性，可致肝阳升发太过，从而出现阳亢风动之证。若肝失疏泄，则会导致血运失常。

（三）系统联系

1. 肝藏魂 指肝主意识、思维活动以及梦幻活动。魂乃神之变，属神志活动的范畴，一是指伴随心神活动而做出反应的意识、思维活动。二是指梦幻活动，血液是精神活动的物质基础，血能藏神。肝的藏血功能正常，则魂有所舍，魂由肝血化生和涵养。肝主疏泄及藏血，气机调畅，藏血充足，魂随神往，魂有所舍而不妄行游离，维持正常神志及睡眠。如果肝血不足，心血亏损，则魂不守舍，可见失眠、多梦、梦魇、梦游、梦呓及出现幻觉等症；肝火亢盛，魂不守舍，则出现狂乱、烦躁、夜寐不安等。

2. 在体合筋 其华在爪筋，即筋膜，附着于骨而聚于关节，具有连接关节、肌肉，主司关节运动的功能。肝在体合筋是指人体筋膜的功能与肝血密切相关。筋膜有赖于肝血的滋养，肝血充盈，筋得其养，则筋腱有力，运动灵活，能够耐受疲劳。《素问·六节藏象论》称肝为"罢极之本"。肝血不足，筋膜失养，则运动能力减弱，易于疲劳。此外，肝的阴血不足，筋失所养，还可出现手足震颤、肢体麻木、屈伸不利等症。爪，即爪甲，包括指甲和趾甲，乃筋之延续，故称爪为筋之余。肝其华在爪，是指人体爪甲的色泽形态能反映肝的功能。爪甲有赖于肝血的濡养。肝血充足，则爪甲坚韧、红润光泽；肝血不足，则爪甲软薄、枯槁无泽，甚则变形脆裂。

3. 在窍为目 是指肝的功能活动可以通过眼目表现出来。目，又称精明，具有视物功能。肝的经脉上联于目系，目的功能有赖于肝气之疏泄和肝血之营养。《灵枢·脉度》记载"肝气通于目，肝和则目能辨五色矣。"由于肝与目的关系非常密切，因而肝的功能是否正常，往往可以从目上反映出来。如肝之阴血不足，则两目干涩、视物不清或夜盲；肝经风热，则可见目赤痒痛；肝火上炎，则可见两目红肿疼痛；肝阳上亢，则头目眩晕；肝风内动，则可见目斜上视等。

4. 在志为怒 是指肝的生理功能与情志怒相关。怒志活动以肝血为基础，并与肝之疏泄升发密切相关。适度有节之怒，往往有疏展肝气之效，但过怒属于一种不良的精神刺激，对健康有害。怒又分暴怒和郁怒，暴怒对机体的主要影响是大怒伤肝、怒则气上，导致肝气升发太过，临床表现为烦躁易怒、激动亢奋等，甚至血随气逆，发生呕血、咯血，或中风昏厥等。郁怒不解，则易致肝气郁结，表现为心情抑郁、闷闷不乐等。反之，肝血不足，不能涵养肝体，或肝阴不足，致肝阳偏亢，则稍有刺激，即易发怒。临床辨证属暴怒者，当以平肝降逆为治；属郁怒者，当以疏肝解郁为治。

5. 在液为泪 是指泪液分泌与肝的功能关系密切。泪，即眼泪，由肝精肝血经肝气疏泄于目而化生。泪从目出，有濡润眼目、保护眼睛的作用。在正常情况下，泪液的分泌是濡润而不外溢。但在异物侵入目中时，泪液即可大量分泌，起到清洁眼目和排除异物的作用。在病理情况下，则可见泪液的分泌异常。如肝的阴血不足，泪液分泌不足，不能濡养眼目，则见两目干涩；风火赤眼，肝经湿热，可见目眵增多、迎风流泪等症。

6. 在时应春 在自然界中，春季为四季之始，阳气生发之时，万物以荣，自然界生机勃勃。肝主疏泄，主升主动，肝气在春季最为旺盛，故肝与春气相通应。在病理上，因春三月为肝木当令之时，而肝主调畅情志，与人的精神情志活动关系密切，故精神情志病变好发于春季。同时，春季温暖多风，人体之肝气亦应之而旺，故素体肝气偏旺、肝阳偏亢或脾胃虚弱之人，在春季最易发病。在养生方面，人的精神、饮食、起居都必须顺应春气的生发和肝气的条达之性，保持情志舒畅，力戒暴怒忧郁；注意体育锻炼，以舒展形体，从而保证机体内阳气升发，气血畅达。

考点与重点 肝的生理功能和特性及系统联系

五、肾

肾位于腰部，脊柱两旁，左右各一。《素问·脉要精微论》说："腰者，肾之府也。"肾藏先天之精，主生殖，为人体生命之本源，故称为先天之本。肾宅真阴真阳，能资助、促进全身脏腑阴阳，故称为五脏阴阳之本。肾藏精，主蛰，又称为封藏之本。肾的生理功能是主藏精，主水，主纳气。肾在体合骨，生髓，其华在发，在窍为耳及二阴，在志为恐，在液为唾，与膀胱相表里。肾在五行属水，为阴中之阴，与冬气相通应。

（一）生理功能

1. 肾主藏精 藏，即贮存、封藏。肾主藏精，是指肾具有贮存、封藏精气的功能。《素问·六节藏象论》说："肾者，主蛰，封藏之本，精之处也。"精藏于肾，能够发挥其生理效应而不流失，依赖着肾的封藏作用。

肾所藏之精，称为肾精，按其来源有先天和后天之分。先天之精来源于父母，与生俱来，藏于肾中，是生命发生的本原，是人体生长发育和生殖的物质基础；后天之精来源于脾胃化生的水谷精微，化为脏腑之精，维持脏腑组织的功能，并下输于肾，以充养先天之精。先天之精与后天之精相辅相成，共同促进人体的生长、发育和生殖，并维持人体的正常生理功能。

肾藏精的主要生理功能如下。

（1）主生长发育与生殖：肾中精气的盛衰，决定着人的生长壮老的生命过程及生殖功能的成熟与衰退。肾中精气对人体生长发育的影响，可以从齿、骨、发的变化体现出来。人自出生到幼年期，肾中精气渐充，表现为头发生长、乳齿更换、身体增高；至青年期，肾中精气充盛，故见智齿生长、骨骼强壮；壮年期，肾中精气盛实，则见筋骨坚强、头发黑亮、身体壮实、精力充沛；老年期，肾中精气渐衰，表现为面色憔悴、发落齿槁、步态不稳。

肾中精气还决定人的生殖功能。人出生后随着肾中精气的不断充盈，产生天癸。天癸是肾中精气充盈到一定程度而产生的，具有促进人体生殖器官的发育成熟并能维持人体生殖功能的物质。天癸来至，女子月经来潮，男子开始排精，生殖功能发育成熟。人至老年，肾气渐衰，天癸亦减，生殖功能逐渐衰退，甚至丧失。

《素问·上古天真论》记述了肾中精气由未盛到渐盛，再渐衰继而耗竭的演变过程"女子七岁，肾气盛，齿更发长；二七而天癸至，任脉通，太冲脉盛，月事以时下，故有子；三七，肾气平均，故真牙生而长极；四七，筋骨坚，发长极，身体盛壮；五七，阳明脉衰，面始焦，发始堕；六七，三阳脉衰于上，面皆焦，发始白；七七，任脉虚，太冲脉衰少，天癸竭，地道不通，故形坏而无子也。丈夫八岁，肾气实，发长齿更；二八，肾气盛，天癸至，精气溢泻，阴阳和，故能有子；三八，肾气平均，筋骨劲强，故真牙生而长极；四八，筋骨隆盛，肌肉满壮；五八，肾气衰，发堕齿槁；六八，阳气衰竭于上，面焦，发鬓颁白；七八，肝气衰，筋不能动，天癸竭，精少，肾脏衰，形体皆极；八八，则齿发去。"

肾精在人体生长发育过程中起着十分重要的作用。肾中精气充足，则生长发育正常，生殖能力旺盛。若肾中精气不足，则表现为小儿生长迟缓，如五迟即立迟、语迟、行迟、发迟、齿迟；五软，即头软、项软、手足软、肌肉软、口软。在成人则为早衰，出现耳鸣耳聋、齿摇发脱等。

（2）为脏腑之本：肾中精气对先天脏腑的生成和后天脏腑的功能具有重要作用。肾藏先天之精，为生命之元始。如《脉诀汇辨·脉论》记载"肾为脏腑之本，十二脉之根，呼吸之本，三焦之源，而人资之以为始者也。"肾气由肾精所化，又分为肾阴、肾阳二部分：肾阴，又称为元阴、真阴，具有宁静、滋润和濡养作用；肾阳，又称为元阳、真阳，具有推动、温煦、振奋作用。肾阴与肾阳对立统一，相反相成，平衡协调。

肾阳为脏腑阳气之本，五脏之阳气，非此不能发，推动和激发脏腑的各种功能，温煦全身脏腑形体官窍。肾阳充盛，脏腑形体官窍得以温煦，各种功能旺盛，精神振奋。若肾阳虚衰，推动、温煦等作用减退，则脏腑功能减退，出现精神不振、腰膝酸软、畏寒肢冷、尿清便溏、男子阳痿早泄、女子宫寒不孕等虚寒性病证。

肾阴为脏腑阴液之本，五脏之阴气，非此不能滋，宁静和抑制脏腑的各种功能，滋润全身脏腑形体官窍。肾阴充足，脏腑形体官窍得以滋润，其功能健旺而又不至于过亢，精神内守。若肾阴不足，抑制、宁静、滋润等作用减退，则致脏腑功能虚性亢奋，出现精神虚性躁动、五心烦热、潮热盗汗、口干形瘦等虚热性病证。

肾阴、肾阳又称为五脏阴阳之本。生理上，肾之精、气、阴、阳与他脏之精、气、阴、阳之间，存在着相互资助和相互为用的动态关系，病变上也相互影响。各脏之精、气、阴、阳不足，最终必然会累及到肾，故有久病及肾之说。

2. 肾主水 肾主水，是指肾具有主持和调节人体水液代谢的功能。《素问·逆调论》说："肾者水脏，主津液。"肾主水的功能主要体现在以下两方面。

（1）调节津液代谢相关脏腑功能：津液的生成、输布与排泄，是在肺、脾、肾、肝、胃、小肠、大肠、三焦、膀胱等脏腑的共同参与下完成的。肾为脏腑之本，肾气的蒸腾气化、肾阴的滋润宁静、肾阳的温煦推动，对各脏腑参与津液代谢功能的正常发挥具有重要的调控作用。通过对各脏腑之气及其阴阳的调控，肾主司和调节着机体津液代谢的各个环节。肾的调控作用失常，或为津液生成不足，或为津液输布和排泄障碍。如《素问·水热穴论》说："肾者，胃之关也，关门不利，故聚水而从其类也，上下溢于皮肤，故为胕肿。胕肿者，聚水而生病也。"

（2）调节尿液的生成和排泄：尿液的生成和排泄是津液代谢的一个重要环节。津液代谢过程中，输布于全身的津液，通过三焦水道下输于膀胱，在肾气的蒸腾气化作用下，津液之清者，上输于肺，重新参与津液代谢；津液之浊者，生成尿液。尿液排泄，主要是膀胱的生理功能，但依赖于肾中阴阳的平衡、肾气蒸化与固摄作用的协调。肾阳虚衰，激发和推动作用减弱，津液不化，可致尿少、水肿；肾阴不足，相火偏亢，虚热与水湿蕴结，可见尿频而数；肾气虚衰而失其固摄，则见多尿、遗尿、尿失禁。

3. 肾主纳气 纳，受纳、摄纳之义。肾主纳气是指肾有摄纳肺所吸入的清气，保持呼吸深度，防止呼吸表浅的作用。呼吸由肺所主，肺所吸入之清气必须依赖肾气的摄纳作用才能下归于肾，使呼吸保持一定的深度。因此，人体正常的呼吸运动是肺肾两脏功能相互协调的结果，正如《类证治裁·喘证》中所说："肺为气之主，肾为气之根。肺主出气，肾主纳气。阴阳相交，呼吸乃和。"

肾的纳气功能，实际上是肾气的封藏作用在呼吸运动中的具体体现。肾气充沛，摄纳有权，则呼吸均匀和调，并维持一定的深度。若肾精不足，肾气虚衰，摄纳无权，气浮于上，则会出现呼吸表浅、呼多吸少、动则气喘等病理现象，称为肾不纳气。

（二）生理特性

1. 肾主蛰藏 《素问·六节藏象论》说："肾者主蛰，封藏之本，精之处也。"肾主蛰，为封藏之本，是指肾有潜藏、闭藏、封藏之生理特性，是对肾的生理功能的高度概括。肾的藏精气、主纳气、主生殖、司二便等功能，都是肾主封藏的具体体现。肾的精气越满盈则人体的生机越旺盛，基于这一生理特性，古代医家有肾无实，不可泻之观点。若肾的封藏失职，就会发生遗精、滑精、多尿、遗尿，甚则尿失禁、大便滑脱不禁，女子带下不止、崩漏、滑胎等症。

2. 肾水宜升 肾位于人体之下部，其气当升。肾中精气中含有肾阴、肾阳两部分。肾阳鼓动肾阴，与位于人体上部的心之阴阳交感互济，维持人体阴阳水火的协调。若肾阴不足，不能上济心阴以制约心火，可致心火偏亢，临床常见心烦、不寐等症状。

3. 肾恶燥　《素问·宣明五气》说："五脏所恶……肾恶燥。"肾为水脏，主藏精，主津液，故喜润而不喜燥。燥胜则伤津，津液枯涸，则易使肾之阴精亏耗，而导致肾之病变。《外感温热论》有"热邪不燥胃津，必耗肾液"的记载，即从胃喜润恶燥、肾恶燥之生理特性出发，提出热邪耗伤津液，主要在于胃、肾的观点，对于温病治疗顾护胃津、肾液具有启示作用。

（三）系统联系

1. 肾藏志　肾藏志，指肾有主意志和记忆的功能。《灵枢·本神》记载"意之所存谓之志。"此处的"志"，指意志和记忆。在意识思维等精神活动过程中，肾与志之间存在着内在联系。《灵枢·本神》："肾藏精，精舍志。"肾藏精，精为神之宅。"志"藏于肾精之中，且受精的涵养。精生脑髓，精足则脑髓充而神旺。肾精充盛，则意志坚定，情绪稳定，有毅力，对外界事物有较强的分析、识别判断和记忆能力，表现出足智多识、反应灵敏、活动敏捷有力。若肾精不足，则表现出意志消沉、情感淡漠，对外界事物分析、识别、记忆能力下降，精神萎靡不振、神情呆滞、行动迟钝、健忘痴呆。如《灵枢·本神》："肾盛怒而不止则伤志，志伤则喜忘其前言。"

2. 在体合骨，其华在发　肾在体合骨，又称肾主骨，是指肾精生髓而充骨的功能。肾藏精，精生髓，髓养骨。骨的生长发育，有赖于骨髓的充盈及其所提供的营养。肾中精气充足，骨髓生化有源，骨骼得养则强劲有力。若肾精不足，骨髓化生乏源，骨骼失养，则出现小儿囟门迟闭、骨软无力，以及老年人的骨质脆弱、易于骨折等。

髓，有骨髓、脊髓和脑髓之分，三者均由肾中精气所化生。肾中精气的盛衰，不仅影响着骨的生长和发育，而且也影响着脊髓和脑髓的充盈和脑的发育。脊髓上通于脑，髓聚而成脑，故称脑为髓海。肾中精气充盈，则髓海得养，脑的发育正常，就能充分发挥其生理功能；若肾中精气不足，则髓海失养，形成髓海不足的病理变化。如《灵枢·海论》说："髓海有余，则轻劲多力，自过其度；髓海不足，则脑转耳鸣，胫酸眩冒、目无所见，懈怠安卧。"

齿为骨之余，齿与骨同出一源，也由肾中精气所充养。肾中精气不足，则牙齿易于松动脱落。

肾其华在发，是指发的荣枯能够反映肾中精气的盛衰。发为血之余，发的营养来源于血，根源于肾。肾主藏精，精能化血，精血旺盛，则发壮而光泽。青壮年精血充盈、发长而有光泽；老年人精血虚衰，发白而脱落。若肾精不足，发失所养，则见头发干枯，易脱早白。

3. 在窍为耳及二阴　耳是听觉器官，与肾相合。肾在窍为耳，是指肾主管耳的功能。听觉的灵敏与否，与肾中精气的盈亏有密切关系。肾精充盈，髓海得养，则听觉灵敏；若肾精虚衰，则髓海失养，可见听力减退，或见耳鸣，甚则耳聋。

二阴，即前阴和后阴。前阴是排尿和生殖器官，后阴是排泄粪便的通道。尿液生成与排泄依赖肾的气化和固摄，若肾气虚衰，则可见尿频、遗尿、尿失禁，或尿少、尿闭等症。粪便的排泄，亦与肾相关，若肾阴不足，可致肠液枯涸而便秘；若肾阳虚损，则气化失常可致便秘或泄泻；若肾气亏虚，封藏失司，则见久泻滑脱。

4. 在志为恐　是指肾的生理功能与情志恐相关。若肾精充盛，封藏有度，人在受到外界惊恐刺激时，能自我调控，虽恐不甚。若肾精亏虚，封藏失司，稍遇惊恐则畏惧不安。恐伤肾、恐则气下，过恐可以伤肾，导致二便失禁、滑精等肾气不固的病证。

5. 在液为唾　是指唾液的分泌与肾的功能关系密切。唾为口津中较稠厚者，为肾精所化，有润泽口腔、滋养肾精的功能。若肾精充足，唾液分泌正常，则口腔润泽；若肾精不足，唾液分泌减少，则口咽干燥；若多唾久唾，则易耗损肾精。

6. 在时应冬　冬季气候寒冷，自然界万物归藏。肾为水脏，藏精，主蛰而为封藏之本，同气相求，故肾气与冬气相通应。因冬季气候寒冷，水气当旺，故肾亏阳虚患者往往易在阴盛之冬季发病或病情加重，即所谓能夏不能冬。

考点与重点　肾的生理功能和特性及系统联系

附：命门

命门，即生命之门，是生命的关键和根本。命门一词最早见于《黄帝内经》，本义是指眼睛。《灵枢·根结》说："根于至阴，结于命门。命门者，目也。"命门作为内脏则始于《难经》，后历代医家皆有发挥，并对其进行了深入的研究和阐述，形成了命门学说，极大地丰富了中医理论体系。历代医家对命门的部位、形态和功能争论较大，提出了种种不同见解。以部位言，有右肾、两肾及两肾之间之争；以形态言，有有形与无形之辨；以功能言，有主火与水火共主之论。但众医家对于命门的功能及命门与肾相通的认识，却无分歧。命门与肾同为脏腑之本、阴阳之根、水火之宅。肾阳亦即命门之火，肾阴亦即命门之水，肾阳为元阳、真阳，肾阴为元阴、真阴。

第三节　六　　腑

六腑，是胆、胃、小肠、大肠、膀胱、三焦的合称。六腑的生理功能是传化物，即受盛和传化水谷。六腑的生理特点是泻而不藏、实而不能满。饮食入口，通过食道入胃，经胃的腐熟，下传于小肠，经小肠的分清泌浊，其清者由脾吸收，转输布散于全身，以供脏腑经络生命活动之需要；其浊者下达于大肠，经大肠的传导，形成粪便排出体外；废液则经肾之气化而形成尿液，通过膀胱排出体外。饮食的消化吸收和排泄，须通过消化道的七道门户，称为七冲门。如《难经·四十四难》说："唇为飞（扉）门，齿为户门，会厌为吸门，胃为贲门，太仓下口为幽门，大肠小肠会为阑门，下极为魄门，故曰七冲门也。"

六腑具有通降下行的特性，《素问·五藏别论》说："水谷入口，则胃实而肠虚。食下，则肠实而胃虚。"即每一腑都必须适时排空其内容物，以保持六腑通畅，功能协调，故有六腑以通为用，以降为顺之说。

一、胆

胆居六腑之首，位于右胁，附于肝之短叶间。足少阳胆经与足厥阴肝经相互属络而构成表里关系。胆的主要生理功能是贮藏、排泄胆汁和主决断。

（一）胆贮藏和排泄胆汁

胆具有贮藏和排泄胆汁的生理功能。胆汁由肝之精气化生汇聚而成，贮存于胆囊，排泄进入小肠，参与饮食的消化、吸收。胆的这种功能依赖肝的疏泄才能完成。若肝胆功能失常，胆汁分泌排泄障碍，影响脾胃纳运功能，则出现厌食、腹胀、腹泻等症状。若湿热蕴结肝胆，以致肝失疏泄，胆汁外溢，浸渍肌肤，则发为黄疸，以目黄、身黄、小便黄为特征。相对于肝气升发，胆气则以下降为顺。胆气不利，气机上逆，胆汁上溢，则可出现口苦、呕吐黄绿苦水等症。

（二）胆主决断

胆主决断，指胆具有对事物进行判断、做出决定的功能。《素问·灵兰秘典论》说："胆者，中正之官，决断出焉。"胆的决断能力取决于胆气强弱，胆气强者勇敢果断，胆气弱者则数谋虑而不决。肝胆为表里，肝主谋虑，胆主决断，二者相成互济，谋虑定而后决断出。如《类经·藏象类》说："胆附于肝，相为表里，肝气虽强，非胆不断，肝胆相济，勇敢乃成。"临床上，肝胆气虚或心胆气虚者多见善惊易恐、胆怯等精神情志异常改变。

胆是中空的囊状器官，内盛胆汁。古人认为，胆汁是精纯、清净的精微物质，称为精汁，故胆有中精之府、清净之府、中清之府之称。胆的形态中空、排泄胆汁参与消化，类似六腑，但其内盛精汁又与五脏藏精的生理特点相似。

二、胃

胃位于膈下，腹腔上部，上接食管，下通小肠，与脾以膜相连。胃又称为胃脘，分为上、中、下三部：胃的上部为上脘，包括贲门；胃的下部为下脘，包括幽门；上下脘之间的部分称为中脘。贲门上连食管，幽门下通小肠，是饮食进出胃腑的通道。足阳明胃经与足太阴脾经相互属络而构成表里关系。

胃的主要生理功能是主受纳和腐熟水谷。

（一）胃主受纳水谷

受纳，是接受和容纳之意，胃主受纳水谷指胃具有接受和容纳饮食水谷的功能。饮食入口，由胃接受并容纳于其中，故胃有太仓、水谷之海之称。由于机体精气血津液的化生，都依赖于饮食水谷，故胃又有水谷气血之海之称。胃主受纳，既是胃主腐熟功能的基础，又是饮食物消化吸收的基础。因此，胃主受纳功能的强弱，可从食欲和饮食多少反映出来。

（二）胃主腐熟水谷

腐熟，是饮食经过胃的初步消化，形成食糜的过程。胃主腐熟水谷指胃气将饮食初步消化，并形成食糜。容纳于胃的饮食，经胃气磨化和腐熟作用后，精微物质被吸收，并由脾气转输至全身；而食糜则下传于小肠作进一步消化。

胃气的受纳、腐熟水谷功能，必须与脾气运化相互配合，唯有纳运协调，才能将水谷化为精微，进而化生精气血津液，供养全身。故脾胃合称为后天之本，气血生化之源。饮食营养和脾胃的消化功能，对人体生命和健康至关重要。

胃的生理功能有以下两方面。

1. 胃主通降　胃气具有向下运动以维持胃肠道通畅的生理特性，具体体现于饮食的消化和糟粕的排泄过程中：饮食入胃，胃容纳水谷；经胃气消化腐熟作用而形成的食糜，下传小肠；进而食物残渣下传大肠，燥化后形成粪便，有节律地排出体外；从而保证了胃肠虚实更替的状态，这是由胃气通畅下行作用而完成的。胃气通降是胃主受纳的前提条件。所以，胃气不降则出现纳呆脘闷、胃脘胀满或疼痛、大便秘结等症状。若胃气不降反而上逆，则出现恶心、呕吐、呃逆、嗳气等症状。

胃气下降与脾气上升相反相成。脾宜升则健，胃宜降则和。脾气升则水谷精微得以输布，胃气降则食糜糟粕得以下传。脾胃之气升降协调，共同完成饮食物的消化吸收过程。脾胃并居人体之中央，为脏腑气机升降的枢纽。脾气升则肝肾之气皆升，胃气降则心肺之气皆降。胃气不降，可影响心火和肺气的下降，在腹胀、便秘的同时，可伴心烦、失眠、口舌生疮、牙龈咽喉肿痛等病变。

2. 胃喜润恶燥　与脾喜燥而恶湿相对而言，胃有喜润而恶燥的生理特性。胃为阳明燥土之腑，赖阴液滋润以维持其正常的生理功能。胃主受纳腐熟，不仅依赖胃气的推动，亦需胃中津液的濡润。胃中津液充足，则能维持其受纳腐熟功能和通降下行的特性。胃为阳土，其病易成燥热之害，胃中津液每多受损。所以，临床治疗各种疾病常强调保护胃中津液。即使必用苦寒泻下之剂，也应中病即止，以祛除实热燥结为度，不可妄施，以免化燥伤阴。

三、小　肠

小肠位于腹中，上端与胃在幽门相接，迂曲回环迭积于腹腔之中，下端与大肠在阑门相连。手太阳小肠经与手少阴心经相互属络而构成表里关系。

小肠的主要生理功能是主受盛化物，泌别清浊，主液。

（一）小肠主受盛化物

小肠主受盛化物，指小肠具有接受容纳胃腐熟之食糜，并作进一步消化的功能。小肠主受盛化物，包括小肠主受盛和小肠主化物两个方面：一是小肠接受由胃腑下移而来的食糜而容纳之，即受盛作用；二是食糜在小肠内必须停留一定的时间，由脾气与小肠的共同作用对其进一步消化，化为精微和糟粕两部分，即化物作用。小肠受盛化物的功能失常，表现为腹胀、腹泻、便溏等。

（二）小肠主泌别清浊

小肠主泌别清浊，指小肠对食糜作进一步消化，并将其分为清浊两部分的生理功能。清者即精微部分，包括谷精和津液，由小肠吸收，经脾气转输至全身，灌溉四旁；浊者即食物残渣和水液，食物残渣经阑门传送到大肠而形成粪便，水液经三焦下渗膀胱而形成尿液。小肠泌别清浊的功能正常，则精微与糟粕各走其道而二便正常。如《类经·藏象类》说："小肠居胃之下，受盛胃中水谷而分清浊，水液由此而渗于前，糟粕由此而归于后，脾气化而上升，小肠化而下降，故曰化物出焉。"若小肠泌别清浊的功能失常，清浊不分，就会出现尿少而便溏泄泻等症。临床上，以利小便所以实大便的方法治疗泄泻，就是小肠主泌别清浊理论的具体应用。

（三）小肠主液

小肠主液指小肠在吸收谷精的同时，吸收大量津液的生理功能。小肠吸收的津液与谷精合为水谷之精，由脾气转输到全身；部分水液经三焦下渗膀胱，生成尿液。小肠实热，可出现小便短少、赤涩灼痛等症状，甚则热盛灼伤络脉，可见尿血。

四、大 肠

大肠位于腹腔之中，其上口在阑门处与小肠相接，回环腹腔，其下端连肛门。手阳明大肠经与手太阴肺经相互属络而构成表里关系。

大肠的主要生理功能是主传导糟粕与主津。

（一）大肠主传导糟粕

大肠主传导，又称传导之官，指大肠接受由小肠下移的食物残渣，吸收水分，形成糟粕，经肛门排泄粪便的功能。如大肠传导糟粕功能失常，则出现排便异常，常见大便秘结或泄泻。若湿热蕴结大肠，大肠传导失常，还会出现腹痛、里急后重、下痢脓血等。

大肠的传导糟粕，实为对小肠泌别清浊功能的承接。除此之外，尚与胃气的通降、肺气的肃降、脾气的运化、肾气的推动和固摄作用有关。胃气通降，包括大肠对糟粕的排泄作用；肺与大肠为表里，肺气肃降有助于糟粕的排泄；脾气运化，有助于大肠对食物残渣中津液的吸收；肾气的推动和固摄作用，主司二便的排泄。

（二）大肠主津

大肠主津指大肠接受食物残渣，吸收水分的功能。由于大肠参与体内的津液代谢，故称大肠主津。大肠主津功能失常，津液不得吸收，与糟粕俱下，可出现肠鸣、腹痛、泄泻等症；若大肠实热，消烁津液，津亏失润，可见大便秘结不通。

五、膀 胱

膀胱，又称尿脬、净腑、水腑，位于下腹部，与肾相连，下有尿道，开口于前阴。足太阳膀胱经与足少阴肾经相互属络而构成表里关系。膀胱的主要生理功能是贮存和排泄尿液。

（一）膀胱主贮藏尿液

人体的津液通过肺、脾、肾等脏腑的作用，布散全身脏腑形体官窍，发挥其滋养濡润作用，其代谢后的浊液，则下归于膀胱。尿液是津液代谢的产物，贮藏于膀胱，《素问·灵兰秘典论》说："膀胱者，州都之官，津液藏焉。"尿液的贮藏，有赖于肾气及膀胱之气的固摄。

（二）膀胱主排泄尿液

膀胱中尿液的排泄，由肾气及膀胱的气化作用调节。肾的气化作用正常，则膀胱开合有度，尿液可及时地从尿窍排出体外。若肾气失于固摄，膀胱合少开多，可见夜尿多、尿后余沥、尿频、遗尿、小便失禁等症状；肾的气化作用失常，膀胱开少合多，可出现小便不利或癃闭。故《素问·宣明五气》说："膀胱不利为癃，不约为遗尿。"

六、三　焦

三焦是上焦、中焦、下焦的合称，为六腑之一，《难经》称其有名而无形。三焦的主要生理功能是运行津液和通行元气。

（一）运行津液

《素问·灵兰秘典论》说："三焦者，决渎之官，水道出焉。"三焦是全身津液上下输布运行的通道。全身津液的输布和排泄，是在肺、脾、肾等脏腑的协同作用下完成的，但必须以三焦为通道。三焦水道不利，肺、脾、肾等脏腑输布调节津液代谢的功能则难以实现。三焦具有疏通水道、运行津液的作用，以调节津液代谢平衡，称作三焦气化。三焦气化失常，水道不利，可导致津液代谢失调。

（二）通行元气

《难经·六十六难》记载"三焦者，原气之别使也。"《难经·三十八难》记载三焦"有原气之别焉，主持诸气"。三焦是一身之气上下运行的通道。肾精化生的元气，通过三焦输布到五脏，充沛于全身，以激发、推动各个脏腑组织的功能活动；胸中气海的宗气，自上而下达于脐下，以资先天元气。诸气的运行输布，皆以三焦为通道。因此，三焦通行元气的功能，与人体整体的气化作用相关。

三焦运行津液和通行元气的功能相互关联，实际上是一个功能的两个方面：津液的运行赖于气的推动，而气又依附于津液而存在。综上所述，可以看出三焦的功能是体内脏腑气化，包括通行元气，受纳水谷，消化饮食，化生气血，输送营养，排泄废料等作用都要通过三焦的通道来实现。在病理上，三焦功能失常，多表现为水道不利引起水液潴留，发生小便不利，水肿等病证。

考点与重点　六腑的生理功能

链接

三焦的生理特点

三焦的气化活动在上、中、下焦三个不同部位以及经过的不同脏腑而各有特点。

上焦主宣发敷布，即通过心肺的输布作用，将饮食物的水谷精气布散于全身，以温养肌肤、筋骨、通调腠理，若雾露之概。故《灵枢》说："上焦如雾。"雾，就是形容轻清的水谷精气弥漫的状态。

中焦主腐熟水谷，是指脾胃的消化、吸收、运输、蒸化津液，使营养物质化生营血，上输于心肺以濡养周身的作用。所以《灵枢》说："中焦如沤。"沤，就是形容水谷腐熟成为乳糜状的情况。

下焦主泌别清浊，排泄废料，是指肾与膀胱的泌尿作用，同时也包括肠道的排泄作用。是以《灵枢》说："下焦如渎。"渎，是沟渠，水道的意思，形容水浊不断地向下疏通，向外排泄的状态。

第四节　奇恒之腑

奇恒之腑，是脑、髓、骨、脉、胆、女子胞的总称。奇恒之腑形态似腑，多为中空的管腔或囊状器官；功能似脏，主藏精气而不泻。因其似脏非脏、似腑非腑，异于常态，故以奇恒名之。除胆外，其余皆无表里配合，也无五行配属，但与奇经八脉有关。

本节重点阐述脑、髓及女子胞，其他如脉、骨、胆，前已述及。

一、脑

脑藏于颅腔之中，为脑髓汇聚而成，位于头部之内，故又名髓海。脑与脊髓相通，上至脑，下至尾骶，《杂病源流犀烛·头痛源流》记载"皆精髓升降之道路"。脑为神明之所出，又称元神之府。

脑的主要生理功能是主宰生命活动、精神活动和主感觉运动。

（一）主宰生命活动

《素问·刺禁论》说："刺头，中脑户，入脑立死。"古人已认识到脑对生命至重的作用。精是构成脑髓的物质基础。《灵枢·经脉》说："人始生，先成精，精成而脑髓生。"两精相搏，随形具而生之神，即为元神。元神来自先天，属先天之神。脑是生命的枢机，主宰人体的生命活动。元神藏于脑，元神旺盛，则人体精力充沛、思维敏锐、脏腑气血安和；元神失常，则人体脏腑功能失控失序。《景岳全书·阴阳》说："故凡欲保生重命者，尤当爱惜阳气，此即以生以化之元神，不可忽也。"元神存则生命立，元神亡则生命息。

（二）主司精神活动

意识、思维、情志是精神活动的高级形式，是外界客观事物作用于脑的结果，又有元神、识神、欲神的区别。其一，元神。脑主元神而主志意。如《灵枢·本脏》说："志意者，所以御精神，收魂魄，适寒温，和喜怒者也。"人每忆往事，必凝神于脑，脑具有主司记忆的功能。其二，识神。脑承担接受和处理外界事物，属后天之神，又称识神。故《医学衷中参西录·人身神明诠》记载"脑中为元神，心中为识神。元神者，藏于脑，无思无虑，自然虚灵也；识神者，发于心，有思有虑，灵而不虚也。"其三，欲神。情志活动是人对外界刺激的反应，与人的情绪、情感、欲望等心身需求有关，属欲神范畴，亦为先天"元神"所调控。脑主精神活动的功能正常，则精神饱满，意识清晰，思维灵敏，记忆力强，语言清晰，情志正常；反之则出现狂乱、烦躁、情感淡漠、神情呆滞等意识思维及情志方面的异常。

（三）主司感觉运动

《灵枢·海论》说："髓海不足，则脑转耳鸣，胫酸眩冒，目无所见，懈怠安卧。"脑髓充盈，主司感觉运动功能正常，则视物精明，听力正常，嗅觉灵敏，感觉无殊，运动如常，轻劲多力；脑髓空虚，会导致感觉、运动功能失常，出现听觉失聪，视物不明，嗅觉不灵，平衡失调，肢体懈怠等症。《医林改错·脑髓说》说："两耳通脑，所听之声归脑；两目系如线长于脑，所见之物归脑；鼻通于脑，所闻香臭归于脑；小儿周岁脑渐生……舌能言一二字。"口、舌、眼、鼻、耳五官诸窍，皆位于头面，与脑相通，故视、听、言、动等功能，皆与脑密切相关。

二、髓

髓是骨腔中膏脂状的精微物质。髓因所居骨腔的部位不同，而分为脑髓、脊髓和骨髓。脑髓，藏于颅腔之中。脊髓，藏于脊椎管之内，与脑髓相通。髓的生理功能是充养脑髓、滋养骨骼、化生血液。

（一）充养脑髓

脑为髓之海，髓由肾精所化生。肾中精气，注入脊髓，上行入脑，不断补养脑髓，以维持脑的正常生理功能。肾精充足，则脑髓充盛，才能实现脑主宰生命的生理功能，表现为脑力充沛，思维敏捷，耳聪目慧，身强体健。《医林改错·脑髓说》说："灵机记性在脑者，因饮食生气血，长肌肉，精汁之清者，化而为髓，由脊骨上行入脑，名曰脑髓。盛脑髓者，名曰髓海……小儿无记性者，脑髓未满；高年无记性者，脑髓渐空。"若先天不足或后天失养，导致肾精不足，不能生髓充脑，则髓海空虚，常出现头晕目眩，视物昏花，耳鸣如蝉，记忆力减退，腰膝酸软无力，或小儿发育迟缓，囟门迟闭，智力不足等症状。

（二）滋养骨骼

骨为髓之府，髓为骨之充。髓的盈盛亏虚，直接影响骨骼的生长发育和代谢。肾生骨髓，肾荣精充则髓满，髓满则骨骼营养充分而强健有力。反之，精亏髓少，骨失充养，则会出现骨弱无力，或骨骼发育不良，或骨痿、骨脆、骨折等骨骼病变。

（三）化生血液

骨髓是化生血液的重要物质基础。《诸病源候论·虚劳病诸候》说："精者血之所成也。"精充髓满，则血液化源充足。因此，中医临床常用补肾填精之法治疗某些血虚证。

三、女　子　胞

女子胞，又称胞宫、子宫、子脏、胞脏、子处等，位于小腹部，在膀胱之后，直肠之前，下口（即胞门，又称子门）与阴道相连。

女子胞的主要生理功能是主持月经和孕育胎儿。

（一）主持月经

月经，又称月信、月事、月水，是女子天癸来至后周期性子宫出血的生理现象。《素问·上古天真论》说："二七而天癸至，任脉通，太冲脉盛，月事以时下，故有子。"《血证论·男女异同论》说："女子胞中之血，每月换一次，除旧生新。"约到49岁，天癸竭绝，月经闭止。月经的产生，是脏腑经脉气血及天癸作用于胞宫的结果。

（二）孕育胎儿

胞宫是女性孕育胎儿的器官。女子在发育成熟后，应时排卵行经，具备受孕生殖的能力。此时，两性交媾，两精相合，就构成了胎孕。《类经·藏象类》说："阴阳交媾，胎孕乃凝，所藏之处，名曰子宫。"受孕之后，月经停止来潮，脏腑经络血气皆下注于冲任，到达胞宫以养胎，培育胎儿以至成熟而分娩。

女子胞的生理功能与天癸、经脉以及脏腑有着密切联系。天癸，是肾精及肾气充盈到一定程度而产生的，具有促进人体生殖器官发育成熟和维持人体生殖功能作用的一种精微物质。在天癸的促发下，女子胞发育成熟，月经来潮，应时排卵，为孕育胎儿准备条件。

女子胞与冲、任、督、带及十二经脉均有密切关系。其中，又以冲、任、督、带脉为最。冲、任、督脉一源而三歧，起于胞中，出于会阴。冲脉上渗诸阳，下灌三阴，与十二经脉相通，为十二经之海；冲脉又为五脏六腑之海，脏腑经络之气血皆注于冲脉，故冲脉又称为血海。冲脉血海蓄溢十二经之血，胞宫得以溢泄经血，孕育胎儿。任脉为阴脉之海，蓄积阴经之血，一身阴经之血经任脉聚于胞宫，妊养胎儿，故称任主胞胎。任脉气血充盛是女子胞主持月经、孕育胎儿的生理基础。冲为血海，任主胞胎，二者相资，方能有子。所以，胞宫的作用与冲任二脉的关系更加密切。督脉为阳脉之海，督脉与任脉，同起于胞中，一行于身后，一行于身前，交会于龈交，其经气循环往复，沟通阴阳，调摄气血，并与肾相通，运行肾气，从而维持胞宫正常的经、孕、产的生理活动。带脉既可约束、统摄冲任督三经的气血，又可固摄胞胎。十二经脉的气血通过冲脉、任脉、督脉灌注于胞宫之中，而为经血之源，胎孕之本。女子胞直接或间接与十二经脉相通，禀受脏腑之气血，泄而为经血，藏而育胞胎，从而完成其生理功能。

附：精室

男子之胞，名为精室，是男性生殖器官，具有藏精、生殖功能。精室为肾所主，与肾中精气盛衰关系密切。故《中西汇通医经精义·下卷》说："女子之胞，男子为精室，乃血气交会，化精成胎之所，最为紧要。"精室所藏之精，有度施泄，受肝主疏泄功能的调控。临床实践中，精少、精冷、精浊等精室病变多从肾、肝、任脉、督脉论治。

考点与重点 奇恒之腑的生理功能

第五节　脏腑之间的关系

藏象学说以五脏为中心，以精气血津液为物质基础，通过经络系统，将脏、腑、奇恒之腑沟通联系成有机整体。脏腑之间的关系主要有：脏与脏之间的关系，腑与腑之间的关系，脏与腑之间的关系，脏与奇恒之腑之间的关系。

一、脏与脏之间的关系

心、肺、脾、肝、肾五脏，既各司其职，又存在着密不可分的联系。对五脏之间关系的理解，应注重五脏生理功能之间的相互资生、相互制约与相互协调，以及五脏在调节精神、气血、津液等方面的相互关系。

（一）心与肺

心肺同居上焦，心主血，肺主气，心与肺的关系主要体现为气与血的关系。

心主一身之血，肺主一身之气，两者相互协调，保证气血的正常运行，维持机体各脏腑组织的生理功能。心主血脉，而肺朝百脉，助心行血，是血液正常运行的必要条件；肺司呼吸功能的正常发挥也有赖于心主血脉。由于宗气具有贯心脉行血气、走息道司呼吸的生理功能，积于胸中的宗气是联系心搏动和肺呼吸的中心环节。

心与肺的病变相互影响，常表现为气血失和。如心气不足，行血无力，心脉瘀阻，导致肺气壅滞，气失宣降，表现为咳嗽喘促，胸闷气短等；肺气不足，则血运行无力，表现为心悸心痛，胸闷气短等。

（二）心与脾

心与脾的关系，主要表现在血液生成与运行方面的相互为用、相互协同。

1. 血液生成 脾主运化而为气血生化之源，水谷精微经脾转输至心肺，贯注于心脉而化赤为血；心主血脉，心生血养脾以维持其运化功能。若脾失健运，化源不足，可导致血虚而心失所养。劳神思虑过度，不仅暗耗心血，又可损伤脾气，形成心脾两虚证。临床常见眩晕，心悸，失眠多梦，腹胀食少，体倦乏力，精神萎靡，面色无华等症状。

2. 血液运行 血液在脉中正常运行，既有赖于心气的推动，又依靠脾气的统摄，心主行血与脾主统血相反相成、协调平衡，维持着血液的正常运行。若心气不足，行血无力；脾气虚损，统摄无权，均可导致血行失常，或见气虚血瘀，或见气不摄血之出血等。

（三）心与肝

心与肝的关系，主要表现在血液运行和精神情志方面。

1. 血液运行　心主血脉，推动血行，则肝有所藏；肝主藏血，调节血量，防止出血；肝主疏泄，调畅气机，促进血行，使心主血脉功能正常。两者共同维持血液的正常运行。临床常见的血虚或血瘀病机，主要表现在心肝血虚及心肝血瘀等方面。心血不足与肝血亏虚相互影响，导致心肝血虚，可见头晕目眩，心悸失眠，爪甲色淡，面色无华等症。

2. 精神情志　心藏神，主精神活动；肝主疏泄，调畅情志。两者协调，维持正常的精神情志活动。心血充足，心神清明，有助于肝主疏泄；肝气条达，肝血充盈，有助于心神内守。两者相互为用，则精神饱满，情志舒畅。临床常见心肝火旺病机，心火与肝火母子相及，相互影响，可见心烦易怒，或狂躁妄动等症。

（四）心与肾

心与肾的关系，主要表现为水火既济、精神互用、君相安位等方面。

1. 水火既济　心位于上，五行属火，升已而降；肾居于下，五行属水，降已而升。心火下降，以资肾阳，温煦肾水，使肾水不寒；肾水上济，以滋心阴，制约心阳，使心火不亢；心与肾的阴阳水火升降互济，维持了两脏之间生理功能的协调平衡，称为心肾相交，即水火既济。《慎斋遗书》说："心肾相交，全凭升降。而心气之降，由于肾气之升；肾气之升，又因心气之降。"若心与肾的阴阳水火升降互济失常，多见肾阴虚于下而心火亢于上的阴虚火旺，称水火未济，即心肾不交，可见心烦失眠，眩晕耳鸣，腰膝酸软，梦遗梦交，五心烦热等症。

2. 精神互用　心藏神，肾藏精。精能化气生神，为气、神之基；神能统精驭气，为精、气之主。故积精可以全神，神全可以统驭精气。因此，心与肾的病变相互影响，可见肾精与心神失调的精亏神逸的病机变化。

3. 君相安位　心为君火，肾为相火（命火）。君火在上，如日照当空，为一身之主宰；相火在下，为神明之臣辅。命火秘藏，禀命守位，则心阳充足；心阳充盛，则相火潜藏守位。君火相火，各安其位，则心肾上下交济。若君相之火不足，心阳虚与肾阳虚互为因果，导致心肾阳虚之证，可见心悸怔忡，腰膝酸冷，肢体浮肿，小便不利，形寒肢冷等症。

（五）肺与脾

肺与脾的关系，主要表现在气的生成与津液代谢两个方面。

1. 气的生成　肺主呼吸，吸入自然界清气；脾主运化水谷，化生水谷精气。清气与水谷精气合为宗气，宗气与元气合为一身之气。后天之气的盛衰，主要取决于宗气的生成。脾化生的水谷精微依赖肺气宣降以输布全身，肺的生理功能所需水谷精微又依靠脾气运化以成。故有肺为主气之枢，脾为生气之源之说。肺气虚累及脾，脾气虚影响肺，终致肺脾两虚之证，可见咳嗽气短，食少倦怠，腹胀便溏等症。

2. 津液代谢　肺气宣降主行水，使津液正常输布与排泄；脾主运化水液，上输于肺，或脾气散精，使津液正常生成与输布。肺脾两脏协调配合，相互为用，是保证津液正常输布与排泄的重要环节。脾失健运，津液停聚，影响肺气宣降；肺失宣降，水道不畅，水湿困脾。两脏病变及相互影响，均可导致津液输布失常，形成痰饮、水肿等。故有脾为生痰之源，肺为贮痰之器之说。

（六）肺与肝

肺与肝的关系，主要体现在调节人体气机升降方面。

"肝生于左，肺藏于右"（《素问·刺禁论》），是对肝肺气机升降特点的概括。肝主疏泄，调畅气机，肝气以升发为宜；肺主气，调节气机，肺气以肃降为顺。肝升肺降，一升一降，升降协调，对全身气机调畅、气血调和，起着重要的调节作用。

肺与肝的病变相互影响，如肝郁化火，木火刑金，出现咳嗽胸痛，甚则咯血等肝火犯肺之证。肺的气阴不足，失于清肃，金虚木侮，可见咳嗽气短，胸胁引痛等症。

（七）肺与肾

肺与肾的关系，主要表现在呼吸运动、津液代谢及阴阳互资三个方面。

1. 呼吸运动　肺司呼吸，肾主纳气。肺气肃降，吸入清气，下纳于肾；肾纳清气，以维持呼吸深度。故《景岳全书·杂证谟》有"肺为气之主，肾为气之根"的记载。肺气久虚、肃降失司与肾气不足、摄纳无权，常互为影响，以致出现气短喘促、呼吸表浅、呼多吸少等肾不纳气。

2. 津液代谢　肺为水之上源，通调水道，宣发津液外出腠理为汗，肃降水液下行至肾。肾为主水之脏，升清降浊，清者上达于肺，浊者下输膀胱。肺肾两脏，相辅相成，共同完成津液的输布与排泄，故《素问·水热穴论》说："其本在肾，其末在肺，皆积水也。"肺宣降失职或肾的气化失常，可致津液代谢障碍，聚水而成痰饮，或发为水肿。

3. 阴阳互资　肺与肾母子相生，阴液互资，称为金水相生。金能生水，肺金为肾水之母，肺阴充足，下输于肾，使肾阴充盈；水能润金，肾阴为一身阴液的根本，肺阴依赖肾阴滋养而充盛。若肾阴不足，不能上资肺阴；或肺阴亏虚，久虚及肾，可出现干咳少痰、声音嘶哑、潮热、五心烦热、颧红盗汗、腰酸耳鸣等肺肾阴虚。

（八）肝与脾

肝与脾的关系，主要表现在疏泄与运化互用、藏血与统血协调。

1. 疏泄与运化互用　肝主疏泄，调畅气机，协调脾胃升降，并泌泄胆汁，促进脾胃受纳运化功能；脾气健运，水谷精微充足，气血生化有源，肝得以濡养而使肝气冲和条达，有利于疏泄功能的发挥。若肝失疏泄，气机郁滞，易致脾失健运，可出现精神抑郁、胸闷太息、纳呆腹胀、肠鸣泄泻等肝脾不调之证。

2. 藏血与统血协调　肝主疏泄，调畅气机，促进血行；肝主藏血，调节血量，防止出血，有助于脾统血；脾气健运，为气血生化之源，脾统血，防止血液逸出脉外，则肝有所藏。肝脾相互协作，共同维持血液的正常运行。若脾气虚弱，则血液生化无源而血虚；或统摄无权而出血，均可导致肝血不足。此外，肝不藏血可与脾不统血同时并见，临床称为藏统失司，可见各种虚性出血。

（九）肝与肾

肝与肾之间的关系非常密切，故称肝肾同源即乙癸同源，包括精血同源、藏泄互用以及阴阳互资互制等方面。

1. 精血同源　肝藏血，肾藏精，精血同源于水谷精微，且能相互转化资生，故曰精血同源。《张氏医通·诸血门》说："气不耗，归精于肾而为精；精不泄，归精于肝而化清血。"肾精肝血，荣则俱荣，损则俱损。肝血不足与肾精亏虚多相互影响，以致出现头昏目眩、耳聋耳鸣、腰膝酸软等肝肾精血两亏的症状。

2. 藏泄互用　肝主疏泄，肾主封藏，二者之间存在着相互制约、相互为用的关系。疏泄与封藏相反相成，从而调节女子的排卵、月经来潮和男子的排精功能。若二者失调，女子可见月经失调，月经量多或闭经以及排卵障碍；男子可见阳痿、遗精、滑精或阳强不泄等症。

3. 阴阳互资互制　肾阴是一身之阴的根本，肾阴充盛滋养肝阴；肝阴充足能补充肾阴。肝肾之阴充盈，可防止肝阳过亢，保持肝肾阴阳协调平衡；肾阳资助肝阳，温煦肝脉，可防肝脉寒滞。肝肾阴阳之间互制互用维持了肝肾之间的协调平衡。如肾阴不足可累及肝阴，肝肾阴虚，阴不制阳，水不涵木，又易致肝阳上亢，可见眩晕、中风等。肾阳虚衰可累及肝阳，导致肝脉寒滞，可见少腹冷痛，阳痿精冷，宫寒不孕等症。

（十）脾与肾

脾与肾的关系主要表现在先天后天相互资生与津液代谢方面。

1. 先天后天相互资生　脾与肾之间存在先天促后天、后天养先天的关系。肾藏精，元气根于肾，是生命活动的原动力。元气盛则脾气健旺，运化水谷精微。脾化生后天之精，不断输送至肾，充养先天之精使之生化不息。若脾虚后天之精乏源，不能充养先天，可见生长发育迟缓或早衰，或生殖功能异常等肾精亏虚病证；肾精不足，元气虚衰，脾气运化失常，后天之本不固。肾阳为脏腑阳气的根本，脾阳根于肾阳，行温煦四末、运化水谷之职。肾阳虚，不能温助脾阳；或脾阳虚，累及肾阳，均可致脾肾阳虚，可见肢冷畏寒，腹部冷痛，面色苍白，或下利清谷、五更泄泻等症状。

2. 津液代谢　肾主水，主持调节全身津液代谢，肾之气化促进脾气运化水液；脾主运化，输布津液，使肾升清降浊得以实现，防止水湿停聚。脾肾协调，与其他相关脏腑共同维持水液代谢的平衡。脾失健运，水湿内生，可发展至肾虚水泛；而肾虚气化失司，水湿内蕴，也可影响脾的运化，最终均可导致尿少浮肿、腹胀便溏、畏寒肢冷等脾肾两虚。

考点与重点　脏与脏之间的关系

二、腑与腑之间的关系

胆、胃、小肠、大肠、膀胱、三焦的六腑之间的关系，主要体现于对饮食的消化、吸收和排泄过程中的相互联系与密切配合。

饮食入胃，经胃腐熟而成食糜，下传小肠；小肠受盛，并在胆汁的参与下，泌别清浊，清者（水谷精微）由脾转输以养全身；其浊者，水液经三焦渗入膀胱，膀胱贮藏尿液，及时排泄；食物残渣下传大肠，经燥化吸收水液，形成粪便，由胃气下降和大肠传导通过肛门排泄。三焦不仅是水谷传化的通道，更重要的是三焦气化推动和支持着六腑传化功能的正常运行。六腑传化水谷，虚实更替，完成受纳、消化、吸收、传导和排泄过程，宜通而不宜滞，故《素问·五脏别论》有"胃实而肠虚""肠实而胃虚"的论述，说明饮食在胃肠中必须更替运化而不能久留，故后世医家有六腑以通为用、腑病以通为补之说。

六腑在病变上相互影响，如胃有实热，津液被灼，可致大肠传导不利而见大便燥结。大肠传导失常，肠燥便秘也可引起胃失和降，胃气上逆，出现嗳气、呕恶等。

三、脏与腑之间的关系

脏与腑的关系，是脏腑阴阳表里配合关系。脏属阴主里而腑属阳主表，一脏一腑，一阴一阳，一表一里，相互配合，组成心与小肠、肺与大肠、脾与胃、肝与胆、肾与膀胱等脏腑表里关系，脏行气于腑，腑输精于脏，体现了阴阳表里相输相应的脏腑相合关系。

脏腑相合关系，其依据主要有四：第一，经脉属络。属脏的经脉络于所合之腑，属腑的经脉络于所合之脏，如手太阴肺经属肺络大肠，手阳明大肠经属大肠络肺，肺与大肠构成脏腑表里关系，手太阴经与手阳明经则构成表里之经。其他脏腑依此类推。第二，生理配合。六腑功能受五脏之气的调节，五脏功能也有赖于六腑的配合。第三，病机相关。脏病可影响到其相合的腑，腑病也可影响其相合的脏。第四，脏腑兼治。根据脏腑相合关系，临床上有脏病治腑、腑病治脏、脏腑同治等诸法。

考点与重点　脏与腑之间的关系

（一）心与小肠

心与小肠通过经脉相互属络构成表里关系。

1. 生理　心主血脉，心阳温煦，心血濡养，有助于小肠化物等功能；小肠化物，泌别清浊，清者经脾上输心肺，化赤为血，以养心脉，即《素问·经脉别论》所谓"浊气归心，淫精于脉"。

2. 病变　心经实火可移热于小肠，引起尿少、尿赤涩刺痛、尿血等小肠实热的症状。反之，小肠有热亦可循经上熏于心，可见心烦、舌赤糜烂等症状。此外，小肠虚寒，化物失职，水谷精微不生，日久可出现心血不足的病证。

（二）肺与大肠

肺与大肠通过经脉的相互属络构成表里关系。

1. 生理　肺气清肃下降，能促进大肠的传导，有利于糟粕的排泄；大肠传导正常，糟粕下行，亦有利于肺气的肃降。

2. 病变　肺气壅塞，失于肃降，可引起腑气不通，出现肠燥便秘。若大肠实热，传导不畅，腑气阻滞，也可影响到肺的宣降，出现胸满咳喘等。

（三）脾与胃

脾与胃同居中焦，通过经脉的相互属络构成表里关系，同为气血生化之源、后天之本。脾与胃在生理上的关系，主要包括水谷纳运协调、气机升降相因、阴阳燥湿相济等。

1. 水谷纳运协调　胃主受纳腐熟水谷，是脾主运化的前提；脾主运化精微并转输，有利于胃的受纳。两者密切合作，纳运协调，维持着饮食物的不断受纳、消化以及精微的不断吸收与转输过程。故《诸病源候论·脾胃诸病候》说："脾胃二气相为表里，胃受谷而脾磨之，二气平调，则谷化而能食。"《景岳全书·脾胃》说："胃司受纳，脾主运化，一运一纳，化生精气。"若脾失健运，可导致胃纳不振；而胃气失和，也可导致脾运失常；最终均可出现纳少脘痞、腹胀泄泻等脾胃纳运失调之症状。

2. 气机升降相因　脾胃居于中焦，脾气主升而胃气主降，相反而相成。脾气升则肾气、肝气皆升，胃气降则心气、肺气皆降，故为脏腑气机上下升降的枢纽。脾气上升，将运化吸收的水谷精微向上输布，有助于胃气之通降；胃气通降，将受纳之水谷、食糜通降下行，也有助于脾气之升运。脾胃之气升降相因，既保证了饮食纳运的正常进行，又维护着内脏位置的相对恒定。若脾虚气陷，可导致胃失和降而上逆；而胃失和降，亦可影响脾气升运功能；可见脘腹坠胀、头晕目眩、泄泻不止、呕吐呃逆，或内脏下垂等。

3. 阴阳燥湿相济　脾为阴脏，主运化水饮，喜燥而恶湿；胃为阳腑，主通降下行，喜润而恶燥。脾易生湿，得胃阳以制之，使脾不至于湿；胃易生燥，得脾阴以制之，使胃不至于燥。脾胃阴阳燥湿相济，是保证两者纳运、升降协调的必要条件。若湿困脾运，可导致胃纳不振；胃阴不足，亦可影响脾运功能；脾湿则其气不升，胃燥则其气不降，可见中满痞胀、排便异常等。

（四）肝与胆

肝与胆通过经脉的相互属络构成表里关系。肝与胆的关系，主要表现在同司疏泄、共主勇怯等方面。

1. 同司疏泄　肝主疏泄，分泌胆汁；胆附于肝，藏泄胆汁。两者协调合作，疏利胆汁于小肠，帮助脾胃消化饮食物。肝气疏泄正常，促进胆汁的分泌和排泄；而胆汁排泄无阻，又有利于肝气疏泄的正常发挥。若肝气郁滞，可影响胆汁疏利；而胆腑湿热，也可影响肝气疏泄；最终均可导致肝胆气滞、肝胆湿热，或郁而化火、肝胆火旺之证。

2. 共主勇怯　《素问·灵兰秘典论》说："肝者，将军之官，谋虑出焉。胆者，中正之官，决断出焉。"胆主决断，而决断又基于肝之谋虑，肝胆相互配合，情志活动正常，处事果断。肝胆共主勇怯以两者同司疏泄为生理学基础。若肝胆疏泄失常，肝气郁滞，或胆郁痰扰，可见失眠多梦、惊恐胆怯等。

（五）肾与膀胱

肾与膀胱通过经脉的相互属络构成表里关系。

1. 生理　肾为主水之脏，生成尿液，开窍于二阴；膀胱主贮藏尿液，自前阴排出；肾与膀胱相互协作，共同完成尿液的生成、贮存与排泄。膀胱的贮尿排尿功能，取决于肾气的盛衰。肾气充足，蒸化及固摄作用正常发挥，则尿液正常生成，贮于膀胱并有度地排泄。膀胱贮尿排尿有度，也有利于肾气的主水功能。

2. 病变　若肾气虚弱，蒸化无力或固摄无权，可影响膀胱的贮尿排尿，而见尿少、癃闭或尿失禁。膀胱湿热或膀胱失约，也可影响到肾气的蒸化和固摄，出现尿液及其排泄异常。

在经络系统中，尚有心包络与三焦经脉相互属络，互为阴阳表里之说，但在生理配合、病机相关等应用较少，故不赘述。

四、五脏与奇恒之腑之间的关系

五脏与奇恒之腑具有相同的生理功能特点，即藏精气而不泻。因此，五脏与奇恒之腑在生理上存在着相互资助、相互为用的关系，在病变上也相互影响。

（一）五脏与脑

精神活动由心与脑主司，又与五脏密切相关，故有五神脏之说。如《素问·宣明五气》说："心藏神，肺藏魄，肝藏魂，脾藏意，肾藏志。"《素问灵枢类纂约注》说："肝藏魂，人之知觉属魂；肺藏魄，人之运动属魄。"神以形立，五脏所藏精气乃神的物质基础。神虽分藏于五脏，但总由脑之元神与心之识神调节和控制。五脏藏神，脑为"元神之府"，两者生理功能密切相关。

心主神明，脑主元神；心主血，上供于脑，血足则脑髓充盈，故心与脑相通。临床上，脑病可从心论治。

肺主气，朝百脉，助心行血。肺之功能正常，则气血充盈、畅行，魄生而感觉成，故脑与肺有着密切关系。

脾为后天之本，气血生化之源。脾胃纳运正常，气血化源充足，五脏安和，九窍通利，则清阳出上窍而上达于脑。脾胃虚衰则九窍不通，脑失所养。因此，临床上可从脾胃入手，益气升阳治疗脑病。李东垣提出的脾胃虚则九窍不通论，开启升发脾胃清阳之气以治脑病的先河。

肝主疏泄，调畅气机，又主藏血。气机调畅，血气和调，则脑清神聪，魂生而知觉成。若疏泄失常，肝气抑郁或亢逆，则见精神失常，情志失调，或清窍闭塞，或为中风昏厥；若肝失藏血，神失所养，魂不得涵养而飞荡，则见梦呓夜游、幻听幻觉等。

肾藏精，精生髓，髓聚而成脑，故脑与肾的关系密切。如《医学入门·天地人物气候相应图》说："脑者髓之海，诸髓皆属于脑……髓则肾主之。"先天之精赖后天之精的培育，故脑与五脏六腑之精也有着联系。五脏六腑之精充，则肾精盈；肾精充盈，则脑髓满；脑髓满，则脑之功能正常。故补肾填精益髓为治疗脑病的重要方法。

对于意识、思维、情志等精神活动异常的病证，不可简单地归结为心与脑的病变，由于心、脑皆与五脏密切相关，故可从五脏论治。

（二）五脏与脉

脉为血之府，是血液运行的通道，故又称血脉。脉的生理功能与五脏相关。

　　心主血脉，心与血脉合而为一个相对独立的血液循环系统。心气充沛，心脏有节律的搏动，则脉道通利，血行正常。心气虚弱，推动无力，则血脉不利，血行瘀滞。心主神明，神驭心气，对心脏的搏动、血脉通利及血液运行也具有调节作用。

　　肺主气而朝百脉，辅助心脏推动和调节血液的运行。临床可见脉道阻滞，血行不畅，影响心、肺的功能异常，甚则血瘀脉络，可致猝死。

　　脾主统血，固摄和控制血液在脉中运行而不逸出脉外。脾气虚弱，脾不统血，可致血液逸出脉外而见各种出血。脾又为血液生化之源，关乎血脉充盈与通利。

　　肝主疏泄，调畅气机，气机畅达则血脉通利；肝主藏血，调节血量，能防止出血。

　　肾阴肾阳是五脏阴阳之本。肾阳资助心阳，促进血脉流畅；肾阴资助心阴，滋养血脉。临床可见心肾阳虚，温煦推动无力；或心肾阴虚，凉润宁静功能减退的心脉失常病证。

（三）五脏与骨、髓

　　髓的生成与肾的关系尤为密切。《素问·阴阳应象大论》说："肾生骨髓。"肾精是化髓的基础物质，肾精充盛，化髓充足，则脑脊得养，骨骼得滋，脑脊功能正常，骨骼坚固强韧。如《四圣心源·形体结聚》说："髓骨者，肾水之所生也，肾气盛则髓骨坚凝而轻利。"髓之为病，以不足居多，无论是生成不足还是消耗太过，总与肾精关系密切。故历代医家益髓多重滋补肾精。

　　髓的化生又与脾胃、大小肠等脏腑密切相关。髓的病变亦与脾胃等有关。如《脾胃论·脾胃盛衰论》说："大抵脾胃虚弱，阳气不能生长……脾病则下流乘肾……骨乏无力，是为骨蚀，令人骨髓空虚。"

（四）五脏与女子胞

　　女子胞的主要生理功能是主持月经和孕育胎儿，其与心、肝、脾、肾的关系最为密切。

　　心藏神，女子胞主持月经和孕育胎儿的功能受心神调节。心神内守，心理活动稳定，心情舒畅，是女子月经按时来潮和适时排卵以成胎孕的重要条件。心主血脉，化赤为血，心血充盛，血脉充盈，心气充沛，血脉通畅，对女子胞的功能具有重要的资助和促进作用。若心神不宁或心的气血不足，都可影响胞宫，导致月经失调，甚至不孕。此外，肺主气，朝百脉，与女子胞的生理功能也有一定联系。

　　脾主运化，为气血生化之源，主统血。血和调于五脏，洒陈于六腑，在女子，则上为乳汁，下为月经。女子胞与脾的关系，主要表现在经血的化生与固摄两个方面。脾气健运，化源充足，统摄有权，则经血藏泄正常。

　　肝主藏血，称为血海，为女子经血之源。肝血充足，下注冲脉血海，则冲脉盛满，血海充盈；肝主疏泄，调畅气机，肝气冲和条达，气行则血行，故使任脉通，冲脉盛；肝气疏泄，气机畅达，则情志舒畅。故肝的疏泄和藏血功能正常，可使气血和调，心情舒畅，应时行经、排卵。女子以血为本，以气为用，经、带、胎、产无不与气血相关，无不依赖于肝之藏血和疏泄功能。

　　肾藏精，为先天之本，先天之精是构成胚胎的原始物质；关乎天癸，主生长发育与生殖，与女子胞功能密切相关。因此，临床治疗月经失调、不孕等妇科病证，多从肾论治。

？　思　考　题

1. 为什么说心为五脏六腑之大主？
2. 为什么说脾为后天之本？有何临床指导意义？
3. 何谓肾藏精？肾藏精的功能主要体现在哪些方面？

本章数字资源

第三章　精、气、血、津液、神

案例

患者，女，38岁。因"反复头晕1年余，加重1个月"就诊。患者1年前因意外流产，出血较多，流产后未予以重视，后常感头晕，月经量少，质稀色淡，且头晕加重，并见神疲乏力、食少，有时手足麻木，偶感心悸等症，以致不能坚持工作。诊得面色淡白，唇色浅淡，脉细弱，苔薄白。

问题：1. 请问该患者的主要病因可能是什么？
2. 应如何对该患者进行调理，促进康复？

精、气、血、津液、神是关于人体生命物质与功能活动的理论。《灵枢·本脏》说："人之血气精神者，所以奉生而周于性命者也。"

精、气、血、津液是构成和维持人体生命活动的基本物质。精、气、血、津液既是脏腑、经络、形体、官窍等功能活动的产物，又是其功能活动的物质基础。

神是人体生命活动的主宰及其外在总体表现的统称。神以精、气、血、津液为物质基础，又对这些基本物质的生成、运行及功能等发挥调节作用。

第一节　精

中医学关于精的理论，是研究人体之精的概念、生成、贮藏、输泄与生理功能的学说。

一、精的基本概念

精是构成和维持人体生命活动的最基本物质，是人体生命的本原，故《素问·金匮真言论》说："夫精者，身之本也。"人体之精有广义、狭义之分，广义之精泛指一切构成人体和人维持生命活动的精微物质，包括气、血、津液、水谷精微等；狭义之精专指生殖之精，是促进人体生长发育和生殖功能的基本物质。即人体之精是构成和维持人体生命活动的精微物质及生命繁衍的根源。

精贮藏于脏腑、形体、官窍之中，并流动于脏腑、形体、官窍之间，如《灵枢·本神》说："是故五脏者，主藏精。"

考点与重点　精的概念

二、精的生成、贮藏和输泄

（一）精的生成

人体之精根源于先天而充养于后天，就生成来源而言，有先天之精和后天之精之分。

1. 先天之精　先天之精是生命的本原物质，受之父母，先身而生，是构成人体胚胎和繁衍后代的基本物质。古人通过对生殖现象的观察和体验，认识到男女生殖之精结合能产生新的生命个体。《灵枢·天年》认为人之始生，"以母为基，以父为楯"。父母生殖之精相合，既孕育了生命，又转化为子代的先天之精。

2. 后天之精　后天之精主要来源于水谷，又称为水谷之精。人出生之后，通过脾胃功能，不断从饮食中摄取的营养精华，并进一步经脏腑气化生成的精微物质，盈者秘藏于肾。

人体之精，以先天之精为本，赖后天之精的不断充养，两者彼此促进，人体之精则充盛盈满。若精亏虚，则可导致发育迟缓、早衰、生殖功能低下及营养不良等病证。

考点与重点　精的生成、分类

（二）精的贮藏与输泄

1. 精的贮藏　人体之精贮藏于脏腑身形中。肾所藏先天之精，作为生命本原，在胎儿时期便贮藏于肾中。后天之精则经由脾肺等输送到各脏腑，化为各脏腑之精，并将部分输送于肾中，以充养肾所藏的先天之精。各脏所藏之精，是其功能活动的物质基础。由于先天之精主要藏于肾，并在后天之精的滋养下化为生殖之精以繁衍生命，因而称肾为先天之本。肾的藏精功能主要依赖肾的封藏作用。肾精化生肾气，肾气的固摄封藏作用，使精藏于肾中而不妄泄，保证肾精发挥其各种生理功能。故《素问·六节藏象论》说："肾者主蛰，封藏之本，精之处也。"若肾气虚亏，封藏失职，则可出现遗精、滑精等。

2. 精的输泄　精的输泄主要形式：一是分藏于各脏腑，濡养脏腑，并化气以推动和调节其功能活动；二是生殖之精的施泄以繁衍生命。肾所藏先天之精化生元气，元气以三焦为通道，输布到全身各脏腑，推动和激发其功能活动，为生命活动的原动力。因此，肾精亏虚可影响全身脏腑的生理功能。后天之精经由脾肺等转输到各脏腑，成为脏腑之精。脏腑之精与血、津液等物质相互化生，以多种形式促进脏腑生理功能的发挥。精布散于全身，不仅作为构成人体的基本物质，而且是人体各脏腑生理活动不可缺少的物质基础。脏腑之精亏虚则难以维持其自身的生理功能。生殖之精，以先天之精为主体，在后天之精的资助下化生。人体生长发育至女子"二七"、男子"二八"，随着肾精的不断充盛，肾气充沛，天癸按时而至。肾精在天癸的作用下，一部分化为生殖之精以施泄。如《素问·上古天真论》论及男子"二八，肾气盛，天癸至，精气溢泻，阴阳和，故能有子"。生殖之精的化生与施泄适度，还与肾气封藏、肝气疏泄以及脾气的运化作用密切相关。

三、精 的 功 能

（一）繁衍生命

先天之精具有遗传功能，其在后天之精资育下所生成的生殖之精，具有繁衍生命的作用。父母将生命物质通过生殖之精遗传给子代。生殖之精承载着生命遗传物质，是新生命的先天之精。因此，精是生命的本原。若肾精不足，则生殖功能功能障碍，生育能力下降。

（二）生长发育

人体之精是机体生长发育的物质基础，具有推动和促进人体生长发育的重要作用，尤其是肾精的充盈与否直接影响机体的生长发育状态。伴随肾中精气的盛衰，人体呈现生、长、壮、老、已的生命过程。如肾精亏损，则可见小儿生长发育迟缓、成人未老先衰等。

（三）濡养作用

精能濡养、滋润脏腑、形体、官窍。先天之精与后天之精充盛，脏腑之精充盈，各种生理功能得以正常发挥。若先天禀赋不足，或后天之精化生乏源，脏腑之精亏虚，濡养、滋润功能减退，则脏腑功能减退。

（四）化生气血

精可化气。《素问·阴阳应象大论》说："精化为气。"先天之精化生元气，水谷之精化生营卫之气，脏腑之精化为脏腑之气。因此，精是气化生的本原。

精能化血，是血液生成的来源之一。《张氏医通·诸血门》说："精不泄，归精于肝而化清血。"肾精充盈，则肝有所养，血有所生。肾藏精，精生髓，髓化血。故精足则血旺，精亏则血虚。

（五）化神作用

精与神的关系，即物质与精神的关系。精能化神，是神的物质基础。《灵枢·平人绝谷》说："神者，水谷之精气也。"神对精的生成、输泄又具有促进和调控作用。只有积精，才能全神。反之，精亏则神疲，精亡则神散。

（六）抗邪作用

精具有保卫机体、抵御外邪入侵的功能。精足则正气盛，抗邪力强，不易受外邪侵袭。若精虚则正气不足，抗邪力弱，易受外邪侵袭；或无力驱邪，邪气潜伏，在一定条件下发病。

考点与重点　精的功能

第二节　气

中医学关于气的理论，是研究人体之气的概念、生成、运动、变化与生理功能的学说。

一、气的基本概念

气是人体内活力很强、运动不息的极细微物质，是构成和维持人体生命活动的基本物质之一。如《素问·宝命全形论》说："人以天地之气生。"人是自然界的产物，禀受天地之气而生。气是存在于人体内的至精至微的生命物质，是生命活动的物质基础。气运行不息，维系人体的生命进程。人生所赖，唯气而已。气聚则生，气散则死。气的运动停息，则意味着生命的终止。

在中医学术语中，气在不同语境下表达不同的意义。如六气指风、寒、暑、湿、燥、火六种正常的气候变化，邪气指各种致病因素的统称，药物之气指药性等。

考点与重点　气的概念

二、气　的　生　成

人体之气，来源于父母的先天之气、饮食化生的水谷精气和自然界清气，通过肾、脾胃和肺等脏腑生理功能的综合作用而生成。

（一）物质基础

1. 先天之精气　先天之气来源于父母，先天之精化生先天之气，成为人体之气的根本和生命活动的原动力。

2. 水谷精气和自然界清气　后天之气由水谷精气和自然界清气结合而成。饮食水谷化生水谷精气，水谷精气布散周身，成为人体之气的重要部分。吸入体内的自然界清气，是生成人体之气的重要物质。

人体之气不足，与气的生成之源有关。先天之精气不足，后天水谷精气和自然界清气亏耗，皆可致气虚之病变。

（二）相关脏腑

人体之气的生成有赖于全身各脏腑的综合作用，与肾、脾胃和肺的关系尤为密切。

1. 肾为生气之根 肾藏精，先天之精是肾精的主体，先天之精所化生的先天之气，是人体元气的根本。肾精充则元气足，肾精亏则元气衰。

2. 脾胃为生气之源 脾主运化，胃主受纳，共同完成对饮食水谷的消化和吸收。饮食水谷在脾胃受纳、腐熟、运化作用下化生水谷之精，水谷之精化生水谷之气，水谷之气布散全身脏腑，成为人体之气的主要来源，故称脾胃为生气之源。若脾胃功能失常，水谷之精生成不足，水谷之气亏虚，则一身之气衰少，故《灵枢·五味》说："故谷不入，半日则气衰，一日则气少矣。"

3. 肺为生气之主 肺主气，主宗气的生成。宗气积于胸中，走息道以司呼吸，贯心脉以行气血，并下蓄丹田以资元气。若肺主气功能失常，则清气吸入减少，宗气生成不足，导致一身之气衰少。

总之，肾与先天之气的生成关系密切，脾胃和肺与后天之气的生成关系密切，诸多脏腑的功能协调，密切配合，则人体之气充足旺盛。肾、脾胃和肺等脏腑功能失常，皆可导致气的生成不足。

考点与重点 气的生成

三、气的运动与变化

人体之气是运动不息的，生命过程即是气的运动及其所产生的各种变化的过程。

（一）气机

1. 气机的概念 气的运动称为气机。人体之气不断运动，流行全身，内至五脏六腑，外达筋骨皮毛，推动人体的各种生理活动。气的运动，推动和激发全身脏腑、经络、形体、官窍的各种生理活动。气的运动是人体生命活动的根本，一旦停息就意味着生命活动的终止。

2. 气机的基本形式 人体之气的运动，一般归纳为升、降、出、入四种基本形式。升，指气自下而上的运动；降，指气自上而下的运动；出，指气由内向外的运动；入，指气自外向内的运动。气的升降出入运动主要通过脏腑的功能活动来体现，如肺气宣发，推动肺呼出浊气，体现了肺气的升与出的运动；肺气肃降，推动肺吸入清气，体现了肺气的降与入的运动。

人体之气的升与降、出与入是对立统一的矛盾运动。从局部某个脏腑的生理特点而言，体现了脏腑生理活动的特性，也表现了脏腑之气运动的不同趋势。一般而言，五脏藏精气，其气宜升；六腑传化物，其气宜降。就五脏而言，心肺在上，其气宜降；肝肾在下，其气宜升；脾胃属土，居中央，脾气升而胃气降，通连上下，是气机升降的枢纽。脾气升则肾肝之气升，胃气降则心肺之气降，故脾胃为脏腑气机升降之枢纽。从整体的生理活动而言，升与降、出与入之间又是协调平衡的，如肝升肺降、脾升胃降、心肾相交等。

气的运动正常，称为气机调畅，包括升降出入运动的平衡协调和畅通无阻的状态。若气的运动阻滞，升降出入运动之间平衡失调，称为气机失调。如气的运行受阻而不畅通，称作气机不畅；受阻较甚，局部阻滞不通，称作气滞；气的上升太过或下降不及，称作气逆；气的上升不及或下降太过，称作气陷；气的外出太过而不能内守，称作气脱；气不能外达而郁结闭塞于内，称作气闭。《素问·举痛论》说："百病生于气也。"故调畅气机为治疗疾病的基本法则之一。

（二）气化

1. 气化的概念 气化，指气的运动所产生的各种变化，在人体具体表现为精、气、血、津液等生命物质的生成及其相互转化过程，即气的运动而引起的体内物质新陈代谢所产生的各种变化。

2. 气化的形式 《素问·阴阳应象大论》说："味归形，形归气；气归精，精归化；精食气，形食味；化生精，气生形……精化为气。"就是对气化过程的简要概括。如水谷精微转化为精、气、血、津液；精与血同源互化，津液与血同源互化；机体浊气的呼出，津液转化为汗液、尿液排出，粪便排泄等，皆属气化的具体体现。简而言之，人体内物质的新陈代谢、物质转换及能量转化的过程都是气化的基本形式。气化过程的有序进行，是脏腑生理活动相互协调的结果。

考点与重点 气的气化

（三）气机与气化的关系

气机与气化既相区别又密切相关。气化强调气的变化，基本形式是生命物质的新陈代谢；气机强调气的运动，基本形式是脏腑之气的升降出入。气化以气机为前提和依据，气化过程由气的升降出入运动所产生和维持。气机和气化是生命最基本的特征。

四、气 的 功 能

气具有非常重要的作用，《难经·八难》说："气者，人之根本也。"

（一）推动作用

气的推动作用，指气的激发、兴奋和促进等作用。主要体现于：激发和促进人体的生长发育与生殖功能；激发和促进各脏腑经络的生理功能；激发和促进精、血、津液的生成与运行；激发和兴奋精神活动。

气的推动作用减弱，可影响人体的生长发育及生殖，或出现性功能减退、生殖能力下降或早衰；亦可使脏腑经络生理功能减退，精血津液生成不足，或运行迟缓，输布、排泄障碍等；亦可见精神疲乏等症状。

（二）温煦作用

气的温煦作用，指阳气温煦人体的作用。主要体现于：温煦机体，维持相对恒定的体温；温煦脏腑、经络、形体、官窍，维持其正常生理活动；温煦精、血、津液，维持其正常运行、输布与排泄，即所谓得温而行，得寒而凝。

气的温煦作用失常，可出现体温低下、畏寒、脏腑功能减弱、血和津液运行迟滞等寒象。

（三）防御作用

气的防御作用，指气卫护肌肤，抗御邪气的作用。气的防御作用，可以抵御外邪的入侵，《素问·刺法论（遗篇）》说："正气存内，邪不可干。"另一方面，可驱邪外出。气的防御功能正常，邪气不易侵入；即便侵入，也不易发病；即使发病，也易于治愈。

气的防御功能减弱，机体抵御邪气能力下降。一方面，易染疾病，故《素问·评热病论》说："邪之所凑，其气必虚。"另一方面，患病后难以速愈。所以，气的防御功能与疾病的发生、发展与转归有着密切的关系。

（四）固摄作用

气的固摄作用，指气对体内液态物质的固护、统摄和控制，防止其无故丢失的作用。主要体现于：固摄血液，防止其逸出脉外，维持其正常循环；固摄津液，如汗液、尿液、唾液、胃液、肠液等，防止津液无故流失；固摄精液，防止妄泄。

气的固摄功能减弱，可导致体内液态物质丢失。如气不摄血，可导致各种出血；气不摄津，可导致自汗、多尿、小便失禁、流涎、泛吐清水、泻下滑脱；气不固精，可出现遗精、滑精、早泄；气虚而冲任不固，可出现早产、滑胎等。

固摄作用和推动作用是相反相成的两个方面。一方面，气推动血液的运行和津液的输布、排泄；另一方面，气又固摄体内液态物质，防止其无故流失。两者相互协调，控制和调节着体内液态物质的正常运行、输布和排泄，这是维持人体正常的血液循行和津液代谢的重要环节。

（五）中介作用

气的中介作用，指气感应传导信息，以维系机体整体联系的作用。气弥漫于全身，是感应传递信息的载体，彼此相互联系的中介。外在信息传递于内脏，内脏信息反映于体表，以及内脏之间各种信息的相互传递，都以人体之气作为信息的载体来感应和传导。如针灸治法产生的刺激和信息，通过气的感应运载而传导于内脏，从而达到调节机体生理活动的目的。因此，气是生命信息的载体，是脏腑、形体、官窍之间相互联系的中介。

（六）营养作用

气的营养作用即气能为脏腑组织提供营养。具有营养作用的气，主要是指由脾胃运化的水谷精气而化生的营气和卫气。营气是水谷精气中精专部分，是血液的组成部分，行于脉中随血脉流注全身，为五脏六腑、四肢百骸提供营养。卫气是水谷精气中慓悍部分，行于脉外皮肤分肉之间，可温养脏腑、肌肉、皮毛、肌腠等。

考点与重点 气的功能

五、气的分类

人体之气，因其生成来源、分布部位及功能特点不同而有各自不同的名称。气的分类有三个层次：第一层次是人气，即人身之气；第二层次是元气、宗气、营气和卫气；第三层次是脏腑之气和经络之气。在此重点讲述第二层次之气。

（一）元气

元气，指以先天精气为基础，赖后天精气充养，而根源于肾的气。元气，《难经》又称原气，是人体最根本、最重要的气，是生命活动的原动力。

1. 生成与分布　元气由肾中先天之精化生，根于命门。《难经·三十六难》说："命门者……原气之所系也。"元气以先天之精为基础，又赖后天之气的培育。因此，元气充盛与否，不仅与先天之精有关，还与脾胃运化功能、饮食营养及化生的后天之精是否充盛有关。若因先天之精不足而导致元气虚弱者，也可通过后天的培育补充而使元气充实。元气通过三焦流行于全身。《难经·六十六难》说："三焦者，原气之别使也，主通行三气，经历于五脏六腑。"元气以三焦为通路循行全身，内而五脏六腑，外而肌肤腠理，无处不到。

2. 生理功能　元气的生理功能主要有两个方面。

（1）推动和激发人体的生长发育和生殖功能：元气充沛，机体生长发育正常，脏腑、经络、形体、官窍生理功能旺盛，体魄强健而少病；若先天禀赋不足，或后天失养，或久病损伤元气，则可因元气虚衰而出现生长发育迟缓、生殖功能低下及未老先衰的临床表现。

（2）推动和调节各脏腑、经络、形体、官窍的生理活动：元气含有元阴、元阳，为一身阴阳之根，脏腑阴阳之本。元气既能发挥推动、兴奋、温煦等属于元阳的功能，又能发挥宁静、抑制、凉润等属于元阴的功能。元阴与元阳协调平衡，元气则能发挥其推动和调节功能。故《景岳全书·传忠录下》说：

"命门为元气之根，为水火之宅，五脏之阴气非此不能滋，五脏之阳气非此不能发。"

（二）宗气

宗气指由呼吸清气与水谷精气所化生而聚于胸中之气。宗气在胸中积聚之处，称为气海，又名膻中。

1. 生成与分布   宗气的生成有两个来源：一是脾胃从饮食水谷中所化生的水谷精气，二是肺从自然界中吸入的清气。两者结合生成宗气，故宗气属于后天之气的范畴。宗气积于胸中，其分布途径有三：一是上出于肺，循喉咙而走息道，以司呼吸；二是贯注心脉，推动血行；三是沿三焦向下运行于脐下丹田，注入腹股沟部位足阳明胃经的气街，再下行于足，以行气血。如《灵枢·邪客》说："宗气积于胸中，出于喉咙，以贯心脉，而行呼吸焉。"

2. 生理功能   宗气的生理功能主要有行呼吸、行气血和资先天三个方面。

（1）行呼吸：宗气上走息道，推动肺的呼吸，凡呼吸、语言、发声皆与宗气有关。宗气充盛则呼吸徐缓均匀，语言清晰，声音洪亮。反之，则呼吸短促微弱，语言不清，发声低微。

（2）行气血：宗气贯注于心脉，促进心脏推动血液运行，凡血液的运行、心搏的力量与节律等皆与宗气有关。《读医随笔·气血精神论》说："宗气者，动气也。凡呼吸、语言、声音，以及肢体运动，筋力强弱者，宗气之功用也。"宗气充盛则脉搏和缓有力，节律一致。反之，则脉来躁急，节律不规则，或微弱无力。

（3）资先天：宗气对先天元气有重要的资助作用。元气自下而上运行，以三焦为通道，散布于胸中，以助后天之宗气；宗气则自上而下分布，蓄积于脐下丹田，以资先天元气。先天与后天之气相合，形成一身之气。因此，气之不足，在先天主要责之肾，在后天主要责之脾肺。

（三）营气

营气指由饮食水谷所化生的精气，行于脉内，具有化生血液、营养周身的功能。因其富于营养，在脉中营运不休，故称为营气。营气行于脉中，是血液的重要组成部分，与血关系密切，两者可分不可离，故多营血并称。营气与卫气从性质、功能和分布进行比较，则营属阴，卫属阳。故营气又称营阴，卫气又称卫阳。

1. 生成与分布   营气来源于脾胃运化之水谷精微，由水谷精微中的精华部分，即最富营养的部分所化生。如《素问·痹论》说："荣者，水谷之精气也。"

营气行于脉中，循脉运行全身，内入脏腑，外达肢节，终而复始，周而不休。如《素问·痹论》说："和调于五脏，洒陈于六腑，乃能入于脉也。故循脉上下，贯五脏，络六腑也。"

2. 生理功能   营气的生理功能有化生血液和营养全身两个方面。

（1）化生血液：《灵枢·邪客》说："营气者，泌其津液，注之于脉，化以为血。"营气与津液调和，共注脉中，化成血液，维持血液充盈。

（2）营养全身：营气的营养作用在生命活动中非常重要。如《灵枢·营卫生会》说："此所受气者，泌糟粕，蒸津液，化其精微，上注于肺脉，乃化而为血，以奉生身，莫贵于此，故独得行于经隧，命曰营气。"

（四）卫气

卫气指由饮食水谷所化生的悍气，行于脉外，具有温煦皮肤、腠理、肌肉，司汗孔开阖与护卫肌表、抗御外邪的功能。因其有卫护人体，避免外邪入侵的作用，故称为卫气。

1. 生成与分布   卫气来源于脾胃运化之水谷精微，由水谷精微中的悍部分，即最具活力部分所化生。故《素问·痹论》说："卫者，水谷之悍气也。"卫气行于脉外，不受脉道约束，外而皮肤肌腠，内而胸腹脏腑，布散全身。《素问·痹论》说："其气慓疾滑利，不能入于脉也。故循皮肤之中，分肉之间，熏于肓膜，散于胸腹。"

2. 生理功能 卫气有防御外邪、温养全身和调节腠理的生理功能。

（1）防御外邪：卫气布于肌表，构成一道抵御外邪入侵的防线，使外邪不能侵入机体。《医旨绪余·宗气营气卫气》说："卫气者，为言护卫周身……不使外邪侵犯也。"因此，卫气充盛则外邪难侵，卫气虚弱则外邪易袭。

（2）温养全身：卫气布散全身，发挥其温养作用，以维持脏腑肌肤的生理活动。卫气充足，温养机体，人体体温则相对恒定。卫气虚亏，温养功能减弱，则易受风寒湿等邪气侵袭而出现寒性病变。若卫气在局部运行受阻，郁积化热则又可出现热性病变。《读医随笔·气血精神论》说："卫气者，热气也。凡肌肉之所以能温，水谷之所以能化者，卫气之功用也。虚则病寒，实则病热。"

（3）调节腠理：卫气司汗孔开合，调节汗液排泄，能维持体温的相对恒定，调和气血，从而维持机体内外环境的阴阳平衡。卫气虚弱，调节腠理开阖失职，可见无汗、多汗或自汗等症状。

此外，卫气循行与睡眠也有密切关系。卫气行于体内，人便入睡；卫气自睛明出于体表，人便醒寤。若卫气循行异常，则可导致寤寐异常。卫气行于阳分时间长则少寐，行于阴分时间长则多寐。

营气与卫气，既有联系，又有区别。营属阴，卫属阳。一阴一阳，互为其根。营气与卫气均来源于水谷精微，均由脾胃所化生。营气性质精柔，富于营养；卫气生质慓疾滑利，易于流行。营气行于脉中，卫气行于脉外，营卫相偕而行；营气具化生血液和营养全身之功，卫气具防御、温养和调节腠理之用。营卫之间必须协调，不失其常，才能发挥正常的生理功能。若营卫失和，则可出现恶寒发热，无汗或汗多，昼不精、夜不瞑，以及抗邪能力低下等。

考点与重点 气的分类

链接

脏腑之气及经络之气

脏腑之气：一身之气分布到某一脏腑，即成为某一脏腑之气。脏腑之气分为脏气、腑气。脏腑之气推动和激发脏腑的生理活动，某一脏腑的生理功能即某一脏腑之气运动的具体体现。

经络之气：一身之气分布到某一经络，即成为某一经络之气。经络之气分为经气、络气。经络之气推动和激发经络的生理活动，某一经络的生理功能即某一经络之气运动的具体体现。

第三节 血

一、血的基本概念

血即血液，是行于脉中，循环流注于全身，具有营养和滋润作用的红色液态物质。脉是血液运行的管道，故称为血府。血必须在脉中正常运行，才能发挥其生理功能。如因某种原因，血液在脉中运行迟缓涩滞，停积不行则成瘀血；若因外伤等原因，血液逸出脉外而出血，则称为离经之血。离经之血若不能及时排出或消散，则成为瘀血，既丧失了血液的生理功能，又可导致新的病机变化。

考点与重点 血的基本概念

二、血的生成

水谷精微和肾精是血液化生的基础物质。在脾胃、心肺、肝肾等脏腑的共同作用下，化生为血液。

（一）物质基础

1. 水谷之精 《灵枢·决气》说："中焦受气取汁，变化而赤，是谓血。"中焦脾胃受纳、运化饮食水谷，吸收精微物质，即营气和津液，两者进入脉中，变化而成红色的血液。因此，由水谷之精化生的营气和津液是血液的主要构成成分。

2. 肾精、髓 《诸病源候论·虚劳精血出候》说："肾藏精，精者，血之所成也。"肾所藏的精是生成血液的原始物质。肾精化生血液，主要通过骨髓和肝脏的作用而实现。肾藏精，精生髓，髓充于骨，可化为血。肾精输于肝，在肝的作用下，化以为血。《张氏医通·诸血门》说："气不耗，归精于肾而为精；精不泄，归精于肝而化清血。"精与血之间存在着相互资生和相互转化的关系，肾精充足，可化为肝血以充实血液。

（二）相关脏腑

血液的化生是在多个脏腑的共同作用下完成的，其中，脾胃的生理功能尤为重要。

1. 脾胃 脾胃为血液生化之源。脾胃运化的水谷精微所产生的营气和津液，是血液的主要构成成分。脾胃运化功能强健与否，饮食水谷充足与否，均直接影响着血液的化生。若脾胃功能虚弱或失调，水谷精微化生不足，则可致血液化生不足，形成血虚证。故临床治疗血虚，常以调理脾胃为主。

2. 肾肝 肾藏精，精生髓，髓化血。肾精充足，则血液化生有源。若肾精不足，则可导致血液生成亏少。此外，肝藏血，精血同源，与血液的化生密切相关。《素问·六节藏象论》说："肝者……以生血气。"临床上治疗血虚证，可采用补益肝肾治法，促进血液化生。

3. 心 脾胃运化的水谷精微，由脾气上输于心脉，在心气的作用下变化成红色血液。《素问·阴阳应象大论》中明确提出"心生血"。

4. 肺 肺对于血液的生成也有着重要作用。《灵枢·营卫生会》说："此所受气者，泌糟粕，蒸津液，化其精微，上注于肺脉，乃化而为血。"水谷精微上注于肺脉，与肺吸入的清气相融合，化生血液。

总之，血液的化生以水谷之精以及肾精为物质基础，主要依赖于脾胃运化的功能，并在肾肝、心肺等脏的配合作用下完成。

考点与重点 *血的生成*

三、血 的 运 行

血液运行于脉中，循环不已，流布全身，其正常运行受多种因素影响，同时也是多个脏腑共同作用的结果。

（一）影响血液运行的因素

血的运行有赖于气的推动、温煦和固摄作用。气的推动作用，是血液运行的动力，如《医学正传·气血》说："血非气不运。"气的温煦作用，对血液运行具有重要作用，故《正体类要·扑伤之症治验寒药之非》说："血得温则行，得寒则凝。"气的固摄作用，使血液行于脉中而不逸出脉外。临床治疗血行失常，首当调气。故《温病条辨·治血论》说："故善治血者，不求之有形之血，而求之无形之气。"

血行脉中，脉为血府，脉道完好无损和通畅无阻，是保证血液正常运行的重要因素。血的运行还与血液的清浊状态相关。若血液中痰浊较甚，或血液稠浊，可致血行不畅而瘀滞。

此外，尚有邪气的影响。阳邪侵入，或内生火热，可发生阳热亢盛的病机变化，阳盛则逼迫血液妄行，易致血逸出脉外而出血；阴邪侵袭，或寒从中生，可发生阴寒偏盛的病机变化，阴盛则脉道涩滞不利，易使血行迟滞，甚至出现瘀血。

（二）相关脏腑

血液的正常运行，主要与心、肺、肝、脾等脏的功能密切相关。

1. 心主血脉 心气是推动血液运行的动力，在血液循行中起着主导作用。心气充沛，则行血有力。

2. 肺朝百脉 肺主治节，能助心行血。肺气宣发肃降，调节一身气机，通过气的升降出入运动而推动血液运行至全身。宗气贯心脉而行气血的功能，也体现了肺在血行中的推动作用。

3. 肝主疏泄藏血 肝主疏泄，调畅气机，是保证血行正常的又一个重要环节。肝贮藏血液、调节血量，可根据人体各部位的生理需要，在肝气疏泄功能的协调下，调节脉道中循环的血量，维持血液循环的正常运行。

4. 脾主统血 脾气健旺则能固摄血液在脉中运行，防止血逸脉外。同时，肝藏血的生理功能也可以防止血逸脉外，避免出血。

5. 心气推动、肺气宣降、肝气疏泄 是推动血液运行的重要因素，脾统血、肝藏血则是固摄血液运行的重要因素。心、肺、肝等脏生理功能相互协调、密切配合，共同维持血液的正常运行。其中任何一脏的生理功能失调，都可以引起血行失常的病变。如心气不足，血运无力，可形成血瘀；肺气不足，宣降失司，也可导致血瘀；脾气虚弱，统摄无力，可产生多种出血病证；肝失疏泄，肝气上逆可致出血；肝气郁滞不畅则可致血瘀等。

考点与重点 血的运行

四、血 的 功 能

血液具有濡养和化神两大功能。

（一）濡养作用

血具有营养和滋润全身的生理功能。《难经·二十二难》说："血主濡之。"《素问·五脏生成》说："肝受血而能视，足受血而能步，掌受血而能握，指受血而能摄。"说明全身各个部分的生理功能无一不是在血液的濡养作用下得以正常发挥的。血的濡养作用，反映在面色、肌肉、皮肤、毛发、感觉和运动等方面。血液充盈，濡养功能正常，则面色红润，肌肉壮实，皮肤和毛发润泽，感觉灵敏，运动自如。如若血虚，或濡养功能减弱，则可出现脏腑功能低下，面色萎黄，肌肉瘦削，皮肤干涩，毛发不荣，肢体麻木或运动无力等。

（二）化神作用

血是机体精神活动的主要物质基础。《灵枢·平人绝谷》说："血脉和利，精神乃居。"说明人体的精神活动有赖于血液的营养。血液充盛，则精神充沛，神志清晰，感觉灵敏，思维敏捷。反之，血液亏耗，血行异常，则可出现不同程度的精神情志方面的病证，如神疲、失眠、健忘、多梦、惊悸、烦躁，甚至神志恍惚、谵妄、昏迷等。

总之，血液在人体生命活动中有着极其重要的作用。《景岳全书·血证》说："凡为七窍之灵，为四肢之用，为筋骨之和柔，为肌肉之丰盛，以至滋脏腑，安神魂，润颜色，充营卫，津液得以通行，二阴得以调畅，凡形质所在，无非血之用也。是以人有此形，唯赖此血，故血衰则形萎，血败则形坏，而百骸表里之属，凡血亏之处，则必随所在而各见其偏废之病。"这是对血液功能及其重要性较全面的概括。

考点与重点 血的功能

第四节 津　液

中医学关于津液的理论，是研究津液的概念、生成、输布、排泄与生理功能的学说。

一、津液的基本概念

津液是人体一切正常水液的总称，包括各脏腑组织器官的内在体液及其正常的分泌物，如胃液、肠液和涕、泪等。津液也是构成人体和维持人体生命活动的基本物质之一。

津和液同属于水液，一般来说，性质较清稀，流动性较大，布散于体表皮肤、肌肉和孔窍，并能渗注于血脉，起滋润作用的，称为津；性质较稠厚，流动性较小，灌注于骨节、脏腑、脑、髓等组织，起濡养作用的，称为液。

津液二者相互依存，互为补充，共同维持体内水液平衡。津与液虽有一定的区别，但两者同源于饮食水谷，生成于脾胃，并可相互渗透补充，所以津液常并称，较少进行严格区分。津与液的区别，主要用于临床对津液损耗而出现伤津、脱液病机变化的分辨。

二、津液的生成、输布和排泄

津液的生成、输布和排泄，是一个复杂的生理过程，涉及多个脏腑的一系列生理功能。《素问·经脉别论》对此进行了简要的概括："饮入于胃，游溢精气，上输于脾，脾气散精，上归于肺，通调水道，下输膀胱，水精四布，五经并行。"

（一）津液的生成

津液来源于饮食水谷，是通过脾胃、小肠和大肠吸收饮食水谷中的水分和营养而生成的。

胃主受纳腐熟，游溢精气而吸收饮食水谷中含有精微物质的液态成分。小肠主液，泌别清浊，可吸收肠中较多的津液。大肠主津，可吸收食物残渣中的部分津液。胃、小肠、大肠所吸收的津液，依赖脾的运化功能，并通过脾气的转输作用布散到全身。可见，津液的生成，主要与脾、胃、小肠、大肠等脏腑有关。若脾失健运及胃、小肠、大肠功能减退或失调，均可导致津液生成不足的病变。

（二）津液的输布

津液的输布主要依靠脾、肺、肾、肝和三焦等脏腑生理功能的综合作用完成。

1. 脾气散精　表现在脾主运化，通过其转输作用，一方面将津液上输于肺，另一方面又可直接将津液向四周布散至全身，灌溉四旁。若脾失健运，脾气输布津液障碍，则易致津液停聚，或为水湿、痰饮，或为水肿胀满等。

2. 肺主行水　肺主行水，通调水道，为水之上源。肺接受从脾转输而来的津液之后，一方面，通过宣发作用将津液输布至人体上部和体表；另一方面，通过肃降作用，将津液输布至肾和膀胱以及人体下部形体。若肺气宣发肃降失常，津液输布障碍而停聚，则可发为痰饮，甚则水泛为肿。

3. 肾主水　肾气及肾阴肾阳对胃的游溢精气、脾气散精、肺气行水、三焦决渎及小肠的分清别浊等作用具有推动和调节作用，维持其稳定发挥输布津液的功能。同时，肾自身也是津液输布的一个重要环节。津液通过肺气肃降向下输送到肾，经过肾阳的蒸腾气化作用，将津液之清者，上蒸于肺，浊者下输膀胱，化为尿液排出体外。若肾气虚亏，或肾阴肾阳失调，则可致津液输布失常。

4. 肝调畅气机以行水　肝主疏泄，调畅气机，气行则津布。若肝失疏泄，气机郁结，则可影响津液的输布，津液停滞，产生痰饮、水肿以及痰气互结的梅核气、瘿瘤、鼓胀等病证。

5. 三焦决渎为水道　三焦水道通利，津液得以正常输布。若三焦水道不利，也会导致津液停聚，引发多种病证。

综上所述，津液的正常输布是多个脏腑密切协调、相互配合的结果，是人体生理活动的综合体现。

（三）津液的排泄

津液的排泄与津液的输布一样，主要依靠肺、脾、肾等脏腑的综合作用。

津液的排泄主要通过排出尿液和汗液来完成。此外，呼气和粪便也会带走部分津液。与津液的排泄相关的脏主要有肾、肺、脾，由于尿液是津液排泄的最主要途径，因此肾的生理功能在津液排泄中最为重要。

1. 尿液的排泄 肾气将下输到膀胱的津液经气化作用生成尿液，尿液贮存于膀胱，通过肾气的推动与调节，得以正常排泄。若肾气蒸化失常，则可引起尿少、尿闭、水肿等病变，正如《素问·水热穴论》所说："肾者，胃之关也，关门不利，故聚水而从其类。上下溢于皮肤，故为胕肿。"

2. 汗液的排泄 肺气宣发，将津液外输体表皮毛，化为汗液由汗孔排出体外。汗液的排出是津液排泄的又一重要途径。若肺气虚衰或宣发失司，则会出现汗液排泄的异常。

3. 粪便的排泄 大肠排出粪便，也随糟粕带走部分津液，但正常情况下粪便中所含津液的量很少。若脾胃运化及大肠吸收失常，水谷中的精微与糟粕俱下，则粪便稀薄，不但不能吸收饮食水谷之精华，甚至连胃肠中的津液也随之丢失，引起体内津液的损耗，发生伤津或脱液的病变。

肺在呼气时随之带走的部分津液，也是津液排泄的一个途径。

综上所述，津液的生成、输布和排泄过程，是诸多脏腑相互协调、密切配合而完成的，其中尤以脾、肺、肾三脏的综合调节为首要。《景岳全书·肿胀》说："盖水为至阴，故其本在肾；水化于气，故其标在肺；水惟畏土，故其制在脾。"如果脾、肺、肾及其他相关脏腑的功能失调，则会影响津液的生成、输布和排泄，导致津液的生成不足，或耗损过多，或输布与排泄障碍，津液停滞等多种病理变化（图 3-1）。

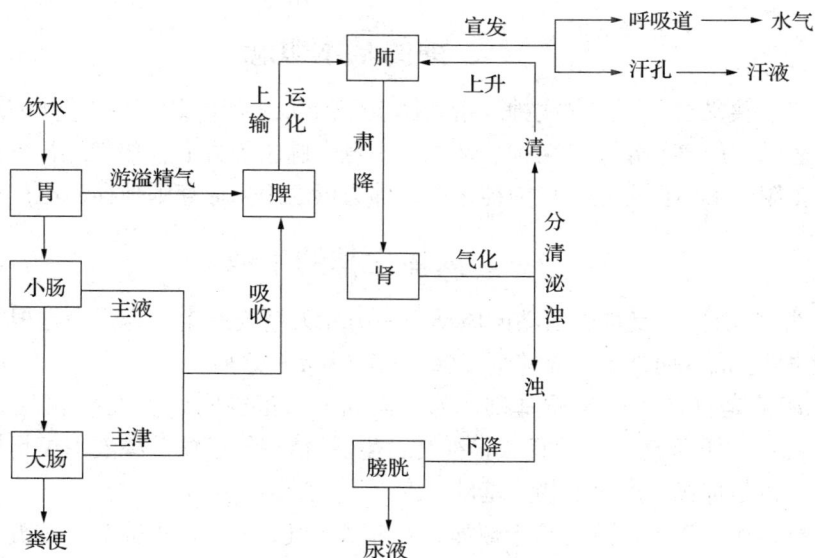

图 3-1 津液代谢过程示意

三、津液的功能

津液的生理功能主要有滋润濡养、充养血脉、调节阴阳和排泄废物四个方面。

（一）滋润濡养

津的性状较清稀，以滋润作用为主，布散于体表能滋润皮毛肌肉，输注于孔窍能滋润鼻、目、口、耳等官窍；液的性状较为稠厚，以濡养作用为主，灌注濡养脏腑，充养骨髓、脊髓、脑髓，流注骨节，使关节滑利，屈伸自如。如若津液不足，可致皮毛、肌肉、孔窍、关节、脏腑失去滋润而出现一系列干燥的病变，骨髓、脊髓、脑髓失去濡养而生理活动受到影响，脏腑的生理功能也可能因失去濡润而遭到破坏。

（二）充养血脉

津液渗入血脉，化生血液，并起着濡养和滑利血脉的作用。《灵枢·痈疽》说："中焦出气如露，上注溪谷，而渗孙脉，津液和调，变化而赤为血。"津液和血液都来源于水谷精气，同出一源，两者相互资生，相互转化，相互影响。故有津血同源之称。

（三）调节阴阳

津液代谢对调节机体的阴阳平衡，起着十分重要的作用。当气候炎热或体内发热时，津液化为汗液向外排泄以散热，而天气寒冷或体温低下时，津液因腠理闭塞而不外泄，通过这种变化来调节机体阴阳之间的动态平衡，维持人体体温的相对恒定。

（四）排泄废物

津液通过自身的代谢过程，将机体代谢产生的废物以汗、尿等方式不断地排出体外，使机体各脏腑的气化活动正常。若这一作用发生障碍，就会使代谢废物潴留体内，而形成痰、饮、水、湿等多种病理产物。

第五节　神

一、神的基本概念

人体之神有广义、狭义之分。广义之神，指人体生命活动的主宰及其外在总体表现的统称，包括形色、眼神、言谈、表情、应答、举止、精神、情志、声息、脉象等方面；狭义之神，指意识、思维、情志等精神活动。神依附于形体而存在。形为神之质，神为形之用。形存则神存，形亡则神灭。

二、人体之神的生成

先天之神，称为"元神"，是神志活动的原动力，由先天精气所生，为生命之根本。《灵枢·本神》说："两精相搏谓之神。"形具而神生。元神藏于脑，故脑为元神之府。

精、气、血、津液是神产生的物质基础。如《素问·八正神明论》说："血气者，人之神。"《素问·六节藏象论》说："气和而生，津液相成，神乃自生。"精、气、血、津液不仅是构成和维持人体生命活动的基本物质，也是神赖以产生的物质基础。

五脏内藏精、气、血、津液，故五脏皆藏神。五脏精、气、血、津液充盈，则五神安藏守舍；五脏精、气、血、津液亏虚，不能化生或涵养五神，则神志活动异常。

三、神　的　功　能

神对人体生命活动具有重要的调节作用。故《素问·移精变气论》说："得神者昌，失神者亡。"

（一）主宰生命活动

神是人体生理活动和心理活动的主宰，其盛衰是生命力盛衰的综合体现，《素问·灵兰秘典论》说："心者，君主之官也，神明出焉。"强调神在生命活动中的主宰地位。呼吸运动、血液循行、消化吸收、津液输布与排泄、生长发育、生殖功能等，只有在神的统帅和调节下，才能发挥正常作用。因此，神是机体生命存在的根本标志，形与神俱则生，形与神离则死。

（二）主宰精神活动

意识、思维、情志等精神活动是人体生命活动的最高级形式。心神统率魂、魄、意、志，是精神活动的主宰，故《类经·疾病类》说："心为五脏六腑之大主，而总统魂魄，兼赅意志。"神的生理功能正常，则意识清晰，思维敏捷，反应灵敏，睡眠安好，情志正常。神的生理功能异常，可见神疲健忘，思维迟钝，反应呆滞，失眠多梦，情志异常，甚则神昏，痴呆，癫狂等。

（三）调节精气血津液

神由精、气、血、津液等物质所产生，又可反作用于这些物质，对其生成、运行等具有统领、调节作用。

（四）调节脏腑功能

脏腑精气产生神，神又通过对脏腑精气的主宰来调节其生理功能。神是脏腑生理功能的反映。调摄精神，对脏腑生理功能的调整具有重要作用。

四、神 的 分 类

神分属五脏，故意识、思维、情志等精神活动，依据五脏生理功能和外在表现的不同进行分类。

（一）五神

五神即神、魂、魄、意、志，是对感觉、意识、思维等精神活动的概括。《灵枢·本神》说："两精相搏谓之神，随神往来者谓之魂，并精而出入者谓之魄，所以任物者谓之心，心有所忆谓之意，意之所存谓之志。"神是依存先天之精生成而表现于外的生命活动；魄是与生俱来的、本能的感知觉和运动能力；魂是随心神活动所做出的意识、思维活动，睡眠时亦可表现为梦境及梦幻现象；意是获得感性印象，形成的记忆、意念；志是在意的基础上，形成理性的意志、志向等的神志活动。心统率魂、魄、意、志诸神，是精神活动的主宰。

五神分属五脏，如《灵枢·本神》说"肝藏血，血舍魂""脾藏营，营舍意""心藏脉，脉舍神""肺藏气，气舍魄""肾藏精，精舍志"，明确说明神、魂、魄、意、志五神，以五脏精、气、血、津液为物质基础，从而发挥正常功能活动。

（二）情志

情志包括七情、五志，亦是精神活动的表现，属于神的范畴。七情，是喜、怒、忧、思、悲、恐、惊七种正常情志活动的概括。根据五行学说，五志分属五脏，心在志为喜，肝在志为怒，肺在志为忧，脾在志为思，肾在志为恐。情志是脏腑功能活动的表现形式，脏腑精气是情志活动的物质基础。《素问·阴阳应象大论》说："人有五脏化五气，以生喜怒悲忧恐。"五志虽分属五脏，但又受心神统摄调节，心神安宁则五志平和，反之则情志失调，影响脏腑功能。故调养心神，是维持身心健康的关键。

（三）思维

思维活动是对客观事物的整个认识过程，《灵枢·本神》概括为"意、志、思、虑、智"。"所以任物者谓之心，心有所忆谓之意，意之所存谓之志，因志而存变谓之思，因思而远慕谓之虑，因虑而处物谓之智。"思维活动是以心神为主导的各脏腑功能活动协调的过程：心接受外界事物的信息进行思维活动；通过心的回忆形成对事物表象的感性认识；将记忆保存下来，累积事物表象的认识，形成理性认识，产生意志、志向；在此基础上酝酿思索，反复分析、比较事物；在反复思索的基础上，由近而远地谋划未来；从而理智处理事物，支配行为方式，正确实施。

第六节　精、气、血、津液、神之间的关系

精、气、血、津液、神之间有着相互依存、相互制约的关系。精、气、血、津液是构成和维持人体生命活动的基本物质，皆归属于形的范畴。人体生命活动的主宰及其外在表现，包括意识、思维、情志等精神活动，皆归属于神的范畴。形与神相互依存、不可分割，无形则神无以附，无神则形不可活。形神合一是生命存在的根本保证。精、气、血、津液在脏腑功能活动和神的主导下，同样存在着相互依存、相互促进、相互转化的关系。

一、气与血的关系

气与血是人体的生命物质，在生命活动中有着极其重要的意义，如《素问·调经论》说："人之所有者，血与气耳。"气与血同源于脾胃化生的水谷精微和肾中精气，具有互根互用的关系。两者相对而言，气属阳，无形而主动，具有温煦、推动、固摄、气化等作用；血属阴，有形而主静，具有滋润、濡养等作用。

气与血的关系，可以概括为气为血之帅、血为气之母。

（一）气为血之帅

气为血之帅指气对血有化生、推动、统摄等作用，具体表现为气能生血、气能行血、气能摄血。

1. 气能生血　指气参与并促进血液的生成。营气直接参与血液的生成，是血液的主要构成成分。脾胃、肾肝、心肺等脏腑的气化功能，促进饮食水谷转化为营气、津液，并化赤为血，是血液生成的动力。因此，气充则化生血液功能强，血液充足；气虚则化生血液功能弱，易于导致气血两虚的病变。临床治疗血虚病证，常以补气药配合补血药使用，即是气能生血理论的应用。

2. 气能行血　指气具有推动血液在脉中运行的作用。气行则血行，血液必须依赖于气的推动才能运行不息，流布至全身。血液运行主要依赖于心气、肺气的推动及肝气的疏泄，气充足旺盛，气机调畅，则血液正常运行。若气虚则血行迟缓，气滞则血行涩滞，均可导致血瘀病变。气机逆乱，升降出入失常，也会影响血液正常运行，导致血液妄行，出现血随气逆的咯血、吐血，血随气陷的便血、尿血等症状。因此，临床治疗血液运行失常的不同病证，可用补气、行气、降气升提的药物，即是气能行血理论的应用。

3. 气能摄血　指气具有统摄血液在脉中正常循行而不逸出脉外的作用，主要体现在脾气统血的生理功能之中。脾气健旺，统摄有力，则血液行于脉中而不逸出脉外。若脾气虚弱，统摄无力，血液逸出脉外，则可出现吐血、咯血、尿血、便血、衄血、崩漏等多种出血病证，称为脾不统血或气不摄血。临床采用补气摄血的方法，以达止血的目的，即是气能摄血理论的应用。

（二）血为气之母

血为气之母，指血为气的物质基础，并作为气运行的载体，具体表现为血能养气、血能载气。

血能养气，指血对气具有化生作用。气的生成离不开血液的化生和濡养。血液循环流布周身，不断地为各脏腑之气提供营养，维持其充足旺盛状态。血足则气旺，血少则气衰。临床上血虚日久的患者，往往兼有气虚的表现，治疗宜养血兼以补气。

血能载气指血液是气的载体。气存于血中，依附于血液而不致散失，赖血之运载而布于周身。如

《张氏医通·诸血门》说："气不得血，则散而无统。"临床上大出血的患者，气无所依附，导致涣散不收、漂浮无根的气脱病变，称为气随血脱。治疗应采取益气固脱和止血补血的方法，以达补气、固脱、止血的目的。

总之，血与气，一阴一阳，相互维系，气血平和，则能保证人体生命活动的正常进行；反之，血气不和，则百病乃生。《素问·调经论》云："血气不和，百病乃变化而生。"因此，调整气血之间的关系，使其恢复协调状态是治疗疾病的基本法则。

二、气与津液的关系

气与津液同源于饮食水谷，皆以三焦为通路运行全身。气与津液相对而言，气属阳，津液属阴。

（一）气对津液的作用

1.气能生津 指通过气化作用促进和激发津液的生成。津液来源于饮食水谷，依赖脾胃运化、小肠主液、大肠主津等脏腑生理功能而化生，其中尤以脾胃之气最为重要。气化作用旺盛，吸收津液功能强健，则人体津液充盛。临床上，气虚日久常可出现津液不足之证，多采用补气生津的治疗方法。

2.气能行津 指气具有推动津液输布和排泄的作用。津液的输布、排泄离不开气的推动作用，以及脏腑之气有序的升降出入运动。脏腑之气充盛，津液输布、排泄正常。若气虚而推动作用减弱，气化无力，或气机郁滞不畅，气化受阻，皆可导致津液输布、排泄障碍，津液停聚，形成痰饮、水湿、水肿等病变，称为气不化水或气不行水。临床常将补气、行气法与利湿、化痰法配合使用，即是气能行津理论的具体运用。

3.气能摄津 指气具有固摄津液，防止津液无故流失的作用。气的固摄作用，固护、控制和调节津液的分泌和排泄，防止其无故流失。如卫气调节腠理而固摄汗液，脾肾之气固摄唾涎，肾和膀胱之气固摄尿液等。若相关脏腑之气不足，固摄作用减弱，可导致体内津液流失，出现多汗、自汗、多尿、遗尿、小便失禁、口角流涎等症状，多采用补气摄津法治疗。

（二）津液对气的作用

1.津能化气 指津液对气具有化生作用。津液对各脏腑具有滋润和濡养的作用，从而使脏腑功能健全，脏腑之气充足。津液亏虚，可致气的衰少，从而导致津气亏虚之证。

2.津能载气 指津液是气的载体之一。气的运行依附于津液。津液丢失，必定导致气的损耗。如暑热病证，不仅伤津耗液，而且气亦随汗液外泄，可见少气懒言、体倦乏力等气随津泄表现。大汗、剧烈吐泻等津液大量丢失时，气亦随之大量外脱，可见精神萎靡、肌肤湿冷、四肢厥逆、脉微欲绝等气随液脱表现。《金匮要略心典·痰饮》说："吐下之余，定无完气。"因此，临床使用发汗、涌吐和泻下治法时，必须适当，中病即止，勿使过用而出现伤津耗气之病证。

三、精、血、津液之间的关系

精、血、津液同为液态物质，皆由饮食水谷化生，均具有濡养、化气和化神等作用，因此，精、血、津液之间存在着相互资生和相互转化的关系。

（一）精血同源

精能化血，血能养精，精与血之间具有相互资生和相互转化的关系，称为精血同源。

1.精可化血 水谷之精和肾精是血液化生的基础物质。脾运化吸收的水谷之精，其精粹部分化为营气，与津液入于脉中，化赤为血；肾藏精，精髓为化血之源。由于肾为藏精之脏，故肾精化血的意义更为重要。肾之外华为发，肾精化血，荣养头发，故称发为血之余。肾精亏耗，可表现血虚病证，同时常见有头发枯槁脱落。

血以养精，血液充养脏腑可化生脏腑之精；血液滋养于肾，使肾精充实。故血液充盈则精足，血液虚少则精亏。临床常见肝血不足与肾精亏损，相互影响，表现为头晕眼花、耳聋耳鸣的肝肾精血亏虚病证。

（二）津血同源

血和津液皆为液态物质，与气相对而言，皆属于阴，均由水谷精微所化生，同具营养和滋润的功能，两者之间可以相互资生、相互转化，称为津血同源。

血与津液的关系可概括为血可化津、津能生血。

1. 血可化津　血液由营气和津液构成。血行脉中，血中之津液可渗出脉外而为脉外之津液。若失血过多，脉中血少，脉外津液进入脉中以维持血量，可引起脉外津液不足，故失血患者，除表现面白、舌淡等血虚症状外，多见口渴、尿少等津液亏虚的症状。因此，对于失血者应慎用发汗等方法治疗，以防进一步耗伤津液。《灵枢·营卫生会》说："夺血者无汗。"《伤寒论》也有"衄家不可发汗"和"亡血家不可发汗"的告诫。

2. 津能生血　津液是血液的重要组成部分，脉外之津液进入脉中则化而为血。若大汗、剧烈吐泻，或严重烧伤，脉外津液不足，则血中之津液渗出于脉外，以补充脉外津液，从而导致血脉空虚、津枯血燥等病变。因此，对于大汗、剧烈吐泻等津液耗伤者，应慎用破血逐瘀的峻剂或放血疗法，以防进一步耗伤血液。《灵枢·营卫生会》有"夺汗者无血"之说。

四、精、气、神之间的关系

精、气、神为人身"三宝"，可分而不可离。精是生命产生的本原，气是生命维系的动力，神是生命活动的体现与主宰。精、气、神三者之间存在着相互依存、相互为用的关系。精可化气，气能生精、摄精，精与气之间相互化生；精能生神、养神，气能养神，精和气是神的物质基础，而神又统御精与气。

（一）精气相关

1. 精能化气　人体之精是人体之气的生化之源。先天之精藏于肾，先天之精化生元气；脏腑之精化生脏腑之气。精足则气旺，精亏则气衰。临床上，精亏与失精患者，可兼见气虚的病证。

2. 气能生精　先天之气与先天之精互生互化，后天之气主要是脾胃之气的运化功能生成水谷精微，脏腑之气化生脏腑之精，肾气对于生殖之精的生成也具有促进作用。气充则精盈，气虚则精亏。精气互生理论的临床应用，如《景岳全书·阳不足再辨》说："有善治精者，能使精中生气；善治气者，能使气中生精。"

3. 气推动和固摄精　气的推动作用，促进精的运行；气的固摄作用，防止精的无故流失。气的推动和固摄作用协调平衡，则精的输布、运行和施泄正常。气虚及气机失调，可致精的输布失常而机体失养，或精失秘固而失精，常采用益气或理气行精、补气摄精的治疗方法。

（二）精神互用

精是生命产生的本原，神是生命活动的外部表现；精是神得以化生的物质基础，神又能统驭精。精能化神，神寓精中；精盈则神明，神安则精足。精亏则神疲，神失则精竭。中医学倡导积精以全神，存神以益精，对于养生、治病均具有重要指导意义。

（三）神气互生

气能养神，神为气主。气为神志活动提供物质基础；神则为气的运动和变化的主宰。故气聚则神生，神至则气动；神寓于气，神以驭气。若气虚或气机失调，均可导致神志异常改变。而精神异常或七情内伤，均可导致气机紊乱。故临床常用益气安神、调气宁神或调神运气、调神养气之法治疗神气异常的病证。

总之，精、气、神的关系可以概括为形神关系。形与神俱，即精气神合一，是生命活动的根本保证，如《素问·上古天真论》说："故能形与神俱，而尽终其天年。"中医学的形神统一观是养生防病、延年益寿，以及诊断治疗、推测预后的重要理论依据。

❓ 思 考 题

1. 简述精的功能。
2. 简述气的生成与哪些脏腑功能有关？
3. 血的运行与哪些脏腑功能有关？

本章数字资源

第四章 经　　络

📋 案例

患者，男，18岁，因"头痛3天"就诊。患者自述3天前因衣着单薄感受风寒而引起头痛，呈紧束感，痛连项背，遇寒加重，得温症状减轻，伴有怕风和身体寒冷，纳食可，二便调。舌苔薄白，脉浮紧。

问题：1. 请问该病例主要与哪条经脉有关？
　　　2. 中医常采用哪些治法对该病例进行治疗？

经络学说是阐述人体经络的概念、经络系统的组成、循行分布、生理功能、病理变化及其与脏腑形体官窍、气血津液之间相互关系的基础理论，是中医学理论体系的重要组成部分。

经络学说贯穿于中医的生理、病理以及疾病的诊断和防治等各个方面，对中医各科，尤其是针灸、推拿、气功等，起到了重要的指导作用。历代医家高度重视经络学说在中医学中的重要地位，《灵枢·经别》说："夫十二经脉者，人之所以生，病之所以成，人之所以治，病之所以起，学之所始，工之所止也。"

医者仁心

程莘农

程莘农，中国工程院院士、国医大师，著名中医学家、针灸学家。程老从医70余年，挽救了众多患者的生命。程老是中国针灸教育培训事业的开拓者之一，多年来为国家培养了大批高素质医学人才，还为国内外众多的从事针灸的医生进行了继续教育，为中医针灸的传承、发展、创新作出了突出的贡献。程老把毕生精力都贡献给了中医药事业，济世救人、至善至爱、传承国粹、至精至诚。

第一节 概　　述

一、经络的基本概念

经络是经脉和络脉的总称，是人体运行气血、联络脏腑、沟通内外、贯穿上下的通路。经，有路径的含义，经脉是经络系统的主干。络，有网络之意，络脉是经脉的分支。如《医学入门·经穴起止》说："经者，径也，径直者为经；经之支脉旁出者为络。"经脉多以纵行为主，有固定的循行路径，循行于人体的深部；络脉纵横交错，网络全身，大多无循行规律，主要循行于体表浅部。

经脉与络脉相互联系，遍布全身，共同构成人体的经络系统，将人体的脏腑官窍、四肢百骸、皮肉筋脉等紧密连接，形成一个统一的有机整体。《灵枢·海论》说："夫十二经脉者，内属于腑脏，外络于肢节。"经络之气具有调节全身各部的功能，从而保持整个机体的办调平衡。

二、经络学说的形成

经络学说的形成，经历了经络概念的产生和理论体系的构建两个阶段。

（一）经络概念的产生

经络概念的产生，与古人观物取象，以象会意的认识方法有关。古人将人体解剖及临床实践中对人体经络感应传导现象的观察和导引健身功法自身体验而得出的认识，进行分析总结和归纳，并与自然界相关事物相类比，逐步形成了经络的概念。

经络学说的形成来源于古人在长期的生活和医疗实践中的经验总结。关于脉、经的最早记载出现在《史记·扁鹊仓公列传》。马王堆汉墓出土的帛书《足臂十一脉灸经》和《阴阳十一脉灸经》，记载了十一脉的具体名称、循行走向、所主疾病以及灸法治疗等内容，是现存最早的经络学文献。

（二）经络学说体系的建立

《内经》对经络学说进行了全面的总结和升华，构筑了经络系统的理论框架，标志着经络学说理论体系的形成，该书分为《素问》和《灵枢》两部分，主要论述经络的篇章有20余篇。《灵枢》又称为《针经》，其中记载的经络理论更为丰富和系统。书中详尽阐述了十二经脉的循行路线、流注次序、脏腑属络关系、生理特点及主要病候等，对奇经、络脉、十二经筋、十二皮部的名称、走向、分布、功能及常见病候也进行了记述。其中对经络气血运行与自然界日月时辰的通应关系的讨论，体现了古人天人合一的思维方法。

《难经》首创"奇经八脉"一词，对奇经八脉的含义、功能、循行路线和病候等都有较详细的论述，对正经和奇经的关系有明晰的阐发，进一步丰富和充实了经络学说的内容。魏晋时期皇甫谧整理古籍编纂的《针灸甲乙经》是现存最早的针灸学专著，是继《内经》之后对经络学说和针灸理论的又一次系统总结，对经络理论的发展起到承先启后的作用。

三、经络系统的组成

经络系统由经脉、络脉组成（图4-1）。经脉包括十二经脉、奇经八脉，以及附属于十二经脉的十二经别、十二经筋、十二皮部；络脉包括十五络脉和浮络、孙络等。

（一）经脉

经脉是经络系统中的直行主干，为全身气血运行的主要通道。

1. 十二经脉　是与十二脏腑有属络关系的经脉，又称为十二正经。其为经络系统的核心，有确定的循行路线、分布规律、流注次序、走向及交接规律，与脏腑有对应的属络关系，相互之间有表里关系，每条经有专属的穴位。

十二经脉的附属部分包括十二经别、十二经筋和十二皮部。十二经别，是从十二经脉别行分出的最大支脉，其分布具有离、入、出、合的特点，能进一步加强十二经脉中表里两经的联系，被称为别行之正经；十二经筋，是与十二经脉相应的筋肉系统，是十二经脉之气"结、聚、散、络"于筋肉骨节的体系，具有联络四肢百骸、保持关节运动等作用；十二皮部，是十二经脉功能活动反映于体表的皮肤部分，是保护机体、防御外邪的重要屏障。

2. 奇经八脉　是别道奇行的八条经脉，包括督脉、任脉、冲脉、带脉、阴维脉、阳维脉、阴跷脉和阳跷脉。奇经与正经不同，它们与脏腑无直接属络关系，也无表里配合关系，主要起到统率、联络和调节十二经脉气血盛衰的作用。奇经八脉中，督脉、任脉有特殊的循行路线以及专属于本经的穴位，故常将此二经与十二经脉并称，合称为十四经。

（二）络脉

络脉是从经脉中别出的分支，有十五络脉、浮络和孙络等。

十五络脉，又称十五别络，是十二经脉和任、督二脉各别出一络，以及脾之大络的总称。别络有本经别走邻经的特点，是主要的络脉，有加强沟通十二经脉中表里两经体表联系的作用。浮络，是循行于人体浅表部位且常浮现的络脉，分布广泛，起着沟通经脉、输达肌表的作用。孙络，是最细小的络脉，属络脉的再分支，分布全身，难以计数。

考点与重点　经络系统的组成

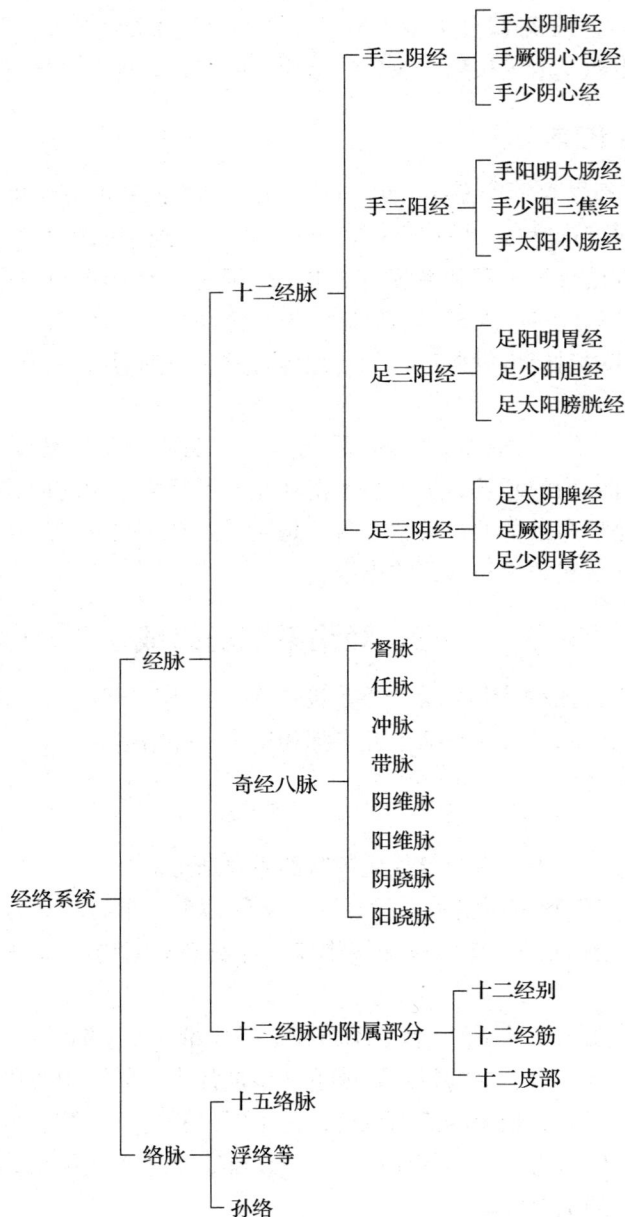

十二经脉
- 手三阴经
  - 手太阴肺经
  - 手厥阴心包经
  - 手少阴心经
- 手三阳经
  - 手阳明大肠经
  - 手少阳三焦经
  - 手太阳小肠经
- 足三阳经
  - 足阳明胃经
  - 足少阳胆经
  - 足太阳膀胱经
- 足三阴经
  - 足太阴脾经
  - 足厥阴肝经
  - 足少阴肾经

经络系统
- 经脉
  - 十二经脉
  - 奇经八脉
    - 督脉
    - 任脉
    - 冲脉
    - 带脉
    - 阴维脉
    - 阳维脉
    - 阴跷脉
    - 阳跷脉
  - 十二经脉的附属部分
    - 十二经别
    - 十二经筋
    - 十二皮部
- 络脉
  - 十五络脉
  - 浮络等
  - 孙络

图 4-1　经络系统的组成

四、经络的生理功能

以十二经脉为主体的经络系统，具有沟通联系、运行气血、感应传导及调节功能平衡等生理功能。

（一）沟通联系作用

人体由脏腑、形体、官窍和经络构成。人体正是通过经络有机地结合起来，构成一个统一的整体。脏腑、形体、官窍各种功能的协调统一，主要是依赖经络的沟通联系作用实现的。经络在人体内所发挥的沟通联系作用是多方位、多层次的，主要表现为以下几个方面。

1. 脏腑与体表的联系　内在脏腑与外周体表肢节的联系，主要是通过十二经脉以及十二经筋、十二皮部的沟通作用来实现的。

2. 脏腑与官窍之间的联系　十二经脉内属于脏腑，在循行分布过程中，又经过口眼耳鼻舌及二阴等官窍。如此，内在脏腑通过经络与官窍相互沟通而成为一个整体，脏腑的生理功能和疾病变化便可以通过经络反映于相应的官窍。

3. 脏腑之间的联系　脏腑之间通过经络的沟通联系而密切联系在一起。十二经脉中，每一经都分别属络一脏和一腑，又通过经别和别络加强联系，这是脏腑相合理论的主要结构基础。

4. 经脉之间的联系　经络系统各部分之间的联系是多层次的。十二经脉有一定的衔接和流注规律，除了依次首尾相接如环无端外，还有许多交叉和交会，加上经别、别络从内外加强了表里经之间的联系，使得表里经在不同层次上都能充分融合交流。十二经脉和奇经八脉之间也是纵横交错相互联系的，如足厥阴肝经在头顶与督脉和足太阳膀胱经交会于百会穴。奇经八脉之间也存在着一定的联系，如阴维、冲脉会于任脉，都体现出奇经间的关联性。此外，还有无数络脉从经脉分出，网络沟通于经脉与脏腑、经脉与经脉之间，使经络系统成为具有完整结构的调节系统。

（二）运行气血作用

经脉作为运行气血的主要通道而具有运输气血的作用，络脉作为经脉的分支而具有布散和渗灌经脉气血到脏腑形体官窍及经络自身的作用。各脏腑形体官窍及经络自身，得到气血的充分濡养，则能发挥其各自的功能。故《灵枢·本脏》说："经脉者，所以行气血而营阴阳，濡筋骨，利关节也。"正是由于经脉的运输渗灌作用，才使得气血内溉脏腑，外濡腠理，而脏腑腠理在气血的不断循环灌注濡养下，生理功能得以正常发挥，则机体强健，自能抵御外邪的侵袭。

（三）感应传导作用

感应传导，是指经络系统具有感应及传导各种信息的作用。如对经穴刺激引起的感应及传导，又称为针感，《内经》称为"气至"，即"得气"，表现为局部有酸、麻、重、胀、寒、热等特殊的感觉，有时还会沿一定线路传导。经络的感应传导作用，是通过运行于经络之中的经气对信息的感应传导作用而实现的，《灵枢·九针十二原》强调"刺之要，气至而有效"。

经络循行分布于人体各脏腑形体官窍，通上达下，出表入里，如肌表受到某种外界刺激（如针刺、按摩等），这些信息就会由经络中的经气感受和负载，并沿经络传送至内脏，根据信息的性质和强度的不同，产生或补或泻的作用。内脏功能活动或病机变化的信息，亦可由经络中的经气感受，并沿经脉、络脉、经筋、皮部等传达于体表，反映出不同的症状和体征，这是看诸内必形诸外的主要生理基础。

（四）调节功能平衡

经络系统通过其沟通联系、运输气血作用及其经气感应和传导信息的作用，对各脏腑形体官窍的功能活动进行调节，使人体复杂的生理功能相互协调，维持阴阳动态平衡状态。在患病时，机体阴阳平衡遭到破坏，通过经穴配伍和针刺手法以激发经气，扶正祛邪，调畅气血，调节阴阳，使机体转归于协调平衡，达到治疗疾病的目的。

第二节 十二经脉

十二经脉包括手三阴经、手三阳经、足三阴经、足三阳经，构成了经络系统的主体与核心部分，故又称为正经。

一、十二经脉的名称

十二经脉的命名由手足、阴阳、脏腑三个部分组成，与经脉循行的部位有密切关系。上为手，下为足：经脉循行于上肢者为手经，循行于下肢者为足经。内为阴，外为阳：行于四肢内侧的经脉称阴经，行于四肢外侧的经脉称阳经。三阴经分为太阴、少阴、厥阴，三阳经分为阳明、太阳、少阳。脏属阴，腑属阳：属于脏的经脉为阴经，属于腑的经脉为阳经（表4-1）。

表4-1 十二经脉分布及表里关系

	阴经 （属脏络腑）	阳经 （属腑络脏）		分布部位 （阴经行内侧、阳经行外侧）
手	手太阴肺经	手阳明大肠经	上肢	前缘
	手厥阴心包经	手少阳三焦经		中线
	手少阴心经	手太阳小肠经		后缘
足	足太阴脾经	足阳明胃经	下肢	前缘
	足厥阴肝经	足少阳胆经		中线
	足少阴肾经	足太阳膀胱经		后缘

二、十二经脉的走向和交接规律

（一）走向规律

十二经脉走行方向的规律，《灵枢·逆顺肥瘦》说："手之三阴，从脏走手；手之三阳，从手走头；足之三阳，从头走足；足之三阴，从足走腹（胸）。"手三阴经起于胸中，经上肢内侧走向手指端，接手三阳经；手三阳经起于手指端，经上肢外侧，走向头面部，接足三阳经；足三阳经起于头面部，下行经躯干循下肢外侧，走向足趾端，接足三阴经；足三阴经起于足趾端，经下肢内侧走向腹部和胸部，接手三阴经（图4-2）。

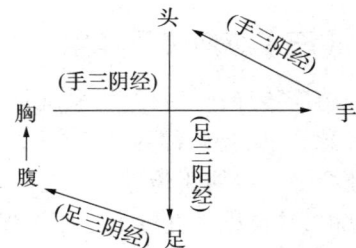

图4-2 十二经脉走向交接规律示意图

（二）交接规律

1. 相表里的阴经与阳经在四肢末端交接 手三阴经和手三阳经在手指末端交接，如手少阴心经和手太阳小肠经在小指端交接；足三阳经和足三阴经在足部末端交接，如足太阳膀胱经和足少阴肾经在足小趾端交接。

2. 同名的手足阳经在头面部交接 手三阳经和足三阳经在头面部相交接，如手太阳小肠经与足太阳膀胱经在目内眦交接。

3. 足阴经与手阴经在胸中交接 足三阴经和手三阴经在胸中交接，如足厥阴肝经与手太阴肺经在肺中交接。

考点与重点 十二经脉的走向与交接规律

三、十二经脉的分布规律

十二经脉左右对称分布于人体的头面、躯干和四肢部，每条经脉皆为纵行，有规律地分布于全身上下。

（一）头面部的分布

手三阳经和足三阳经交会于头面部，故称头为诸阳之会。按照阳明在前，少阳在侧，太阳在后的分布特点：手足阳明经行于面部和额部；手足少阳经行于头侧部；手足太阳经行于面颊、头顶部和后部。

（二）躯干部的分布

手三阴经均从胸部行于腋下，手三阳经循行经过肩和肩胛部。足三阳经自上而下走行，足阳明经行于前（胸腹部），足太阳经行于后（背腰部），足少阳经行于躯体两侧（胁肋部）。足三阴经自下而上均行于腹部和胸部。

（三）四肢部的分布

手之阴经行于上肢内侧面，手之阳经行于上肢外侧面；足之阴经行于下肢内侧，足之阳经分别行于下肢前侧、外侧和后面。按正立姿势站立，两臂自然下垂、拇指向前的体位进行描述，四肢部的分布规律为：手足阴经为太阴在前缘、厥阴在中间、少阴在后缘；手足阳经为阳明在前缘、少阳在中间、太阳在后缘。但在下肢内侧有例外，足内踝尖上 8 寸以下为厥阴经行于前，太阴经行于中，少阴经始终在后。

考点与重点 十二经脉的分布规律

四、十二经脉的表里关系

十二经脉的六阴经与六阳经通过经脉与脏腑的属络关系，以及十二经别和十五络脉的相互沟通作用，组成六对表里相合的对应关系，即手阳明大肠经与手太阴肺经，手少阳三焦经与手厥阴心包经，手太阳小肠经与手少阴心经，足阳明胃经与足太阴脾经，足少阳胆经与足厥阴肝经，足太阳膀胱经与足少阴肾经。

相互表里的阴阳两经，外行线在四肢末端交接，分别循行于肢体内侧与外侧面相对应的位置。表里两经的内行线既与本经所属脏腑相连，也与其相表里的脏腑有联系，分别属络于相为表里的脏与腑，如手太阴肺经属肺络大肠，手阳明大肠经属大肠络肺。

表里两经所联系的脏腑，在生理功能上相互配合，在病理变化上相互影响，在防治疾病上相互为用。如肺经受邪或肺气不足，会影响大肠出现腑气不通而便秘；心火炽盛会影响小肠而见尿痛尿赤等。根据表里两经的经气互通原理，临床治疗时，表里两经的腧穴常交叉配合使用。

考点与重点 十二经脉的表里关系

五、十二经脉的气血流注次序

十二经脉作为气血运行的主要通道，阴阳相贯，首尾衔接，如环无端。中焦水谷精微化生的气血，上注于肺，循行自手太阴肺经开始，逐经依次相传，最后传至足厥阴肝经，再由肝经流注于手太阴肺经，形成了一个循环往复的十二经脉气血流注系统（图 4-3）。

链接

十二经脉时辰流注次序

子午流注理论认为气血在十二经脉中按时间顺序循环往复地运行。一昼夜分为十二时辰，分别命名为子时、丑时、寅时、卯时、辰时、巳时、午时、未时、申时、酉时、戌时、亥时。气血起于手太阴肺经，对应寅时，按照十二经脉流注次序依次对应后续时辰。运用子午流注理论指导临床，对中医养生和疾病的防治都具有重要意义。

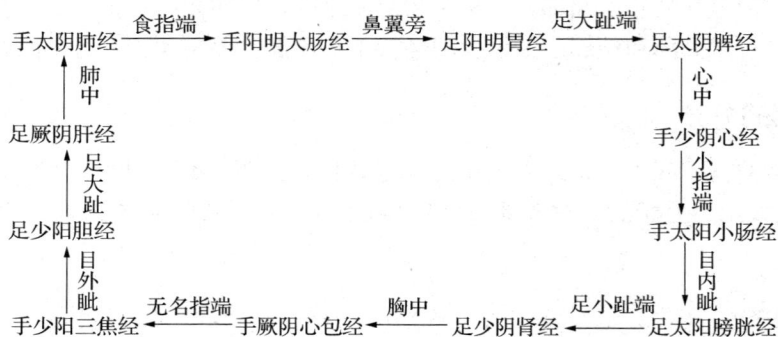

图 4-3　十二经脉气血流注次序

考点与重点　十二经脉的流注次序

附：十二经脉的循行部位

（一）手太阴肺经

手太阴肺经（图 4-4）起于中焦，向下联络大肠，返回经过胃口，向上通过膈肌，入属肺，从肺系（支气管、气管及喉咙等）横行至胸部外上方（中府穴），出腋下，沿上肢内侧前缘下行，过肘窝，入寸口，上鱼际，直出拇指桡侧端（少商穴）。

分支：从手腕的后方（列缺穴）分出，沿手背走向食指桡侧端，交于手阳明大肠经（会商阳穴）。

（二）手阳明大肠经

手阳明大肠经（图 4-5）起于食指桡侧端（商阳穴），沿食指桡侧缘上行，经过手背（合谷穴），行于腕后两筋之间，沿上肢外侧前缘上行，上肩出肩关节前缘，过肩后，在第七颈椎棘突下大椎穴处会与督脉，再向前下行入缺盆部（锁骨上窝），进入胸腔，络肺，下行穿过膈肌，入属大肠。

分支：从缺盆上行，经颈部至面颊，入下齿中，回绕口唇，出来挟口两旁，左右两脉交叉于人中，止于对侧鼻翼旁（迎香穴），交于足阳明胃经。

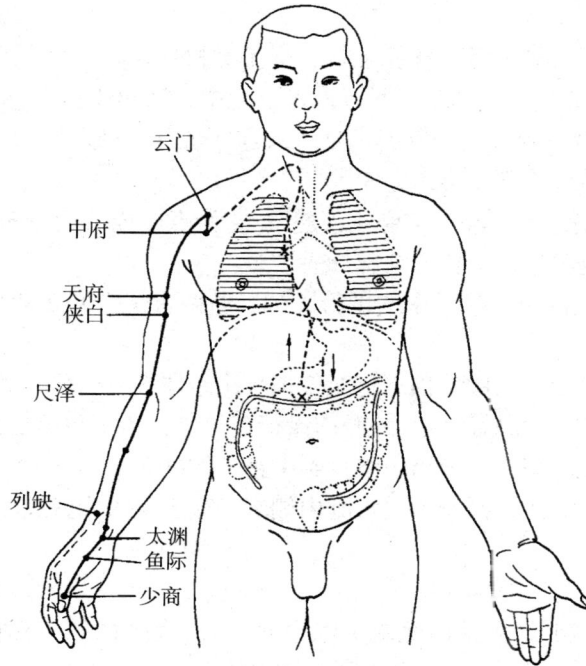

图 4-4　手太阴肺经

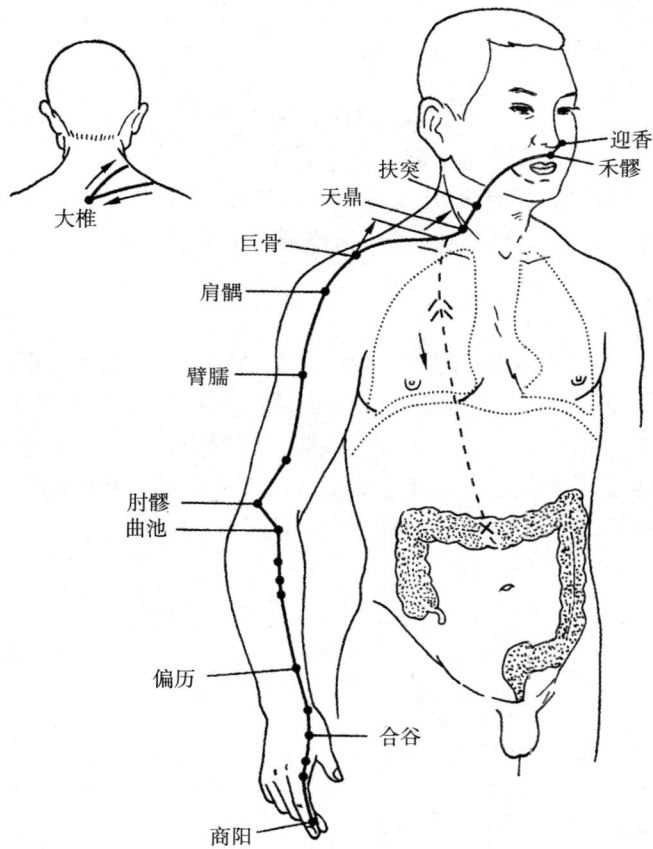

图 4-5　手阳明大肠经

（三）足阳明胃经

足阳明胃经（图 4-6）起于鼻翼旁，挟鼻上行，交于鼻根部，在目内眦精明穴处与足太阳经相交，折返向下沿鼻外侧目下（承泣穴、四白穴）下行，入上齿中，回出来挟口两旁，环绕口唇，在颏唇沟承浆穴处会与任脉，再向后沿下颌骨面动脉搏动处（大迎穴），经下颌角上行过耳前，过上关穴（客主人），沿发际（头维穴），到前额中部（会神庭穴）。

分支：从面部大迎穴分出，下行经喉结旁（人迎穴），沿喉咙向下后行至项部会大椎，再折向前进入缺盆，深入胸腔，下行通过膈肌，属胃，络脾。

直行者：从缺盆出体表直向下，沿乳中线下行，到肚脐两旁（旁开 2 寸），继续下行至腹股沟处的气街（气冲穴）。

分支：从胃下口幽门处分出，沿腹腔内下行至气街，出于体表，与前一直行之脉汇合。再沿大腿外侧前缘下行，至膝膑（犊鼻穴），而后沿胫骨外侧前缘行至足背，止于足第二趾外侧端（厉兑穴）。

分支：从膝下 3 寸处（足三里穴）分出，下行到中趾外侧端。

分支：从足背（冲阳穴）分出，前行入足大趾内侧端，交于足太阴脾经。

（四）足太阴脾经

足太阴脾经（图 4-7）起于足大趾内侧端（隐白穴），沿大趾内侧赤白肉际，经第一跖趾关节后（太白穴），上行过内踝的前面（商丘穴），沿小腿内侧中线上行，在内踝尖上 8 寸处，与足厥阴肝经交叉，走在肝经之前，再沿大腿内侧前缘上行，进入腹部，属脾，络胃，之后穿过膈肌上行（络大包穴），上夹食管两旁，连舌本，散舌下。

分支：从胃别出，向上通过膈肌，流注心中，交于手少阴心经。

（五）手少阴心经

手少阴心经（图 4-8）起于心中，向下穿过膈肌，络于小肠。

分支：从心系分出上行，挟食道两旁，向上连于目系。

直行者：从心系上行经过肺，横行浅出腋下（极泉穴），沿上肢内侧后缘向下，过肘中，经掌后锐骨端（神门穴），进入掌内，沿小指桡侧直行至小指桡侧端（少冲穴），交于手太阳小肠经。

（六）手太阳小肠经

手太阳小肠经（图 4-9）起于小指尺侧端（少泽穴），经手背尺侧到腕部（阳谷穴），沿着上肢外侧后缘，过肘部两骨之间（小海穴），上行至肩关节后面（肩贞穴），绕行肩胛部，与督脉交会于大椎穴，再向前下入缺盆，深入体腔，络于心，沿食管穿过膈肌，到胃部，下行属于小肠。

分支：从缺盆分出，向上沿颈侧经下颌角上到面颊，至外眼角，折回向后入耳中（听宫穴）。

分支：从面颊部分出，向上经目眶下，至内眼角，交于足太阳膀胱经。

神庭
头维
上关
承泣
四白
巨髎
地仓
下关
颊车
大迎
大椎
人迎
缺盆
乳中
乳根
不容
天枢
气冲
髀关
伏兔
梁丘
犊鼻
足三里
上巨虚
丰隆
下巨虚
解溪
冲阳
厉兑

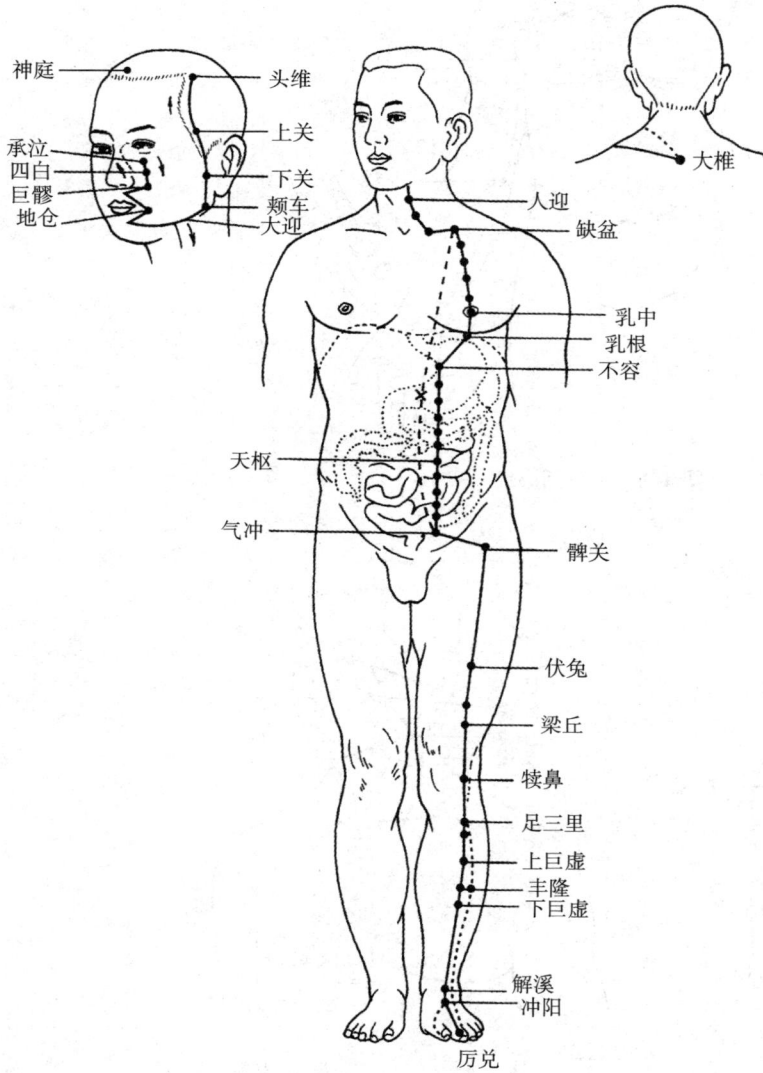

图 4-6 足阳明胃经

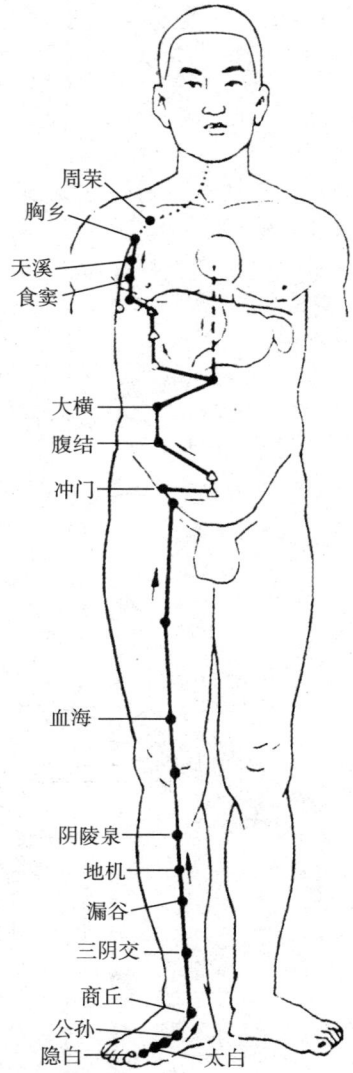

周荣
胸乡
天溪
食窦
大横
腹结
冲门
血海
阴陵泉
地机
漏谷
三阴交
商丘
公孙
隐白
太白

图 4-7 足太阴脾经

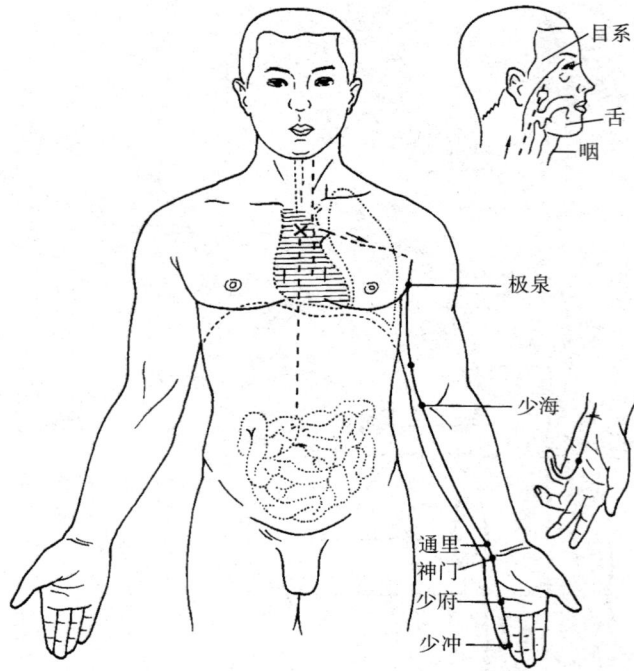

目系
舌
咽
极泉
少海
通里
神门
少府
少冲

图 4-8　手少阴心经

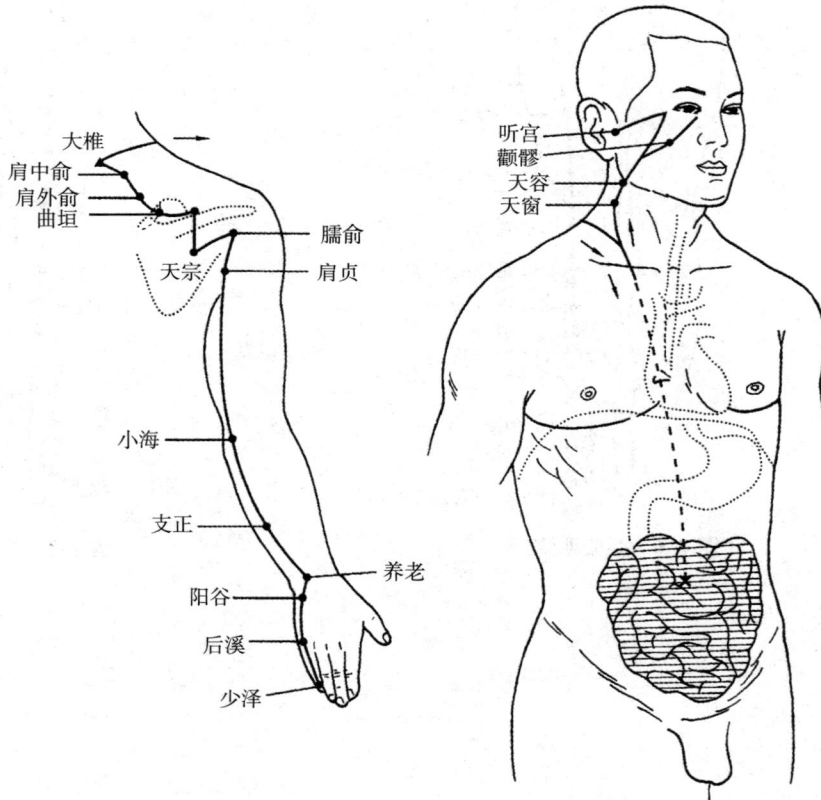

大椎
肩中俞
肩外俞
曲垣
天宗
臑俞
肩贞
小海
支正
阳谷
后溪
少泽

听宫
颧髎
天容
天窗

图 4-9　手太阳小肠经

（七）足太阳膀胱经

足太阳膀胱经（图4-10）起于目内眦（睛明穴），经眉头向上到达额部，左右交会于头顶部（会百会穴）。

分支：从头顶部分出，到耳上角处的头侧部。

直行者：从头顶部百会穴处分出，向后行至枕骨处入颅，联络于脑，浅出后下行到项部（天柱穴），交会于大椎穴，再分左右夹脊柱两旁，沿背部距后正中线1.5寸直线下行，到达腰部（肾俞穴），进入脊柱两旁肌肉，深入体腔，络于肾，属膀胱。

分支：从腰部（肾俞穴）分出，继续沿脊柱两旁、距后正中线1.5寸下行，经过臀部，从大腿外侧后缘下行至腘窝中（委中穴）。

分支：从项部（天柱穴）分出下行，沿脊柱两侧、后正中线旁开3寸直线下行，经髋关节，沿着大腿后侧外缘下行，与前一支脉会合于腘窝中，继续向下穿过腓肠肌，出于足外踝后，沿足背外侧缘至小趾外侧端（至阴穴），交于足少阴肾经。

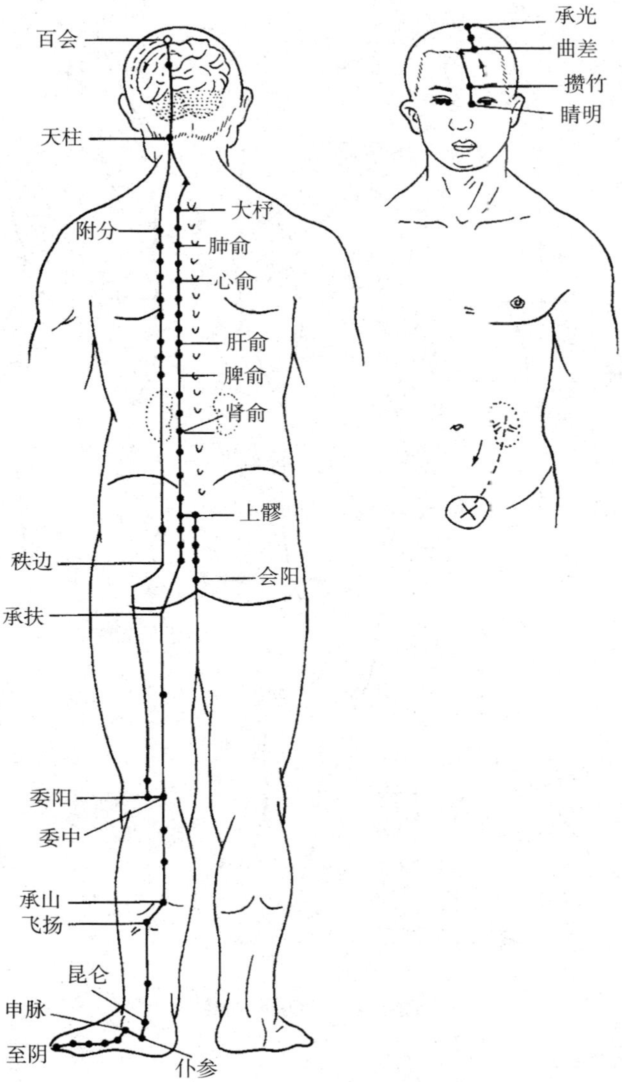

图4-10 足太阳膀胱经

（八）足少阴肾经

足少阴肾经（图 4-11）起于足小趾下，斜走于足心（涌泉穴），出于足内侧舟骨粗隆之下（然谷穴），经内踝后进入足跟部（大钟穴），再向上沿小腿内侧后缘，至腘窝内侧，上行大腿内侧后缘进入脊内（会长强穴），穿过脊柱到腰部，属肾，再向下络膀胱。

直行者：从肾上行，穿过肝，通过膈肌，进入肺，沿着喉咙，夹舌根两旁。

分支：从股内侧后缘大腿根部分出，向前从耻骨联合上缘出体腔，沿腹部中线两侧 0.5 寸处直线上行，到脐上 6 寸处（幽门穴）斜向上，从第五肋间隙沿胸正中线旁开 2 寸处上行至锁骨下缘（俞府穴）。

分支：从肺中分出，联络心，注入胸中，交于手厥阴心包经。

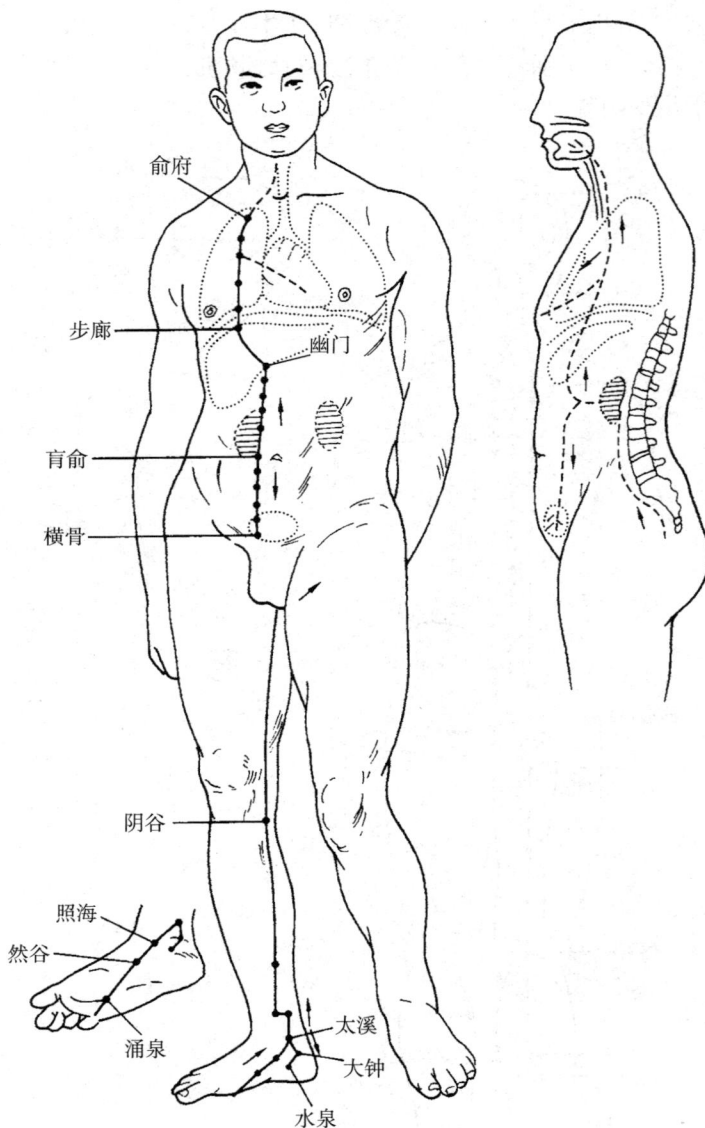

图 4-11　足少阴肾经

（九）手厥阴心包经

手厥阴心包经（图 4-12）起于胸中，出来属于心包，向下穿过膈肌，依次络于上、中、下三焦。

分支：从胸中分出，走向胸部外侧浅出胁部，经腋下 3 寸处（天池穴），向上至腋窝下，沿上肢内侧中线进入肘窝，沿前臂内侧中线经腕部（大陵穴），入掌中（劳宫穴），沿中指桡侧，出中指末端（中冲穴）。

分支：从掌中分出，沿无名指至其尺侧端（交关冲穴），交于手少阳三焦经。

（十）手少阳三焦经

手少阳三焦经（图 4-13）起于无名指尺侧端（关冲穴），沿无名指尺侧、手背向上至手腕背面（阳池穴），上行前臂外侧尺、桡骨之间，经过肘尖，再沿上臂外侧向上至肩后部（肩髎穴、天髎穴），向前入缺盆，分布于膻中，散络心包，向下穿过膈肌，依次属上、中、下三焦。

分支：从胸中分出，上行出于缺盆，至肩部，左右交会于大椎，分而上行到项部，沿耳后（翳风穴），上出于耳上角，弯曲向下经面颊部，至目眶下。

分支：从耳后分出，进入耳中，出于耳前，经颧弓上缘上关穴前，在面颊部与前一分支相交，至外眼角（会瞳子髎穴），交于足少阳胆经。

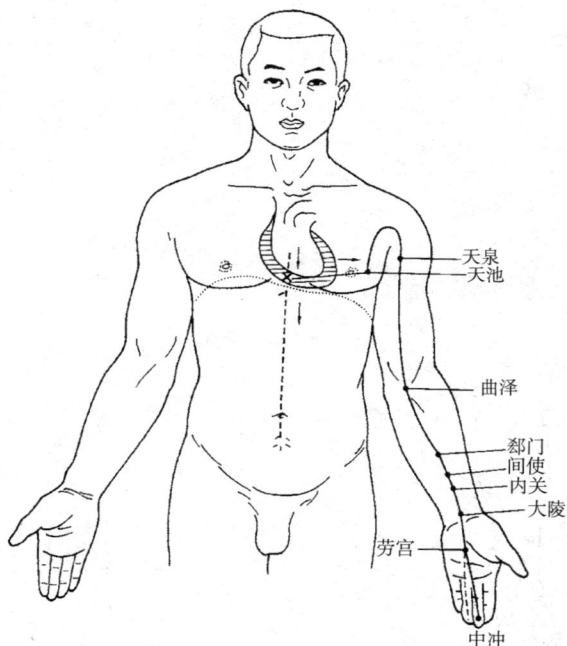

图 4-12　手厥阴心包经

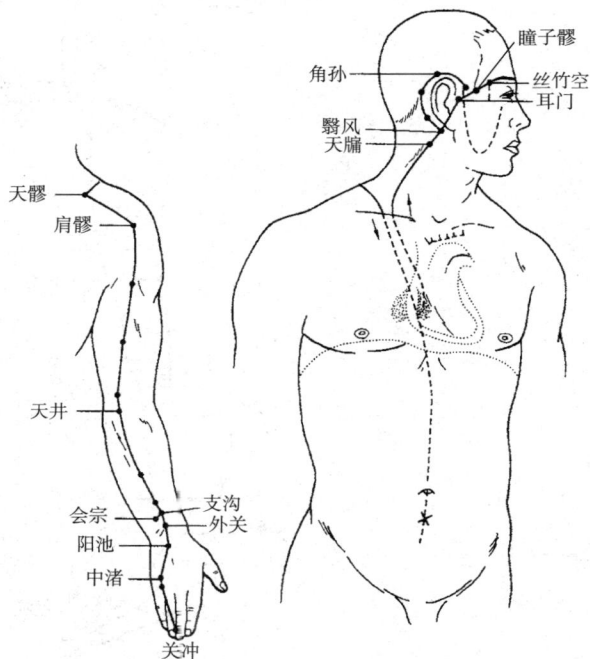

图 4-13　手少阳三焦经

（十一）足少阳胆经

足少阳胆经（图 4-14）起于目外眦（瞳子髎穴），上至额角（颔厌穴），折向下经耳前，沿耳上方绕到耳后下方（完骨穴），再返折向上行，经额部至眉上（阳白穴），又折向后行至枕骨下（风池穴），沿项部两侧下行至肩上（肩井穴），左右交会于大椎穴，分开前行进入缺盆。

分支：从耳后完骨穴分出，进入耳中，出走于耳前（听会、上关），至目外眦后方。

分支：从目外眦分出，下行至下颌部的大迎穴处，与手少阳经的支脉会合，上行到目眶下。下行者经下颌角（会颊车穴）行至颈部，经颈前人迎穴旁，与前脉会合于缺盆。继续下行进入胸腔，穿过膈肌，络肝，属胆，沿胁里向下浅出于气街（腹股沟动脉处），绕毛际，横向行至髋关节（环跳穴）处。

直行者：从缺盆下行至腋，沿着侧胸部，过季胁（日月穴），下行至髋关节处与前脉会合，然后向下沿大腿外侧（风市穴），经膝关节外缘，行于腓骨小头前面，再沿小腿外侧下行经腓骨下端（悬钟穴），浅出外踝之前（丘墟穴），沿足背前行，出于足第四趾外侧端（足窍阴穴）。

分支：从足背（足临泣穴）分出，向前出足大趾外侧端（会大敦穴），折回穿过爪甲，分布于足大趾背丛毛处，交于足厥阴肝经。

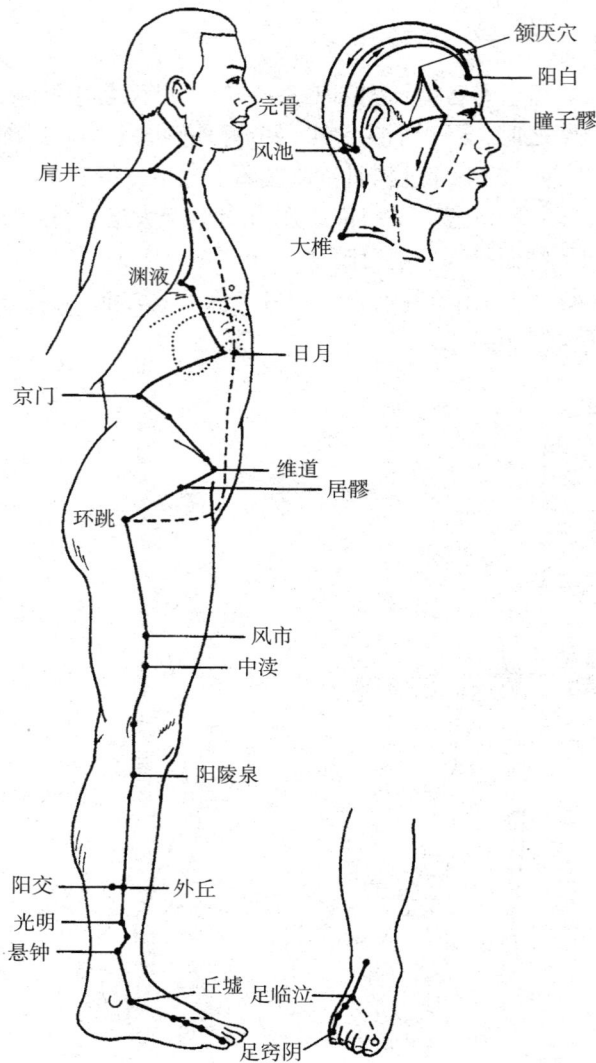

图 4-14　足少阳胆经

（十二）足厥阴肝经

足厥阴肝经（图 4-15）起于足大趾爪甲后丛毛处，至足大趾外侧端（大敦穴）向上行于足背第一、二跖骨间，经内踝前，向上沿胫骨内侧（会三阴交），在内踝尖上 8 寸处交出足太阴脾经之后，过膝内侧（曲泉穴），沿大腿内侧中线上行，进入阴毛中，绕阴器，至小腹，进入腹腔，挟胃两旁，属肝，络胆。向上穿过膈肌，分布于胁肋部，沿喉咙的后边，向上进入鼻咽部，上行连接目系，出于额，上行与督脉会于头顶部。

直行者：从阴器至髂前方，沿腹部外侧到十一肋前（章门穴），再上行到胸部（期门穴），散布于胸胁。

分支：从目系分出，下行颊里，环绕口唇的里边。

分支：从肝分出，穿过膈肌，向上注入肺，交于手太阴肺经。

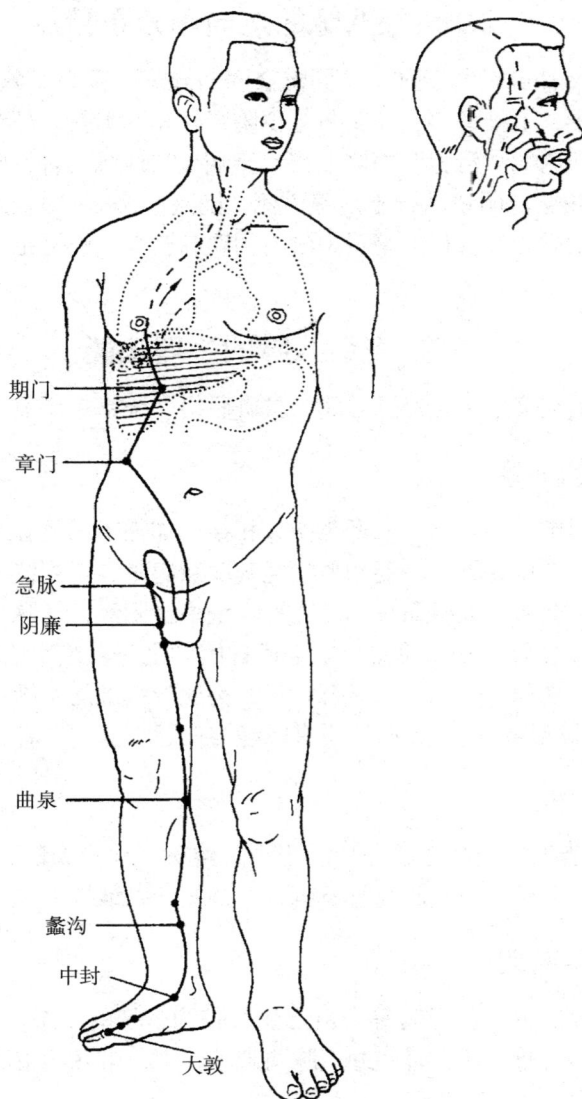

图 4-15　足厥阴肝经

第三节　奇 经 八 脉

奇经八脉是十二经脉之外的重要经脉，交叉贯穿于十二经脉之间，在全身起到重要的统帅、联络和调节作用。

一、奇经八脉的概念

奇经八脉是督脉、任脉、冲脉、带脉、阴跷脉、阳跷脉、阴维脉、阳维脉的总称。由于它们的分布不像十二经脉那样规则，同脏腑没有直接的属络关系，相互之间也没有表里配合关系，因此，与十二正经不同，故称奇经。《难经集注·二十七难》曰："奇，异也。此之八脉，与十二经不相拘制，别道而行，与正经有异，故曰奇经也。其数有八。"

二、奇经八脉的走向和分布特点

奇经八脉的督脉、任脉、冲脉皆起于胞中，同出会阴而异行，称为一源三歧：督脉行于腰背正中，上至头面；任脉行于胸腹正中，上抵颏部；冲脉与足少阴肾经相并上行，环绕口唇。带脉起于胁下，绕行腰间一周。阴维脉起于小腿内侧，沿腿股内侧上行，至咽喉与任脉会合；阳维脉行于足跗外侧，沿腿膝外侧上行，至项后与督脉相会。阴跷脉行于足跟内侧，随足少阴等经上行，至目内眦与阳跷脉会合；阳跷脉起于足跟外侧，伴足太阳等经上行，至目内眦与阴跷脉会合，再沿足太阳经上额，于项后会合足少阳胆经。

三、奇经八脉的生理功能

奇经八脉别道奇行，纵横交叉于十二经脉之间，具有联络、统率、调节十二经脉的作用。

（一）密切十二经脉的联系

奇经八脉在循行分布过程中，不但与十二经脉交叉相接，加强十二经脉之间的联系，补充十二经脉在循行分布上的不足，而且将部位相近、功能相似的经脉联系起来，达到统率有关经脉气血、协调阴阳的作用。如督脉与手足六阳经交会于大椎而称阳脉之海，统率诸阳经；任脉与足三阴经交会于脐下关元穴，足三阴又接手三阴经，故任脉因联系手足六阴经而称阴脉之海，统率诸阴经；冲脉通行上下前后，渗灌三阴三阳，有十二经之海之称；带脉约束纵行诸经，沟通腰腹部的经脉；阳维脉维络诸阳经，联络所有阳经与督脉相合；阴维脉维络诸阴经，联络所有阴经与任脉相会，二者共同维系一身阳经与阴经。

（二）调节十二经脉气血

奇经八脉具有蓄溢和调节十二经气血的作用。当十二经脉气血有余时，则流入奇经八脉，蓄以备用；当十二经脉气血不足时，奇经中的气血及时溢出给予补充，以维持十二经脉气血的相对恒定。

（三）与某些脏腑关系密切

奇经与肝、肾等脏以及脑、髓、女子胞等奇恒之腑有较为密切的联系。如督脉入颅络脑、行脊中、络肾，加强脑、髓、肾之间的沟通；任、督、冲三脉同起于胞中，带脉约束胞系，参与人体生殖功能的调节，与女子的经、带、胎、产密切相关等。

四、奇经八脉的循行部位

（一）督脉

督脉（图4-16）起于胞中，下出会阴，向后经长强穴上行，沿脊柱里面上行至项后风府穴，进入颅内，络脑。回出沿项、头正中线上行至颠顶（百会穴），沿前额下行鼻柱，止于上唇系带处（龈交穴）。

分支：从脊柱里面分出，络肾。

分支：从小腹内分出，直上贯脐中央，上贯心，到喉部，向上到下颌部，环绕口唇，再向上到两眼下部的中央。

（二）任脉

任脉（图4-17）起于胞中，下出会阴，向前经阴阜（曲骨穴），上行至关元穴，继续沿前正中线上行达咽喉，至下颌部（承浆穴），环绕口唇，沿面颊，分行至目眶下。

分支：由胞中别出，与冲脉相并，行于脊柱前。

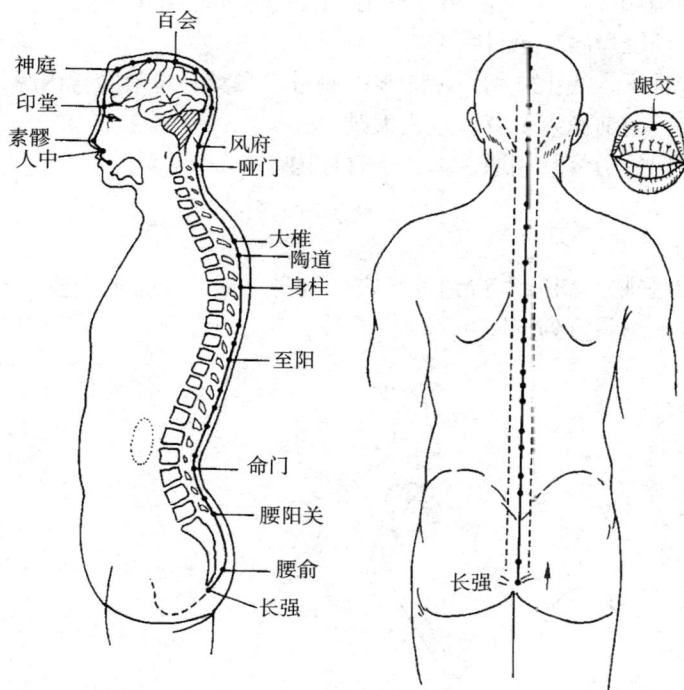

图 4-16 督脉

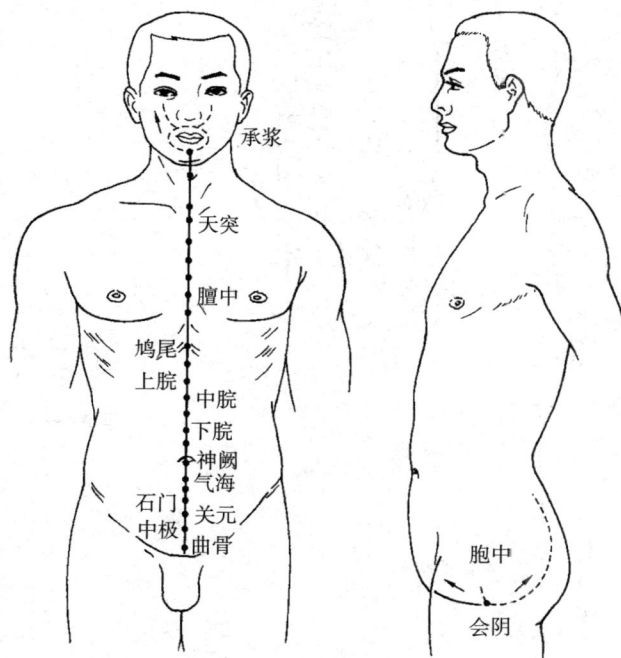

图 4-17 任脉

（三）冲脉

冲脉（图 4-18）起于胞中，下经会阴出于气街，从气街部起与足少阴经相并，挟脐上行，散布于胸中，再向上行，经喉，环绕口唇，至目眶下。

分支：从少腹输注于肾下，浅出气街，沿大腿内侧进入腘窝，再沿胫骨内缘，下行到足底。

分支：从内踝后分出，向前斜入足背，进入大趾。

分支：从胞中分出，向后与督脉相通，上行于脊柱内。

（四）带脉

带脉（图 4-19）起于季胁，斜向下行到带脉穴，绕身一周，束带而前垂，环行于腰腹部。并于带脉穴处再向前下方沿髂骨上缘斜行到少腹。

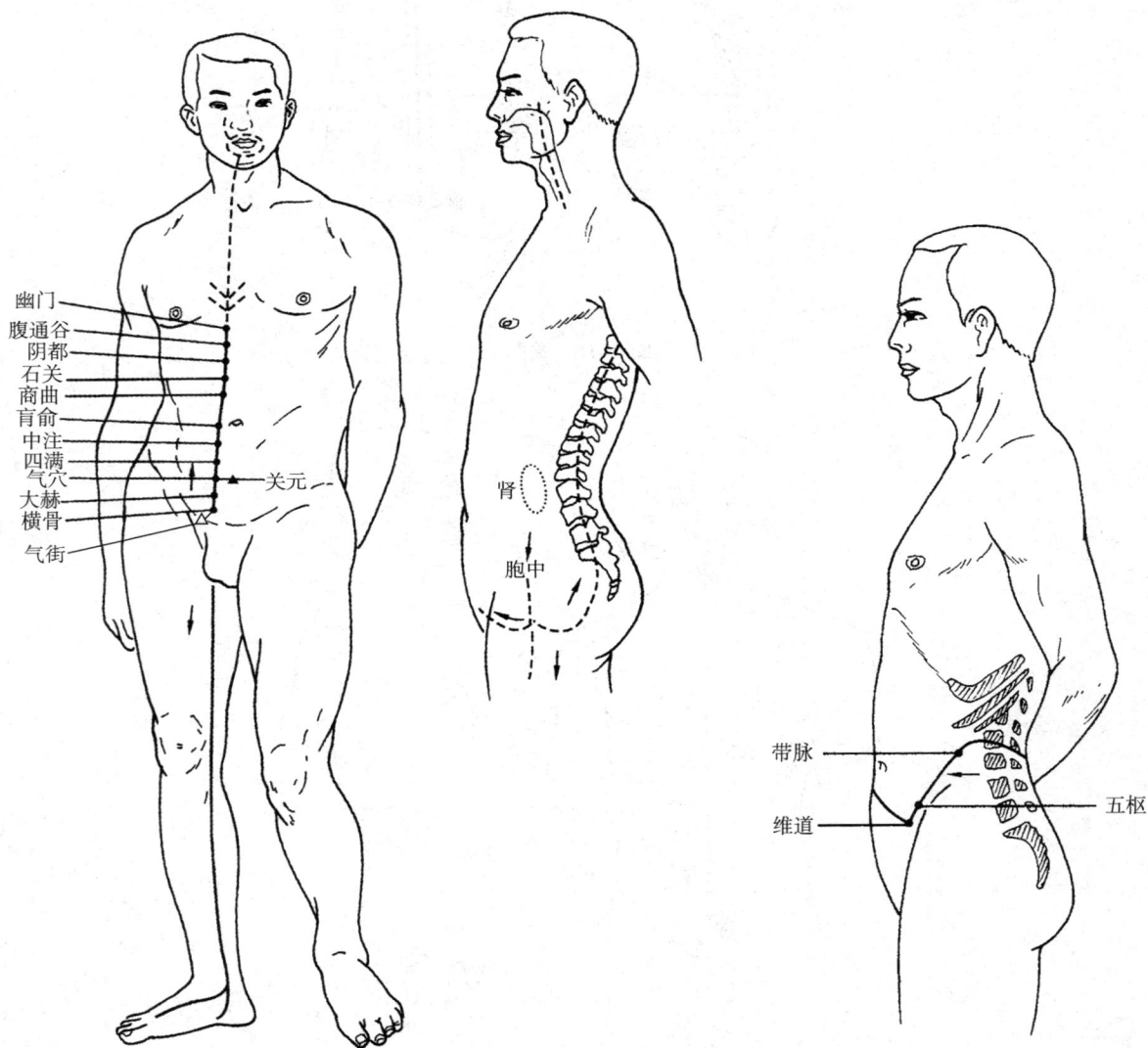

图 4-18　冲脉

图 4-19　带脉

（五）阴跷脉和阳跷脉

阴跷脉（图4-20）起于内踝下足少阴肾经的照海穴，沿内踝后直上小腿、大腿内侧，经前阴，沿腹、胸进入缺盆，出行于人迎穴之前，经鼻旁，到目内眦（睛明穴），与手足太阳经、阳跷脉会合。

阳跷脉（图4-21）起于外踝下足太阳膀胱经的申脉穴，沿外踝后上行，经小腿、大腿外侧，再向上经腹、胸侧面与肩部，由颈外侧上挟口角，到达目内眦（睛明穴），与手足太阳经、阴跷脉会合，再上行进入发际，向下到达耳后，与足少阳胆经会合于项后。

（六）阴维脉和阳维脉

阴维脉（图4-22）起于小腿内侧足三阴经交会之处，沿下肢内侧上行，至腹部与足太阴脾经同行，到胁部与足厥阴肝经相合，然后上行至咽喉，与任脉相会。

阳维脉（图4-23）起于外踝下，与足少阳胆经并行，沿下肢外侧向上，经躯干部后外侧，从腋后上肩，经颈部、耳后，前行到额部，分布于头侧及项后，与督脉会合。

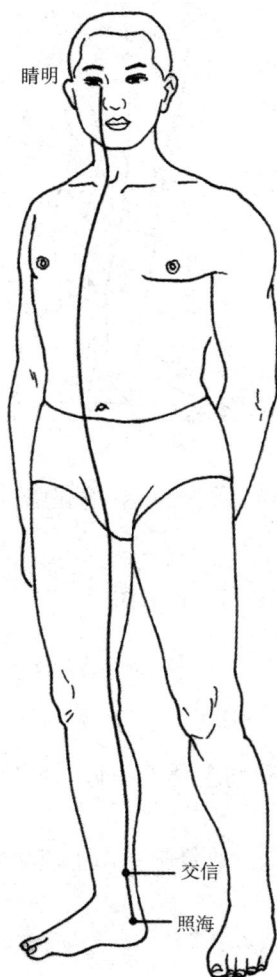

图4-20　阴跷脉

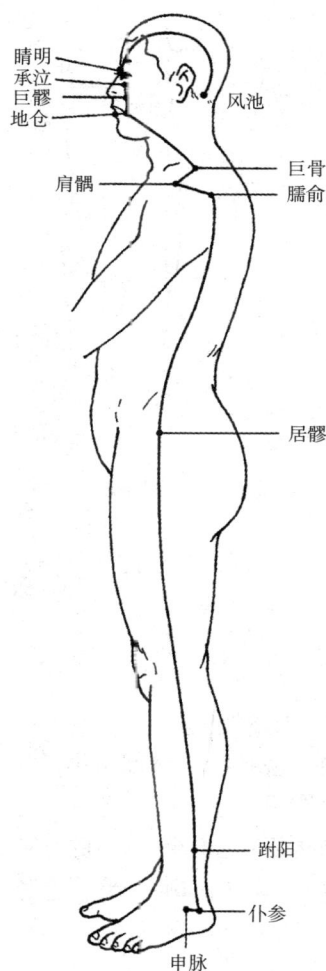

图4-21　阳跷脉

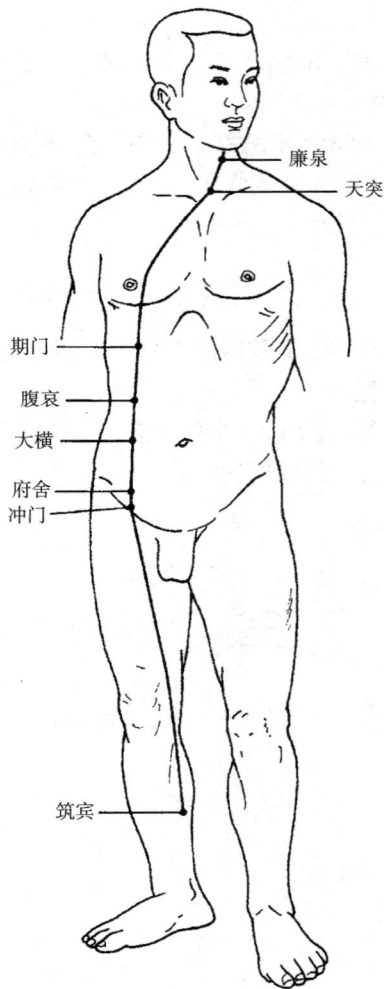

图 4-22 阴维脉

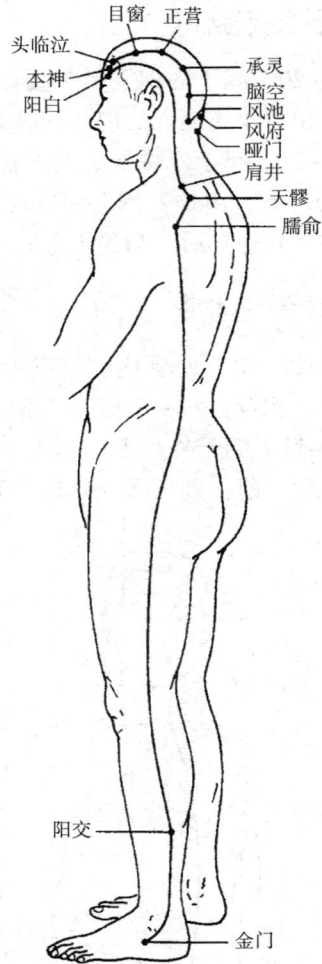

图 4-23 阳维脉

五、奇经八脉各自的生理功能

（一）督脉

督有总督、督管、统领之意。

1. 调节阳经气血 督脉行于背部正中，诸阳经及阳维脉均会合于督脉。督脉具有统率一身之阳经，调节全身阳经气血的作用，故为阳脉之海。

2. 络肾通髓达脑 督脉起于胞中，贯脊属肾，肾主生殖，故督脉主司生殖功能。督脉上行脊里、入络脑、上贯心，故生理、疾病与脑、髓、心等有密切联系。

（二）任脉

任有担任、妊养之意。

1. 调节阴经气血 任脉循行于腹面正中线，诸阴经及阴维脉均交会于任脉。任脉具有总任一身之阴经，调节全身阴经气血的作用，故为阴脉之海。

2. 任主胞胎 任脉起于胞中，与女子月经来潮及妊养、生殖功能有关。任脉为妇人生养之本，任通妊，故有任主胞胎之说。

（三）冲脉

冲有要冲、要道之意。

1. 调节十二经脉气血　冲脉循行范围广泛，上至头，下至足，后行于背，前布于胸腹，贯穿全身，阴阳表里无所不涉，为一身气血之要冲，能容纳和调节十二经脉及五脏六腑之气血，故有十二经脉之海之称。

2. 调节月经及孕育　冲脉起于胞中，又为血海。《素问·上古天真论》说："任脉通，太冲脉盛，月事以时下，故有子。"妇女月经来潮及生殖能力与冲、任脉气血盛衰有关。

（四）带脉

带有腰带、束带之意，引申为约束。

1. 约束纵行诸经　带脉是全身唯一横行的经脉，环腰一周，犹如束带，总束纵行诸脉，以调节脉气，使之通畅。

2. 主司妇女带下　因带脉亏虚，不能约束经脉，多见妇女带下量多，腰酸无力等症。

（五）阴跷脉、阳跷脉

跷有轻捷矫健之意。

1. 主司下肢运动　阴阳跷脉皆起于足，其脉气多发在足内、外踝及髋上至肩、颈项等关节处，二跷阴阳之气交通和谐，使下肢运动灵活。

2. 司眼睑开合　阴阳跷脉交会于目内眦，阳跷主一身左右之阳，阴跷主一身左右之阴，阴阳气相并，共同濡养眼目，主司眼睑开合。

（六）阴维脉、阳维脉

维有维系、维络之意。阴维脉维络诸阴；阳维脉维络诸阳。阴维脉与足三阴经相交会，最后合于任脉；阳维脉与足三阳经相交，最后合于督脉。阴阳相辅，对诸阴阳经脉气血起着溢蓄调节作用。

考点与重点　奇经八脉的生理功能

第四节　经别、经筋、皮部、别络

一、十二经别

十二经别，又称经别，是从十二经脉别行分出，深入躯体深部，循行于胸腹及头部的支脉，首载于《灵枢·经别》。

（一）十二经别的循行分布特点

十二经别的循行分布特点可用离、入、出、合加以概括。十二经别循行，多从四肢肘膝附近的正经别出，称为离；入体腔脏腑深部，呈向心性循行，称为入；然后浅出体表，而上头项部，称为出；阴经的经别合于相表里的阳经经别，然后一并注入六条阳经，称为合。每一对相表里的经别组成一合，十二经别分手足三阴、三阳，组成六对，称为"六合"。

（二）十二经别的生理功能

十二经别循行布散范围较广，可至十二经脉没有到达的部位，因此，在诊断与治疗等方面都有一定应用。

1. 加强十二经脉表里两经在体内的联系　十二经脉中阳经为表、阴经为里，在循行分布和功能活动上，表里两经关系密切，经别则加强了这种联系。

2. 加强足三阴、足三阳经脉与心脏的联系　足三阴、足三阳的经别循行过腹、胸，除加强了腹腔内脏腑的表里联系外，又与胸腔内的心脏相联系，为心为五脏六腑之大主提供了理论依据。

3. 加强了十二经脉和头面部的联系　十二经脉主要是六条阳经分布于头面部，而十二经别中六条阳经及六条阴经的经别均上达头面部。

4. 扩大十二经脉的主治范围　十二经别的循行，使十二经脉的分布和联系的部位更加广泛，从而也扩大了十二经脉的主治范围。

二、十 二 经 筋

十二经筋是十二经脉之气结聚散络于筋肉骨节的体系，是附属于十二经脉的筋膜系统。

（一）十二经筋的循行分布特点

十二经筋的循行特点可以用结、聚、散、络加以概括。从总体分布来看，其循行与十二经脉的体表循行基本一致，但十二经筋走向是从四肢末端向心循行。

（二）十二经筋的生理功能

十二经筋多附于骨和关节，具有约束骨骼、主司关节运动的功能。

三、十 二 皮 部

十二皮部是十二经脉功能活动反映于体表的部位，也是络脉之气在皮肤所散布的部位。

十二经脉及其所属络脉，在体表有一定分布范围，十二皮部就是十二经脉及其所属络脉在体表的分区。

观察不同部位皮肤的色泽和形态变化，有助于诊断某些脏腑、经络的病变。在皮肤一定部位施行贴敷、艾灸、热熨、梅花针等疗法，可治疗内在脏腑的病变。这是皮部理论在诊断和治疗方面的应用。

四、十 五 络 脉

十五络脉又称十五别络，即十二经脉和任脉、督脉各自别出一络与脾之大络的总称。

浮络是浮现于体表的络脉，孙络是最细小的络脉，两者难以计数，遍布全身。

（一）十五络脉的循行分布特点

十二经脉的别络从肘膝关节以下分出后，阴经的别络均络于阳经，阳经的别络均络于阴经。

（二）十五络脉的生理功能

1. 加强十二经脉表里两经在体表的联系　阴经的别络走向阳经，阳经的别络走向阴经，阴阳经的络脉相互交通连接，通过络脉的双重联系，进一步加强表里两经的联系，并能通达某些正经所没有到达的部位，可补正经之不足。

2. 加强人体前、后、侧面联系，统率其他络脉　十二经脉的别络，其脉气汇集于十二经的络穴；督脉的别络散布于背部和头部，别走太阳；任脉的别络散布于腹部；脾之大络散布于胸胁部。故别络可加强十二经脉及任、督二脉与躯体组织的联系，尤其是加强人体前、后、侧面的联系，并统率其他络脉以渗灌气血。

3. 渗灌气血以濡养全身　孙络、浮络等从大的络脉分出后，呈网状扩散，密布全身。循行于经脉中的气血，通过别络的渗灌作用注入孙络、浮络，逐渐扩散到全身而起到濡养作用。

第五节　经络学说的应用

经络是人体的重要组成部分，是脏腑与形体官窍联系的桥梁和枢纽，是血气灌注脏腑组织形体官窍的通道。经络学说被广泛应用于指导临床各科疾病的诊疗中，是针灸、推拿及药物疗法的理论基础。

（一）阐释病机变化

在疾病状态下，经络是病邪由表及里、体内病变反映于体表、脏腑病变传变的途径。

1. 外邪由表传里的途径　由于经络内属于脏腑，外布于肌表，因此当体表受到病邪侵袭时，通过经络由表及里，由浅入深，逐次向里传变而波及脏腑。

2. 体内病变反映于外的途径　由于内在脏腑与外在形体、官窍之间，通过经络密切相连，故脏腑病变可通过经络的传导反映于外。

3. 脏腑病变相互传变的途径　由于脏腑之间有经脉相互联系，所以一个脏腑的病变可以通过经络传到另一个脏腑。

（二）指导疾病诊断

经络循行起止有一定的部位，属络相应脏腑，内脏的疾病可通过经络反映于相应的形体部位。根据经脉的循行部位和所属络脏腑的生理特点来分析各种临床表现，可推断疾病发生在何经、何脏或何腑，并且可根据症状的性质和先后次序来判断病情的轻重及发展趋势。

1. 循经诊断　循经诊断是根据疾病表现的症状和体征，结合经络循行分布部位及其属络脏腑进行的诊断。如两胁疼痛，多为肝胆疾病；在胸前虚里处疼痛，痛连左手臂及小指，则应考虑真心痛等心脏疾病。

2. 分经诊断　分经诊断是根据病变所在部位，详细区分疾病所属经脉进行诊断。如头痛在前额者，多与阳明经有关；痛在两侧者，则与少阳经有关；痛在后头及项部，多为太阳经病变；痛在巅顶，主要与厥阴经有关。

（三）指导疾病治疗

1. 指导针灸推拿治疗　针灸、推拿疗法是以经络学说作为理论基础的常用治病保健方法。经络能够通行气血，沟通上下内外，联络脏腑形体官窍，感应传导信息，协调阴阳，同时又是病邪入侵和疾病传变的通道。利用经络的这些特性，用针灸、推拿等多种方式刺激腧穴，以达到调理经络气血及脏腑功能，扶正祛邪的治疗目的。

2. 指导药物治疗　中药口服和外用治疗，是以经络为通道，以气血为载体，通过经络的传输而发挥治疗作用的。中药的归经理论的基础是不同药物与不同的脏腑经络之间存在着特殊的亲和关系和选择性作用。金代张元素根据经络学说，在中药归经基础上，倡导分经用药，并创立"引经报使"理论。方剂是临床针对疾病证候性质，按照君、臣、佐、使组方原则，配伍而成的中药处方。如张元素所创的"九味羌活汤"，为分经论治的代表方剂。

总之，经络学说是中医学独特的理论，指导着疾病与证候的诊断与针灸、推拿、气功、药物治疗等多方面，故《灵枢·经脉》说："经脉者，所以决死生，处百病，调虚实，不可不通。"

? 思 考 题

1. 简述经络系统的组成。
2. 十二经脉在体表的分布规律有哪些?
3. 简述经络的生理功能。

本章数字资源

第五章 体 质

📋 **案例**

　　患者，男，20岁，形体偏瘦，油性皮肤，食量较大，大便干燥，小便黄赤，动则易出汗，喜冷饮，唇舌偏红，脉滑数，喜动急躁，精力旺盛，动作敏捷，反应灵敏。

问题： 1.请问该患者属于什么体质？

　　　　2.该体质容易发生哪些病症？

　　中医体质理论源于《黄帝内经》，明确记载了人在生命过程中可以显示出刚柔、强弱、高低、阴阳、肥瘦等显著的个体差异，如《灵枢·寿夭刚柔》说："人之生也，有刚有柔，有弱有强，有短有长，有阴有阳。"体质学说是以中医理论为指导，研究体质的概念、形成、类型、特征及其对疾病发生、发展、演变过程的影响，并以此指导疾病预防、诊断、治疗及养生康复的理论知识。

第一节　体质的概念与构成要素及评价

一、体质的概念

　　体质是在先天禀赋和后天获得的基础上所形成的形态结构、生理功能、心理状态方面综合的相对稳定的固有特质。体质禀受于先天，受后天影响。通过人体形态、生理功能和心理活动的差异性表现出来。

　　先天和后天因素的共同作用使体质具有了先天遗传性、个体差异性、形神一体性、群类趋同性、相对稳定性、动态可变性、可预测性、后天可调性等特点。

　　1. 先天遗传性　父母之精是生命个体形成的基础，人类的外表形态、脏腑功能、精神状态等个性特点均形成于胎儿期，并取决于个体的遗传背景。遗传因素维持着个体体质特征的相对稳定，是决定体质形成和发展的基础。

　　2. 个体差异性　体质特征因人而异，有显著的个体差异性，它通过人体的形态结构、生理功能和心理活动的差异性而表现出来。因此，个体差异性是体质学说研究的核心问题。

　　3. 形神一体性　形神合一是中医学体质概念的基本特征之一，复杂多样的体质差异反映着人体在形态结构（形）以及由脏腑功能活动所产生的各种精神活动（神）方面的基本特征，是特定的生理特性与心理特性的综合体，是对个体身心特性的概括。

　　4. 群类趋同性　同一种族或聚居在同一地域的人，因为生存环境和生活习惯大致相同，遗传背景和生存环境具有同一性和一致性，从而使人群的体质具有相同或类似的特点，因此体质具有群类趋同性。

　　5. 相对稳定性　先天禀赋决定着个体体质的相对稳定性，体质是一个随个体发育的不同阶段而演变的生命过程。在生命过程的某个阶段体质具有相对稳定性，不会发生骤然改变。

6. 动态可变性 先天禀赋决定着个体体质的相对稳定性，后天因素又使体质具有可变性。体质的可变性具有两个基本规律，一是机体随着年龄的变化呈现出特有的体质特点；二是机体随着外界因素的运动变化呈现出的体质状态的变化。两种变化常同时存在，相互影响，这种可变性是进行体质状态干预的基础。

7. 可预测性 体质特征伴随生命的全过程，具有循着某种类型体质固有的发展演变规律缓慢演变的趋势，这就使得体质评价具有可预测性，从而为治未病提供了可能。

8. 后天可调性 体质的相对稳定与动态可变的特点为改善体质提供了前提。因此，通过后天干预可以使偏颇体质得以纠正或改善，减少对疾病的易感性，预防疾病的发生，甚至从根本上改变体质，从而达到未病先防、既病防变的目的。

考点与重点 体质的概念、体质的特点

二、体质的构成要素及评价

（一）体质的构成要素

体质由形态结构、生理功能和心理特征三个要素构成。

1. 形态结构 人体形态结构上的差异性是个体体质特征的重要组成部分，包括外部形态结构和内部形态结构。根据中医学司外揣内的认识方法，内部形态与外部形态之间是有机的整体，外部形态结构是体质的外在表现，内部形态结构是体质的内在基础。而体表形态最为直观，备受古今中外体质研究者重视。体表形态指个体外观形态的各种特征，包括体格、体型、体重、性征、体姿、面色、毛发、舌象、脉象等。体格是反映人体生长发育水平、营养状况和锻炼程度的状态。一般通过测量身体各部分的形状、大小、匀称程度，以及体重、胸围、肩宽、骨盆宽度等来判断。体型又称身体类型，指身体各部位大小比例的形态特征。中医观察体型，主要观察形体的肥瘦长短、皮肉的厚薄坚松、肤色的黑白苍嫩差异等，其中尤以肥瘦最具代表性。

2. 生理功能 形态结构是生理功能的基础，不同的形态结构特点决定着机体生理功能，而机体生理功能的个性特征，又会影响其形态结构的改变。因此，生理功能上的差异，是个体体质特征的重要组成部分。人体的生理功能是其内部形态结构完整性的反映，也是脏腑、经络及精气血津液功能协调的体现，如气色、呼吸、食欲、寒热、二便、生育能力、活动能力、睡眠状况、感觉、皮肤肌肉弹性、毛发状况、舌象、脉象等，均是脏腑、经络及精气血津液的生理功能的反映，是了解体质状况的主要内容。

3. 心理特征 心理是指客观事物在大脑中的反映，是感觉、知觉、情感、记忆、思维、性格、能力等的总称，属于中医学神的范畴。形与神是统一的整体。不同脏腑的功能活动，总是表现为某种特定的情感、情绪反应与认知活动，如《素问·阴阳应象大论》说："人有五脏化五气，以生喜怒悲忧恐。"由于人体脏腑精气及其功能各有不同，故个体所表现的情志活动也有差异，如有的人多怒、有的人善悲、有的人胆怯等。人的心理特征不仅与形态、功能有关，而且与不同个体的生活经历以及所处的社会文化环境有着密切的联系。在体质构成因素中，形态、功能、心理之间有着密切的联系与影响，心理因素是体质概念中不可缺少的内容。

（二）体质的评价

1. 体质的评价指标 包括如下几个方面：身体的形态结构状况，包括体表形态、体格、体型等外在的直观表现及内部结构和功能的完整性、协调性；身体的功能水平，包括机体的新陈代谢和各脏腑系统的功能；身体的素质及运动能力水平，包括速度、力量、耐力、灵敏性、协调性及走、跑、跳、投、攀越等身体的基本活动能力；心理的发育水平，包括智力、情感、认知、感知觉、个性、性格、意志等方

面；适应能力，包括对自然环境、社会环境和各种精神心理环境的适应能力以及对疾病和其他损害健康因素的抵抗、调控与修复能力等。

2. 理想的体质　人体在充分发挥遗传潜力的基础上，经过后天的积极培养，使机体的形态结构、生理功能、心理状态以及对环境的适应能力等各方面得到全面发展，处于相对良好的状态，即形神统一的状态。理想体质具体标志主要包括：身体发育良好，体格健壮，体型匀称，体重适当。面色红润，两目有神，须发润泽，肌肉皮肤有弹性。声音洪亮有力，牙齿清洁坚固，双耳聪敏，脉象和缓均匀，睡眠良好，二便正常。动作灵活，有较强的运动与劳动等身体活动能力。精力充沛，情绪乐观，感觉灵敏，意志坚强。处事态度积极，镇定，有主见，富有理性。应变能力强，能适应各种环境，具有较强的抗干扰、抗不良刺激和抗病的能力。

第二节　体质的生理学基础与形成因素

一、体质的生理学基础

人体以五脏为中心，通过经络系统把六腑、五官、九窍、四肢百骸等全身组织器官联结成一个有机统一的整体，以精、气、血、津液为物质基础，调节着体内外环境的平衡。故脏腑经络及精、气、血、津液是体质形成的生理学基础。

（一）体质与脏腑经络的关系

脏腑是构成人体、维持正常生命活动的中心，脏腑的形态和功能特点是构成并决定体质差异的最根本因素。脏腑功能活动的差异，决定着体质的强弱与优劣。经络内属于脏腑，外络于肢节，是人体气血运行的通道。体质不仅取决于脏腑功能活动的强弱，还有赖于各脏腑功能活动的协调，经络正是这种联系沟通以协调脏腑功能的结构基础。不同的个体，脏腑精气阴阳的盛衰及经络气血的多少不同，表现于外的形体也就有了差异性。

（二）体质与精、气、血、津液的关系

精、气、血、津液是脏腑经络功能活动的物质基础，所以体质所反映的个体差异也取决于精、气、血、津液的盛衰。脏腑精气的盛衰，经络气血的多少，决定着体质的强弱，并影响着体质的类型，故精、气、血、津液是决定人体生理特点和体质特征的重要物质基础，其中精的多少和优劣又是体质差异的根本。

二、体质的形成因素

先天禀赋是体质形成的重要因素，而体质的形成、发展与强弱在很大程度上又依赖于后天因素的影响，故体质是机体内外环境多种复杂因素共同作用的结果。

（一）先天因素

先天因素是体质形成的基础，决定着体质的相对稳定性和特异性，是人体体质强弱的前提条件。在体质的形成过程中，先天因素起着关键性作用。

1. 父母禀赋　禀赋指先天赋予的体质因素。父母禀赋因素包括了子代出生之前在母体内所禀受的因素，包括父母生殖之精、父母血缘关系、父母生育年龄、养胎和妊娠期疾病等因素的影响。父母禀赋是体质形成的基础，是人体体质强弱的前提条件。父母生殖之精的盈亏盛衰和体质特征决定着子代的厚薄强弱；父母体质的阴阳偏颇和功能活动的差异，可使子代也有同样的倾向性。父母的血缘关系、生育年龄与精血的强弱盛衰密切相关，直接影响子代体质的差异。

2. 性别差异 性别差异以先天构成为基础，又与后天因素有着密切关系。男女在先天禀赋、身体形态、脏腑结构等方面有差别，相应的生理功能、心理特征也就有所区别，因而体质上存在着性别差异。男性多禀阳刚之气，体魄健壮魁梧，性格粗犷，心胸开阔；女性多禀阴柔之气，体形小巧苗条，性格多喜静，细腻，多愁善感。男子多用气，故气常不足；女子多用血，故血多亏虚。此外，女子由于经、带、胎、产、乳等特殊生理过程，会有月经期、妊娠期、产褥期和绝经期的体质改变。

（二）后天因素

后天因素是人出生之后各种因素的总和，如年龄、膳食、生活起居、劳逸、精神情志、自然社会环境因素、疾病损害、药物治疗等。

体质在一生中并非一成不变，而是在后天各种因素的影响下发生变化。这些因素既可影响体质强弱，也可改变体质类型。因此，改善后天体质形成的因素，可以弥补先天禀赋不足，使弱者变强，赢者变壮。

1. 年龄 体质随着个体发育的不同阶段而不断演变，在生、长、壮、老的生命过程中，人体的脏腑经络及精、气、血、津液的生理功能都发生着相应的变化。小儿生机旺盛，精气阴阳蓬勃生长，称之为纯阳之体。但其精气阴阳均未充分成熟，故又称为稚阴稚阳之体。小儿的体质特点为脏腑娇嫩，形气未充，易虚易实，易寒易热。成年人一般精、气、血、津液充盛，脏腑功能强健，体质较稳定。老年人由于脏腑功能活动的生理性衰退，体质表现为精气神渐衰，阴阳失调，脏腑功能减退，气血郁滞等特点。

2. 饮食 饮食是人体生长发育的物质基础，长期饮食习惯，饮食品种、质量对人体体质影响极大。合理的膳食结构，科学的饮食习惯，良好的营养水平，能保持和促进身体的正常生长发育，使精气神旺盛，脏腑功能协调，阴阳平秘，体质强壮。某些不良的饮食习惯或饮食偏嗜、膳食质量缺乏、嗜酒过度等，日久则影响体质。如嗜食肥甘厚味可助湿生痰，形成痰湿体质；嗜食辛辣则易化火灼津，形成阴虚火旺体质；嗜酒过度则易损伤肝脾，形成痰瘀体质。

3. 劳逸所伤 劳逸是影响体质的重要因素。适度的劳作或体育锻炼，可使筋骨强壮，关节滑利，气机通畅，气血调和，脏腑功能旺盛；过度劳作，易于损伤筋骨，消耗气血，致脏腑精气不足，功能减弱，形成虚性体质；过度安逸，长期养尊处优，四体不勤，则可使气血流行不畅，筋肉松弛，脾胃功能减退，形成痰瘀体质。

4. 情志 精神情志，贵在和调。喜、怒、忧、思、悲、恐、惊等情志活动，有赖五脏精血的化生和充养。不同的情志活动通过影响脏腑精气的盛衰变化影响五脏的功能，从而影响人的体质。情志和调，则气血调畅，脏腑功能协调，体质强壮；反之，突然强烈或长期持久的情志刺激，超过了人体的生理调节能力，可致脏腑精气不足或失调，给体质造成不良影响。如长期忧悲过度，耗伤气阴，易形成阴虚体质；情志抑郁，压抑寡欢，易形成气郁体质等。因此，保持良好的精神状态对体质健康非常重要。

> **链接**
>
> #### 情志与体质的关系
>
> 《素问·举痛论》中提到"余知百病生于气也，怒则气上，喜则气缓，悲则气消，恐则气下，寒则气收，炅则气泄，惊则气乱，劳则气耗，思则气结。"说明情志变化可影响身体气机运行，导致脏腑功能、气血随之改变，进一步引起机体改变，从而出现各种偏颇的体质类型。

5. 地理 人生活在一定区域，受不同水土性质、气候类型、生活条件、饮食习惯影响，会形成不同的体质差异及特征。一般而言，北方人形体多壮实，腠理致密，居处多寒，易形成阳虚体质；东南之人多体型瘦弱，腠理疏松，居处多湿，易形成湿热体质；长年滨海临湖居住的人，易形成多湿多痰体质；长年居住在寒冷潮湿环境的人，易形成阴盛体质或湿盛体质。

6. 疾病 疾病是促使体质改变的一个重要因素。一般而言，疾病改变体质多是向不利方面变化，大病、久病之后，常使体质虚弱。此外，体质类型还与疾病变化有一定关系，如慢性肝炎早期多为气滞型体质，随着病变发展可转为瘀血型、阴虚型等不同类型的体质。可见，体质与疾病因素常互为因果。

7. 药物与针灸　能够调整脏腑精气阴阳之盛衰及经络气血之偏颇，用之得当，将会收到补偏救弊的功效，使体质恢复正常；用之不当，将会加重体质损害，使体质由壮变衰，由强变弱。

第三节　体质的分类

由于地域性因素、年龄、性别，以及生活方式、行为习惯等，可形成体质的群类趋同性；同时，又因先天禀赋、饮食、情志、疾病等不同而形成个体差异。因此，对复杂的体质现象进行比较分析，求同存异，分类研究，把握个体的体质差异规律及体质特征，对临床实践有重要的指导意义。

一、体质的分类方法

体质的分类方法是认识和掌握体质差异性的重要手段。中医学体质分类是以整体观念为指导思想，以阴阳五行学说为思维方法，以藏象及精、气、血、津液、神为理论基础而进行的。

古今医家从不同角度对体质进行了分类。《内经》曾提出阴阳分类法、五行分类法、形态与功能特征分类法、心理特征分类法（包括刚柔分类法、勇怯分类法、形态苦乐分类法）等。张介宾等采用藏象阴阳分类法，叶桂等以阴阳属性分类，章虚谷则以阴阳虚实分类。现代医家多从临床实践出发进行分类，如六分法、九分法等。

脏腑精气阴阳及其功能的差异和经络气血之偏颇，导致了个体之间在生命活动表现形式上的某种倾向性和属性上偏阴偏阳的差异性，从而决定了人类体质现象的多样性和体质类型的多样性。运用阴阳分类方法对体质进行分类，是体质分类的基本方法。

二、体质的分类及特征

理想的体质应是阴阳平和质。《素问·生气通天论》说："阴平阳秘，精神乃治。"但是，在正常生理状态下，机体阴阳总是处于动态的消长变化之中，使体质出现偏阴或偏阳的状态。人体正常体质大致可分为阴阳平和质、偏阳质和偏阴质三种类型。

（一）阴阳平和质

阴阳平和质是功能较为协调的体质类型，体质特征是身体强壮，胖瘦适度；面色与肤色虽有五色之偏，但都明润含蓄；食量适中，二便通调；舌红润，脉象缓匀；目光有神，性格开朗、随和；夜眠安和，精力充沛，反应灵活，思维敏捷，工作潜力大；自身调节和对外适应能力强。

具有这种体质特征的人，不易感受外邪，较少生病。即使患病，多为表证、实证，且易于治愈，康复亦快，亦可不药而愈。如果后天调养得宜，无暴力外伤、慢性疾患及不良生活习惯，其体质不易改变，多长寿。

（二）偏阳质

偏阳质是具有兴奋、好动、偏热特征的体质类型，体质特征是形体适中或偏瘦；面色多略偏红或微苍黑或呈油性皮肤；食量较大，大便易干燥，小便易黄赤；平时畏热喜冷或易出汗，喜饮水；唇、舌偏红，苔薄易黄，脉多滑数；性格外向，喜动好强，易急躁，自制力较差；精力旺盛，动作敏捷，反应灵敏，性欲较强。

具有这种体质特征的人，受邪发病后多表现为热证、实证，并易化燥伤阴；皮肤易生疖疮；内伤杂病多见火旺、阳亢或兼阴虚之证；容易发生眩晕、头痛、心悸、失眠及出血等病证。

（三）偏阴质

偏阴质是具有抑制、喜静、偏寒特征的体质类型，体质特征是形体适中或偏胖，容易疲劳；面色偏白而欠华；食量较小；平时畏寒喜热；唇、舌偏白偏淡，脉多沉细；性格内向，喜静少动或胆小易惊；精力偏弱，动作迟缓，反应较慢，性欲偏弱。

具有这种体质特征的人，受邪发病后多表现为寒证、虚证；表证易传里或直中内脏；冬天易生冻疮；内伤杂病多见阴盛、阳虚之证；容易发生湿滞、水肿、痰饮、血瘀等病证。

附：九种常见体质的判定标准

1. 平和质（A型） 以阴阳气血调和，体态适中、面色红润、精力充沛等为主要特征。

（1）形体特征：体形匀称健壮。

（2）常见表现：面色、肤色润泽，头发稠密有光泽，目光有神，鼻色明润，嗅觉灵敏，唇色红润，不易疲劳，精力充沛，耐受寒热，睡眠良好，胃纳佳，二便正常，舌色淡红，苔薄白，脉和缓有力。

（3）心理特征：性格随和开朗。

（4）发病倾向：平素患病较少。

（5）对外界环境适应能力：对自然环境和社会环境适应能力较强。

2. 气虚质（B型） 以元气不足，疲乏、气短、自汗等气虚表现为主要特征。

（1）形体特征：肌肉松软不实。

（2）常见表现：平素语音低弱，气短懒言，容易疲乏，精神不振，易出汗，舌淡红，舌边有齿痕，脉弱。

（3）心理特征：性格内向，不喜冒险。

（4）发病倾向：易患感冒、内脏下垂等病，病后康复缓慢。

（5）对外界环境适应能力：不耐受风、寒、暑、湿邪。

3. 阳虚质（C型） 以阳气不足，畏寒怕冷、手足不温等虚寒表现为主要特征。

（1）形体特征：肌肉松软不实。

（2）常见表现：平素畏冷，手足不温，喜热饮食，精神不振，舌淡胖嫩，脉沉迟。

（3）心理特征：性格多沉静、内向。

（4）发病倾向：易患痰饮、肿胀、泄泻等病，感邪易从寒化。

（5）对外界环境适应能力：耐夏不耐冬，易感风、寒、湿邪。

4. 阴虚质（D型） 以阴液亏少，口燥咽干、手足心热等虚热表现为主要特征。

（1）形体特征：体形偏瘦。

（2）常见表现：手足心热，口燥咽干，鼻微干，喜冷饮，大便干燥，舌红少津，脉细数。

（3）心理特征：性情急躁，外向好动，活泼。

（4）发病倾向：易患虚劳、失精、不寐等病，感邪易从热化。

（5）对外界环境适应能力：耐冬不耐夏，不耐受暑、热、燥邪。

5. 痰湿质（E型） 以痰湿凝聚，形体肥胖、腹部肥满、口黏苔腻等痰湿表现为主要特征。

（1）形体特征：体形肥胖，腹部肥满松软。

（2）常见表现：面部皮肤油脂较多，多汗且黏，胸闷，痰多，口黏腻或甜，喜食肥甘甜黏，苔腻，脉滑。

（3）心理特征：性格温和、稳重，善于忍耐。

（4）发病倾向：易患消渴、中风、胸痹等病。

（5）对外界环境适应能力：对梅雨季节及潮湿环境适应能力差。

6. 湿热质（F型） 以湿热内蕴，面垢油光、口苦、苔黄腻等湿热表现为主要特征。

（1）形体特征：形体中等或偏瘦。

（2）常见表现：面垢油光，易生痤疮，口苦口干，身重困倦，大便黏滞不畅或燥结，小便短黄，男性易阴囊潮湿，女性易带下增多，舌质偏红，苔黄腻，脉滑数。

（3）心理特征：容易心烦急躁。

（4）发病倾向：易患疮疖、黄疸、热淋等病。

（5）对外界环境适应能力：对夏末秋初湿热气候的潮湿或气温偏高环境较难适应。

7. 血瘀质（G型） 以血行不畅，肤色晦暗、舌质紫暗等血瘀表现为主要特征。

（1）形体特征：胖瘦均见。

（2）常见表现：肤色晦暗，色素沉着，容易出现瘀斑，口唇暗淡，舌暗或有瘀点，舌下络脉紫暗或增粗，脉涩。

（3）心理特征：易烦，健忘。

（4）发病倾向：易患癥瘕及痛证、血证等。

（5）对外界环境适应能力：不耐受寒邪。

8. 气郁质（H型） 以气机郁滞，神情抑郁、忧虑脆弱等气郁表现为主要特征。

（1）形体特征：形体瘦者为多。

（2）常见表现：神情抑郁，情感脆弱，烦闷不乐，舌淡红，苔薄白，脉弦。

（3）心理特征：性格内向不稳定，敏感多虑。

（4）发病倾向：易患脏躁、梅核气、百合病及郁证等。

（5）对外界环境适应能力：对精神刺激适应能力较差，不适应阴雨天气。

9. 特禀质（I型） 以先天失常，生理缺陷、过敏反应等为主要特征。

（1）形体特征：过敏体质者一般无特殊形体特征，先天禀赋异常者可有畸形或生理缺陷。

（2）常见表现：过敏体质者常见哮喘、风团、咽痒、鼻塞、喷嚏等，患遗传性疾病者有垂直遗传、先天性、家族性特征，患胎传性疾病者具有母体影响胎儿个体生长发育及相关疾病特征。

（3）心理特征：随禀质不同情况各异。

（4）发病倾向：过敏体质者易患哮喘、荨麻疹、花粉症及药物过敏等，遗传性疾病如血友病、先天愚型等；胎传性疾病如五迟（立迟、行迟、发迟、齿迟和语迟）、五软（头软、项软、手足软、肌肉软、口软）、胎惊等。

（5）对外界环境适应能力：适应能力差，如过敏体质者对易致过敏季节适应能力差，易引发宿疾。

第四节 体质学说的应用

体质学说旨在研究正常人体的生理特殊性，强调脏腑经络的偏颇和精气血阴阳的盛衰对形成体质差异的决定性作用，揭示了个体的差异规律、特征及机理。体质的差异性在一定程度上决定着疾病的发生发展、转归预后的不同及个体对治疗的不同反应。因此，体质与养生防病、病因、病机、治疗等均有密切的关系，体质学说在临床诊疗中具有重要的应用价值。中医学强调的因人制宜，就是体质学说在临床应用方面的体现，是个体化诊疗思想的代表。

一、体质与养生

中医学养生理念贯穿于衣食住行的各个方面，故养生防病方法因体质而异。养生即在中医理论指导下，根据不同体质，采用相应的养生方法和措施，纠正其体质之偏，以达到防病及延年益寿的目的。

对于不同的体质，应当采取不同的养生方法：如体质强壮者，应加强精神调摄，锻炼身体，并注意预防疾病，防止疾病损伤人体，使体质下降；体质虚弱者，除预防疾病外，还要注意饮食起居，避免情志内伤，促使体质增强；体质具有阴阳气血偏颇者，养生方法除顺应四时、形神共养、饮食调理、锻炼身体等增进身心健康外，还需兼顾体质特点，如在精神调摄方面，要根据体质，采用不同心理调节方法，以保持心理平衡，维持和增进心理健康；气郁质者，精神多抑郁不爽，神情多愁闷不乐，性格多孤僻内向，多愁善感，气度狭小，故应注意情感上的疏导，消解其不良情绪；阳虚质者，精神多萎靡不振，神情偏冷漠，多自卑而缺乏勇气，应帮助其树立生活的信心。在食养方面，体质偏阳者，进食宜凉而忌热；体质偏寒者，进食宜温而忌寒；阴虚之体，饮食宜甘润生津，忌肥腻厚味、辛辣燥烈之品；阳虚之体宜温补，忌生冷寒凉之物等。

二、体质与病因

体质因素对某些疾病的易感性具有重要意义。如《医理辑要·锦囊觉后编》记载"要知易风为病者，表气素虚；易寒为病者，阳气素弱；易热为病者，阴气素衰；易伤食者，脾胃必亏；易劳伤者，中气必损。"明确指出体质因素决定个体对某种病邪的易感性。在疾病尚未发生或未有明确表征之前，可以通过不同的体质特征对其易患疾病进行预测，以预知可能的疾病倾向情况等，达到未病先防，既病防变的目的。

体质因素对某些病邪易感性的规律是：偏阳质者，易感受风、暑、热之邪；偏阴质者，易感受寒湿之邪；小儿气血未充，稚阴稚阳之体，常易感受外邪或因饮食所伤而发病。

三、体质与病机

（一）影响发病与证候倾向

脏腑有坚脆刚柔之别，个体对某些病因的易感性不同，因而不同体质的人发病情况也各不相同。小儿脏腑娇嫩，体质未壮，易患咳喘、腹泻、食积等；年高之人，脏腑精气多虚，体质较弱，易患痰饮、咳喘、眩晕、心悸、消渴等；肥胖或痰湿内盛者，易患中风、眩晕；消瘦或阴虚之体，易患肺痨、咳嗽等；阳弱阴盛体质者易患脾肾阳虚之证。体质强弱决定着疾病证候虚实。邪正交争是疾病发生的基本原理。正气虚是发病的内在根据，邪气是疾病形成的外在条件。疾病发生与否，主要取决于正气的盛衰，而体质是正气盛衰偏颇的反映。一般而言，体质强壮者，正气旺盛，抗病力强，邪气难以侵袭致病，即使发病，亦多表现为实证；体质羸弱者，正气虚弱，抵抗力差，邪气易于乘虚侵袭而发病，多表现为虚证。发病过程中又因体质的差异，或即时而发，或伏而后发，或时而复发，且发病后的临床证候类型也因人而异。不仅外感病的发病如此，内伤杂病的发病亦与体质密切相关。对于某些情志刺激，机体发病与否，不仅与刺激的种类及其量、质有关，更重要的是与机体体质有关。个体体质的特殊状态或缺陷是内伤情志病变发生的关键性因素。

疾病发生，除了由正邪斗争的结果决定之外，还受环境、饮食、营养、遗传、年龄、性别、情志、劳逸等多方面因素的影响，这些因素均是通过影响人体体质的状态使机体的调节能力和适应能力下降而导致疾病的发生。此外，遗传性疾病、先天性疾病以及过敏性疾病的发生，也与个体体质密切相关。

（二）影响病机从化

体质决定病机的从化。从化即病情随体质而变化。六淫之邪，有阴阳的不同，其伤人常随人体阴阳偏颇变化而为病。如同为风寒之邪，偏阳质者得之易从阳化热；偏阴质者得之易从阴化寒。同为湿邪，阳热之体得之，易从阳化热而为湿热之候；阴寒之体得之，易从阴化寒而为寒湿之证。从化的一般规律是：素体阴虚阳亢者，功能活动相对亢奋，受邪后多从热化；素体阳虚阴盛者，功能活动相对不足，受邪后多从寒化；素体津亏血虚者，易致邪从燥化；气虚湿盛者，受邪后多从湿化。

（三）影响疾病传变

体质还可决定疾病的传变。疾病传变与否，虽与邪之盛衰、治疗得当与否有关，但主要是取决于体质。体质主要从两个方面对疾病的传变产生影响：其一，通过影响正气的强弱，决定发病和影响传变。体质强壮者，正气充足，抗邪能力强，病势虽急，但不易传变，病程也较短暂。体质虚弱者，不但易于感邪，且易深入，病情多变，易发生重证或危证。其二，通过决定病机从化而影响传变，如素体阳盛阴虚者，感邪病机多从阳化热，疾病多向实热或虚热证演变；素体阴盛阳虚者，病机多从阴化寒，疾病多向实寒或虚寒证转化。

四、体质与辨证论治

辨体质是辨证的重要内容。体质是辨证的基础，决定疾病的证候类型。感受相同的致病因素或患同一种疾病，因个体体质的差异可表现出阴阳表里、寒热虚实等不同的证候类型，即同病异证。如同样是感受寒邪，体质强者，正气可以御邪于肌表，出现风寒表证；素体阳虚者，寒邪直中脾胃，则可出现里虚寒证。虽感受不同病因或患不同疾病，但因体质相类，常表现出相同或类似的证候类型，即异病同证。如泄泻和水肿，皆可表现出脾肾阳虚之证。可见，同病异证与异病同证主要是以体质差异为生理基础的。

（一）辨体施药，因人制宜

体质在很大程度上决定着个体对治疗反应的差异性，因此，临证治病必须结合患者平素体质而治。注重体质诊察是辨证论治的重要环节，主要原则和方法是区别体质而治疗，即因人制宜。体质有寒热虚实之异，药物有性味偏颇，故应视体质不同而决定用药。其一，注意用药性味。阴阳平和质者宜视病情权衡寒热补泻，忌妄攻蛮补；偏阳质者宜甘寒、酸寒、咸寒、清润，忌辛热温散；偏阴质者宜温补益火，忌苦寒泻火；其二，注意用药剂量。不同的体质对药物的反应不同，故应注意用药剂量。体质强壮者，对药物耐受性强，剂量宜大，用药可峻猛；体质瘦弱者，对药物耐受性差，剂量宜小，药性宜平和。

（二）辨体针灸，治法各异

针刺治疗也要依据患者体质施以补泻之法。体质强壮者，多发为实性病证，当用泻法；体质虚弱者，多发为虚性病证，当用补法。体质不同针灸治疗后的疼痛反应和得气反应有别。一般体强者对针灸疼痛的耐受性强，体弱者耐受性差；体胖者，对针刺反应迟钝，宜深刺、强刺；瘦弱者，对针刺反应敏感，进针宜浅，刺激量宜小。

（三）辨体康复，善后调理

疾病初愈或趋向恢复时，促其康复的综合措施包括饮食、精神、药物等方面。康复措施的选择皆须兼顾患者的体质。如体质偏阳者初愈，慎食狗肉、羊肉、桂圆等温热及辛辣之味；体质偏阴者初愈，慎食龟鳖、熟地等滋腻之物。

❓ 思 考 题

1. 何谓体质？体质具有哪些特点？
2. 简述体质的构成要素。
3. 理想的体质类型有什么特点？

本章数字资源

第六章　病　因

📋 案例

患者，男，43岁，因"发热，干咳3天"就诊。由于初秋久晴无雨，患者3天前出现头痛发热，体温38.9℃，咽喉干痛，干咳少痰，痰黏不易咯出，鼻干唇燥，皮肤干燥，口干微渴，胸闷纳呆，失眠心烦，大便干结，小便短黄，舌边尖红，舌苔薄白而干，脉弦数。

问题：1. 患者最有可能感受了哪种病邪？
　　　2. 简述患者感受病邪的性质和致病特点。

病因是指凡能导致疾病发生的原因，又称致病因素。《医学源流论》说："凡人之所苦，谓之病；所以至此病者，谓之因。"病因主要包括六淫、疠气、七情、饮食、劳逸、痰饮、瘀血、结石、外伤、寄生虫、虫兽伤、药邪、医过及先天因素等。

中医的病因学说是研究各种致病因素的概念、形成、性质、致病特点及其所致病证临床表现的学说，是中医学理论体系的重要组成部分。由于病因的多样性，历代医家对病因进行了不同的分类。《黄帝内经》把病因分为阴阳两类，《素问·调经论》说："夫邪之生也，或生于阴，或生于阳，其生于阳者得之风雨寒暑，其生于阴者，得之饮食居处，阴阳喜怒。"指出了自然界异常的气候变化，多伤人体外部肌表，把它们归属为阳邪；饮食不节，居处无常，起居无常，情志过激，多伤人体内部脏腑，把它们归属为阴邪。《金匮要略》中把病因按其致病途径和传变规律的不同，分为三类，指出"千般疢难，不越三条：一者，经络受邪入脏腑，为内所因也；二者，四肢九窍，血脉相传，壅塞不通，为外皮肤所中也；三者，房室、金刃、虫兽所伤。以此详之，病由都尽"。《三因极一病证方论》提出："六淫，天之常气，冒之则先自经络流入，内合于脏腑，为外所因；七情，人之常性，动之则先自脏腑郁发，外形于肢体，为内所因；其如饮食饥饱，叫呼伤气……金疮踒折，疰忤附着，畏压缢溺等，有悖常理，为不内外因"，明确提出了三因学说，即六淫侵袭为外因，七情所伤为内因，饮食劳倦、跌仆金刃及虫兽所伤为不内外因。这种分类方法更加合理，明确了不同的病因有不同的侵袭和传变途径，使中医学病因理论更趋完善，对后世影响很大，现代对病因的分类基本沿用此法，将病因分为外感病因、内伤病因、病理产物性病因，以及其他病因四大类。

中医学对病因在疾病发生、发展变化过程中的作用非常重视，认为任何疾病的临床症状和体征都是在某种病因的影响和作用下产生的，因此准确地探求病因是临床诊断疾病和治疗疾病的前提和依据。中医探求病因的方法有三种：一是通过详细询问发病的经过及其相关的情况，推断其病因，称为问诊求因，如感受自然界的风寒暑燥，强烈的精神情志刺激，饮食的过饥或过饱损伤脾胃、劳逸失度、跌仆金刃损伤，以及虫兽伤等；二是用类比的方法将疾病的临床症状和体征与自然界的事物或现象进行联系比较，从而推断出某些病因的性质和致病特点，称为取象比类，如把具有寒冷、凝结、收引特性的临床表现比作自然界的寒，把具有黏滞、重浊、趋下特性的临床表现比作自然界的湿；三是根据疾病所反映出来的临床表现，通过分析其症状和体征来推求病因，从而为治疗用药提供依据，称为辨证求因，如根据患者身体某部出现刺痛，固定不移，拒按，夜间尤甚，舌质紫暗等，可以诊断为瘀血所致；如出现脘腹胀痛、厌食、嗳腐吞酸、腹泻等，可诊断为食积所伤。在《三因极一病证方论》中指出："凡治病，先须识因；不知其因，病源无目"。因此，学习掌握各种病因的性质和致病特点对临床疾病的诊治和预防都有重要意义。

第一节 外感病因

外感病因是指来源于自然界，多从肌表、口鼻侵入人体，引起外感性疾病的致病因素。外感病因包括六淫，疠气等。

一、六 淫

（一）六淫的概念

六淫是指对风、寒、暑、湿、燥、火六种外感病邪的概括。淫，有太过、浸淫之意，引申为不正、异常。风、寒、暑、湿、燥、火（热）本为六种正常的自然界气候，称为六气，是万物生长的条件，也是人体赖以生存的外界环境，对人体是无害的。正如《素问·宝命全形论》言："人以天地之气生，四时之法成。"人们在长期的生活实践中，通过自身的调节机制产生了一定的适应能力，从而使人体的生理活动与六气变化相适应，所以正常的六气一般不易使人生病。当六气的变化失去了规律超出了限度，如六气太过或不及，非其时而有其气，以及气候变化过于急骤都会使人体不能与之相适应，或人体正气不足使机体适应六气变化的能力较差，则可会导致疾病的发生，而能导致机体发生疾病的六气则称为六淫。

综上所述，自然界的气候变化是六气还是六淫，主要取决于两个条件：一是六气太过或不及导致机体阴阳失衡而发病，此时的六气固然称为六淫；二是六气变化规律基本正常，由于人体正气不足，抵抗力较差而发病，相对于患者而言此时的六气也称为六淫，因此六淫的概念具有相对性。

（二）六淫致病的共同特点

1. 外感性 六淫之邪多从肌表、口鼻侵犯人体而发病，如风寒多伤于肌腠，温邪多自口鼻而入，故又把六淫所致疾病称为外感病。

2. 季节性 六淫致病常有明显的季节性。如春季多风病，夏季多暑病，长夏多湿病，秋季多燥病，冬季多寒病等，这是一般规律；还有特殊情况，比如气候变化异常，夏天应热而反寒，冬天应寒而反热，导致夏季出现寒病，冬季出现热病。

3. 地域性 六淫致病常与居住地区和工作、生活环境密切相关。如西北高原地区比较寒冷、干燥，所以多寒病、燥病；东南沿海地区比较潮湿、炎热，所以多湿病、温病；久居潮湿环境多湿病；经常高温环境下作业者易患火热燥病。

4. 相兼性 六淫致病既可单独一种邪气侵袭人体导致发病，也可两种以上邪气相兼同时侵犯人体而导致发病，如风寒感冒是风邪与寒邪相兼致病，风寒湿痹是风、寒、湿三气相兼同时侵犯人体而致病。

5. 转化性 六淫致病在一定条件作用下，其证候性质可发生转化，如感受风寒之邪可从表寒证转化为里热证，或由于患者为阳盛之体虽感风寒之邪却从阳化热，表现为风热表证。

六淫致病从现代科学角度看，除气候因素外，还包括生物、物理、化学等多种致病因素作用于机体所引起的病理反应。

（三）六淫的性质和致病特点

风、寒、湿、燥、火（热）、暑各自的性质和致病特点，主要是运用自然界的气象、物象与人体临床病理表现相类比，即取象比类，经过反复临床实践的验证，不断推演、归纳、总结得出来的。

1. 风邪　凡致病具有轻扬开泄，善动不居特性的外邪称为风邪。风邪所致疾病称为外风病。风为自然界一种无形的、流动的气流，伤人致病时则为风邪。风虽为春季的主气，但终岁常在，四季常有，故风邪为病，虽以春季为多见，但又不限于春季，其他季节也可发生。风邪侵犯人体多从皮毛肌腠而入，产生外风病证。风邪的性质和致病特点如下。

（1）风为阳邪，其性开泄，易袭阳位：风具有轻扬、升散、向上、向外的特性，故风邪为阳邪。其性开泄，是指风邪侵犯人体可使人的腠理开张而汗出。风性轻扬，所以风邪侵袭人体常易伤及人体的上部、肌表、阳经等阳位。如风邪袭表，腠理开泄，可见汗出、恶风等症；风邪循经上扰则头痛；风邪犯肺可导致鼻塞、咽痒、咳嗽等症状。故《素问·太阴阳明论》说："伤于风者，上先受之。"

（2）风性善行而数变：善行是指风邪致病具有善动不居，行无定处的特性。故风邪致病具有病位游移、行无定处的特点。如风邪偏盛的痹证，常见四肢关节游走性疼痛、痛无定处的症状，故风痹又称为行痹。数变是指风邪致病具有发病急、变化多、传变快的特点。如荨麻疹的皮疹就有皮肤瘙痒，发无定处，此起彼伏，时隐时现的特点。又如小儿风水病，起病仅有表证，短时间内即可出现头面一身俱肿、小便短少等。

（3）风性主动：主动是指风邪具有使其他物体摇动的特性，故风邪致病具有动摇不定的特点，如风邪侵袭，可见颜面肌肉抽掣或口眼㖞斜、眩晕、震颤、抽搐、颈项强直、角弓反张、两目上视等。

（4）风为百病之长：长者，始也，首也。风为百病之长，一是指风邪致病极为广泛，二是风邪常兼其他邪气致病。因风性开泄，凡寒、湿、燥、热诸邪多依附于风邪而侵犯人体致病，如外感风寒、风热、风湿等。古人甚至把风邪当作外感致病因素的总称，故《素问·骨空论》说："风者，百病之始也。"

2. 寒邪　凡致病具有寒冷、凝结、收引特性的外邪，称为寒邪。寒邪所致疾病称为外寒病。寒为冬季的主气，故寒邪致病以冬季为多见。但在其他季节，若气温骤降、淋雨涉水、汗出当风、贪凉饮冷、风餐露宿等，都可感受寒邪而发生外寒病。外寒病根据寒邪所侵犯部位之不同有伤寒和中寒之别。寒邪侵犯肌表，郁遏卫阳，称为伤寒；寒邪直中于里，伤及脏腑阳气，称为中寒。寒邪的性质和致病特点如下。

（1）寒为阴邪，易伤阳气：寒邪属于阴邪，人体的阳气本可以制约阴寒，若阴寒偏盛，人体阳气不仅不足以驱散阴寒之邪，反易被阴寒之邪所伤，所以寒邪为病，最易损伤人体阳气。故《素问·阴阳应象大论》说："阴盛则阳病。"如寒邪侵袭肌表，卫阳被遏，可见恶寒；寒邪直中太阴，损伤脾阳，可见脘腹冷痛、吐泻清稀等；寒邪直中少阴，心肾之阳受损，可见恶寒蜷卧、手足厥冷、下利清谷、精神萎靡、脉沉细等症状。

（2）寒性凝滞主痛：凝滞即凝结、阻滞不通之意。人的气血之所以畅行不息，全赖一身阳气的温煦推动。寒邪侵犯，阳气受损，失其温煦，导致经脉气血运行不畅，甚至凝结阻滞不通，不通则痛，故寒邪致病多见疼痛症状。如寒客太阳经脉，可见一身尽痛；以寒邪偏盛的痹证，关节疼痛剧烈，故寒痹又称痛痹；寒邪直中胃肠，可见脘腹冷痛；寒客肝脉，可见少腹或阴部冷痛等。《素问·痹论》："痛者，寒气多也，有寒故痛也。"寒邪所致的疼痛，有遇寒加重，得热则减轻的特点。

（3）寒性收引：收引即收缩、牵引之意。《素问·举痛论》："寒则气收。"寒性收引是指寒邪具有收缩、牵引的特性。寒邪侵犯人体，可使气机收敛，腠理闭塞，经络筋脉收缩挛急。如寒邪侵袭肌表，毛窍腠理闭塞，卫阳被郁，不得宣泄，可见恶寒发热、无汗；寒客经脉关节，则筋脉、经络收缩挛急，可见筋脉、关节屈伸不利、拘挛作痛；寒邪侵入足厥阴肝经，可见少腹拘急疼痛。

链接

热与火的区别

在中医学中热邪与火邪是异名同类，都是阳盛所生，故常统称为火热之邪。但是对于广义的热与火而言还是有一定区别的，一般来说，热归属于邪气。而火既可指具有温煦气化作用的阳气（称为少火），又可指火热之邪（称为壮火）；就发病而言，热邪多指外感，如风热、暑热之类病邪，而火常指内生，如心火上炎、肝火亢盛等；就临床表现而言，热邪致病多表现为全身弥漫性发热症状，而火邪致病多表现为某些局部症状，如肌肤局部的红、肿、热、痛等。

---

3. 火（热）邪　凡具有火之炎热升腾等特性的外邪，称为火热之邪。火热之邪所致病证，称为外热病证。火热旺于夏季，但是不具有明显的季节性，不受季节气候的限制，所以火热之邪伤人致病，一年四季均可发生。火（热）邪的性质和致病特点如下。

（1）火（热）为阳邪，其性炎上：火热之邪具有燔灼躁动、升腾上炎之性，故为阳邪。《素问·阴阳应象大论》说："阳胜则热。"故火热之邪伤人，临床上多见高热、恶热、面红、目赤、脉洪数等热性症状。火热之邪具有燔灼向上的特性，故其致病易伤人体上部，以头面部的火热症状表现尤为突出。如风热上壅出现的面红目赤，咽喉红肿、疼痛；胃火炽盛出现的牙龈肿痛；心火上炎出现的口舌生疮、糜烂等。

（2）火（热）易伤津耗气：火热具有烧灼、蒸迫之性，故火热邪气蒸腾于内，一方面迫津外泄，另一方面直接消灼煎熬阴津，耗伤人体的阴液。故火热邪气致病临床表现除热象明显外，往往还伴有口渴喜冷饮、咽干舌燥、小便短赤、大便秘结等津亏液耗的症状。此外，人体之热靠气化而生，热太盛，势必耗气过多，故《素问·阴阳应象大论》有壮火食气之说，再加上热邪迫津外泄，气随津脱，使气更耗伤。因此，临床上还可见到体倦乏力、少气懒言等气虚的症状。

（3）火（热）邪易生风动血：生风是指火热之邪侵犯人体，燔灼肝经，耗伤津液，使筋脉失于濡养，而致肝风内动。由于此肝风因热甚引起，故又称热极生风。临床表现为高热神昏、四肢抽搐、两目上视、颈项强直、角弓反张等。动血是指火热之邪入于血脉，由于其性急迫躁动，轻则可使脉道扩张，血行加速，甚则可灼伤脉络，迫血妄行，引起各种出血病证，如衄血、吐血、尿血、便血、皮肤发斑、妇女月经过多、崩漏等。

（4）火（热）邪易扰心神：心在五行中属火，火热与心相应，其性躁动，故火热之邪于营血侵犯到心，尤易影响心神，临床上轻者使心神不宁而心烦、失眠；重者可扰乱心神，出现狂躁不安、神昏谵语等症。故《素问·至真要大论》说："诸躁狂越，皆属于火。"

（5）火毒结聚，易致疮痈：火毒之邪入于人体血分，可结聚于局部，使局部气血壅聚不散，进而腐蚀血肉而发为疮疡痈肿。其临床表现，除火热邪气致病的常见症状外，常可见局部红、肿、热、痛，甚至化脓溃烂等。正如《灵枢·痈疽》说："大热不止，热盛则肉腐，肉腐则为脓……故命曰痈。"

4. 湿邪　凡致病具有重浊、黏腻、趋下特性的外邪称为湿邪。湿邪所致疾病称为外湿病。湿为长夏的主气，长夏为夏秋之交，多雨而气候潮湿，为一年中湿气最盛的季节，故湿邪致病以长夏为多见。此外，其他季节，若阴雨连绵，或居处环境潮湿、涉水淋雨、长期水中作业、汗出后湿衣未能及时更换等，均可使人体感受外湿而发为外湿病。湿邪的性质与致病特点如下。

（1）湿为阴邪，易阻遏气机，损伤阳气：湿性属水，故为阴邪。湿邪侵及人体，留滞于脏腑经络，因其为有形之邪，最易阻滞气机，使气机升降失常。如湿阻胸膈，气机不畅则胸闷；湿困脾胃，气机升降不利则脘痞腹胀、大便不爽；湿停下焦，气机不利则小便短涩。湿为阴邪，阴盛则阳病，故湿邪侵犯人体易损伤人体阳气。在五脏中，脾喜燥恶湿，故湿邪侵犯人体尤易损伤脾阳。湿邪困脾，脾阳不振，运化无权，水湿停聚，常发为泄泻、小便短少、水肿等。

（2）湿性重浊：重即沉重，重着之意。湿邪致病具有沉重感、附着难移的特点。如湿邪袭表，困遏清阳，清阳不展，可见周身困重、四肢倦怠、头重如裹；湿邪留滞经络关节，阳气布达受阻，可见肌肤不仁、关节疼痛重着，故湿邪偏盛的痹证，称为湿痹，又称着痹。浊即混浊、秽浊之意。湿邪致病易导致排泄物和分泌物呈现出秽浊不清的特点。湿邪侵袭人体部位不同，其秽浊不清的症状不同。如湿邪在上，可见面垢、眵多；湿滞大肠，可见大便溏泻，下利脓血；湿浊下注，可见小便混浊、妇女带下过多；湿邪浸淫肌肤，可见湿疹浸淫流水等。

（3）湿性黏滞：黏即黏腻，滞即停滞。湿性黏滞是指湿邪致病具有黏腻停滞的特点。这种特点主要表现在两个方面：一是症状的黏滞性。湿邪致病临床症状多表现为黏滞不爽，如大便黏腻不爽，小便涩滞不畅，以及分泌物的黏腻和舌苔厚腻等。二是病程的缠绵性。湿性黏滞，胶着难解，故湿邪致病多起病缓慢，病程较长，反复发作，时起时伏，缠绵难愈，如湿温、湿疹、湿痹等，均具有明显的病程长、难以速愈的特点。

（4）湿性趋下，易袭阴位：水性趋下，湿类于水为重浊有质之邪，故湿邪有趋下的特性。人体下部属阴，同类相求，故湿邪为病，易于伤及人体下部。如水湿所致的浮肿，多以下肢肿胀明显；淋浊、泄利、妇女带下、男子水疝及下肢溃疡等多由湿邪下注所致。故《素问·太阴阳明论》说："伤于湿者，下先受之。"

5. 燥邪　凡具有干燥、收敛等特性的外邪称为燥邪。燥邪侵入人体所致的疾病称为外燥病。燥为秋季的主气。秋季天气收敛，气候干燥，最易感受燥邪而为患。燥邪多自口鼻而入，侵犯肺卫，致人发病。燥邪为病，有温燥和凉燥之分。初秋尚有夏热之余气，久晴无雨，秋阳以曝，燥与热相合，侵犯人体，发为温燥；深秋临近初冬之寒气，秋风肃杀，燥与寒相合，侵犯人体，则发为凉燥。燥邪的性质和致病特点如下。

（1）燥性干涩，易伤津液：干，干燥；涩，涩滞不利。燥邪其性干燥，侵犯人体，最易损伤人体的津液，出现各种干燥、涩滞不利的症状，如口干唇燥、鼻咽干燥、皮肤干燥，甚至皲裂、毛发干枯、小便短少、大便干结等，故《素问·阴阳应象大论》说："燥胜则干"。

（2）燥易伤肺：肺为娇脏，喜润恶燥；肺主气司呼吸，开窍于鼻，外合皮毛，而燥邪多自口鼻而入，故燥邪最易伤肺。燥邪犯肺，使肺津受损，宣降失司，甚则损伤肺络，常见干咳少痰、痰黏难咯、喘息胸痛，痰中带血等症。由于肺与大肠相表里，燥邪犯肺，肺津耗伤，可使大肠失润，出现大便干燥不畅等症状。

6. 暑邪　凡夏至以后，立秋以前，自然界中的火热外邪，称为暑邪。暑邪为病称为暑病。暑为火热之气所化，是夏季的主气。暑气太过，伤人致病，称为暑邪。其致病具有明显的季节性，只见于夏至以后，立秋之前。《素问·热论》："先夏至日者为病温，后夏至日者为病暑。"暑邪纯属外感，而无内暑之说。暑邪致病，有伤暑和中暑之分。其发病缓、病情轻者，为伤暑；发病急、病情重者为中暑。暑邪的性质和致病特点如下。

（1）暑为阳邪，其性炎热：暑为盛夏火热所化，火热属阳，故暑为阳邪。暑性炎热，故暑邪伤人常致阳热亢盛，表现出一系列热性症状，如高热、心烦、面赤、目红、脉洪大等。

（2）暑性升散，最易伤津耗气：暑为阳邪，主升主散，加之在炎热的环境中人体通过大量出汗来散热，故暑邪侵犯人体，可致腠理开泄而多汗。汗出过多，一方面耗伤津液，另一方面在大量出汗的同时，气随津泄，导致津气两虚，甚至气随津脱。临床上不仅出现口渴喜饮、尿赤短少的伤津症状，还会出现气短乏力等气虚症状，甚至出现突然昏倒、不省人事的阳气暴脱之危候。

（3）暑多夹湿：盛夏不仅炎热，且常多雨潮湿，热蒸湿动，湿气弥漫，故暑邪常夹湿邪侵犯人体，因而暑病临床表现除有发热、烦渴等暑热症状外，还常兼见四肢困倦、胸闷呕恶、大便溏泻不爽等湿滞症状。

考点与重点　六淫各自的性质及致病特点

二、疠 气

（一）疠气的概念

疠气是一类具有强烈致病性和传染性的外感病邪。疠气又被称为戾气、疫气、疫毒、异气、毒气、乖戾之气等。疠气引起的疾病称为疫病、瘟病、瘟疫病。《温疫论》说："夫温疫之为病，非风、非寒、非暑、非湿，乃天地间别有一种异气所感。"可见，疠气有别于六淫，是六淫之外的一类具有强烈传染性的外感病邪。

疠气可以通过空气传染，从口鼻侵入致病，也可随饮食入里，或蚊叮虫咬、虫兽咬伤，皮肤接触等途径而发病。

疠气致病的种类很多，如痄腮、大头瘟、虾蟆瘟、疫毒痢、白喉、猩红热、天花、肠伤寒、霍乱、鼠疫、疫黄、流行性出血热、艾滋病、禽流感等，都属于感染疠气引起的疾病。

（二）疠气形成和疫病流行的因素

1. 气候反常 自然气候的异常变化，如久旱、酷热、水涝、雾露瘴气、地震等，均可滋生疠气而导致疫病的发生。《证治准绳》说："时气者，乃天疫暴疠之气流行，凡四时之令不正乃有此气。"

2. 环境污染和饮食不洁 环境卫生不好，如水源、空气污染也会滋生疠气。同样，食物污染，饮食不当，也可引起疫病发生。如疫毒痢、疫黄等病，多是疠气直接通过饮食进入体内而发病的。

3. 预防、隔离工作不当 由于疠气具有强烈的传染性，人触之者皆病，如果预防隔离工作做得不好，也往往会使疫病发生或流行。

4. 社会因素 社会因素对疠气的发生与疫病的流行也有较大的影响。若社会动荡不安，生活极度贫困，则疫病易发生和流行。若国家安定，且注意卫生防疫工作，疠气即能得到有效预防和控制。

（三）疠气的性质和致病特点

1. 传染性强，易于流行 疠气可通过空气、食物等多种途径在人群中传播，所以具有强烈的传染性和流行性。《温疫论》说："此气之来，无论老少强弱，触之者即病。"强调了疠气流行的地方，无论男女老幼，体质强弱，触之多可发病。当然，疠气发病既可大面积流行，也可散在发生。

2. 发病急骤，病情危笃 一般而言，疠气多属热毒之邪，其性疾速，而且常兼夹毒雾、瘴气等秽浊之邪侵犯人体，故疠气致病比六淫发病更急，来势更猛，变化多端，病情危重，发病后常可出现发热、神昏、出血、生风、剧烈吐泻等危重症状。《温疫论》提及某些疫病，如"瓜瓤瘟、疙瘩瘟，缓者朝发夕死，重者顷刻而亡"。

3. 一气一病，症状相似 疠气种类繁多，不同的疠气侵犯脏腑组织器官所引起的疾病具有一定的特异性，即一种疠气引起一种疫病，故其临床症状基本相似，《素问遗篇·刺法论》称"无问大小，症状相似"。如痄腮，患者无论男女老幼，一般都表现为耳下腮部发肿。说明疠气有一种特异的亲和力，某种疠气会专门侵犯某一脏腑、经络或某一部位而发病。

考点与重点 疠气的致病特点

第二节 内 伤 病 因

内伤病因是指因人的情志或行为不循常度，超出了人体自身的调节范围，直接伤及脏腑而发病的致病因素。内伤病因是与外感病因相对而言的，包括七情内伤、饮食失宜、劳逸失度等。

一、七 情 内 伤

（一）七情内伤的概念

七情是指人的喜、怒、忧、思、悲、恐、惊七种正常的情志变化。若将七情分属于五脏，则以喜、怒、思、悲、恐为代表，分属于心、肝、脾、肺、肾，称为五志。在正常的情况下，七情是人体对外界客观事物或现象所做出的七种不同的情感反应，即是人体的生理和心理活动对外界环境刺激的不同回应，一般不会导致或诱发疾病。只有突然、强烈或长期持久的情志刺激，超越了人体本身的生理和心理的调节范围，或人体正气虚衰，脏腑精气不足，对情志刺激的适应能力下降，引起人体气机紊乱，脏腑阴阳气血失调，才会导致疾病的发生或诱发疾病，此时的七情便成为致病因素。由于七情致病，是直接伤及内脏而发病的，故称之为七情内伤。如不理想的生活、人际关系紧张、应激事件刺激等，均可引发七情内伤而导致疾病。

（二）七情与脏腑精气的关系

人的情志活动与脏腑气血有着密切的关系，情志活动的物质基础就是五脏的精气血，正如《素问·阴阳应象大论》说："人有五脏化五气，以生喜怒悲忧恐。"因此，情志活动与五脏有相对应的关系，即心在志为喜，肺在志为忧，肝在志为怒，脾在志为思，肾在志为恐。所以内在脏腑气血的变化会影响到情志的变化。

（三）七情内伤的致病特点

七情直接影响内脏，使脏腑气血失调，导致各种疾病的发生，故《三因极一病证方论》说："七情，人之常性，动之则先自脏腑郁发，外形于肢体"。概括起来，七情致病具有以下三个特点。

1. 直接伤及内脏　由于五脏精气是情志活动的物质基础，因此，七情致病导致气血运行失常可直接影响脏腑的功能，而不同的情志刺激可伤及不同的脏腑。但也不能太绝对，因为人是一个有机的整体，一种情志引发的病理变化不局限于某一脏腑，也会引起人体多方面的变化。所以《灵枢·口问》说："故悲哀愁忧则心动，心动则五脏六腑皆摇。"说明心为五脏六腑之大主，精神之所舍，七情发生之处，故七情太过首先伤及心神，然后影响到其他脏腑，而引起疾病，所以心在七情发病中起着主导作用。

心主血而藏神，肝藏血则主疏泄，脾主运化，为气血生化之源。从临床上看，七情致病以心、肝、脾三脏为多见。如惊喜伤心，可至心神不宁，出现心悸、失眠、健忘，甚则精神失常等。郁怒伤肝，肝经气郁则见两胁胀痛、善太息、咽中如有异物梗阻等；气滞血瘀则见胁痛、妇女月经不调、痛经、闭经、癥瘕等；怒则气上，肝气上逆，可见头痛、呕血等。思虑伤脾、脾失健运则可见食欲不振、脘腹胀满、大便溏泄等。

2. 影响脏腑气机　七情致病主要是通过影响脏腑气机，导致气血运行紊乱。

（1）怒则气上：是指过度愤怒导致肝气的疏泄太过，肝气上逆，血随气逆，并走于上的病机变化。临床上主要表现为头胀头痛、面红目赤、呕血，甚则昏厥猝倒。《素问·生气通天论》说："大怒则形气绝，而血菀于上，使人薄厥。"如果兼有肝气横逆，影响脾胃运化，还可见腹胀、泄泻、吞酸、呕吐等症。《素问·举痛论》说："怒则气逆，甚则呕血及飧泄。"

（2）喜则气缓：正常情况下，喜能缓和精神紧张，使心情平静、舒畅。如果过度喜乐，可使心气涣散不收，神不守舍，出现懈怠、精神不能集中，甚至失神狂乱。故《灵枢·本神篇》说："喜乐者，神惮散而不藏。"

（3）悲则气消：是指过度悲忧损伤肺气，导致肺失宣降及肺气耗伤的病机变化。临床常见气短、胸闷、精神萎靡不振、乏力懒言等症。

（4）恐则气下：是指恐惧过度伤肾，导致肾气不固，气泄于下的病机变化。临床常见二便失禁，甚至昏厥、遗精等。

（5）惊则气乱：是指突然受惊伤及心肾，导致心神不定，肾气不固，气机紊乱的病机变化。临床常见惊悸不安、神志错乱，甚则二便失禁等症。《素问·举痛论》说："惊则心无所倚，神无所归，虑无所定，故气乱矣。"

（6）思则气结：是指思虑过度伤及心脾，导致心血耗伤，脾气郁结，心神失养，脾运失职的病机变化。临床常见精神萎靡、反应迟钝、心悸、失眠、健忘、多梦、纳呆、腹胀、便溏等，故有思虑伤心脾之说。

3. 影响病情变化　七情不仅可以导致疾病的发生，而且对疾病的发展和转归也有重要的影响。情绪积极乐观，七情适当，当悲则悲，当怒则怒，怒而不太过，悲而不消沉，有利于病情好转及痊愈；情绪消沉，悲观失望，情绪波动剧烈，会加重病情，甚至会导致死亡。如素有肝阳上亢者，若遇恼怒，肝阳暴涨，阳亢风动，气血冲逆于上，蒙扰清窍，便会突然出现昏仆、不省人事、半身不遂、口眼㖞斜等中风之证，甚至死亡。因此，把握好情志活动对病情正负双面的影响，对全面正确治疗及养生防病，都具有重要指导意义。

考点与重点　七情内伤的致病特点

二、饮 食 失 宜

饮食是人类赖以生存的基本条件，是人体生命活动所需精微物质的重要来源。但是，饮食失宜又常成为致病因素而导致疾病发生。饮食失宜包括饮食不节、饮食不洁、饮食偏嗜三个方面。

（一）饮食不节

良好的饮食行为应以适量定时为宜，而饮食不定时或饥饱无常，皆可导致疾病发生。

1. 饥饱失常　每个人适度的饮食量根据其年龄、性别、体质、工作种类等而不同，基本要求是满足人体的营养需要。饥饱失常是指摄食量明显低于或超过本人的适度饮食量，前者称为过饥，后者称为过饱。

（1）过饥：长期摄食不足，营养缺乏，气血生化无源，可致气血亏虚，脏腑组织失养，机能活动减弱。临床上常见面色少华、心悸气短、全身乏力、眩晕等症。同时，还可因化生气血衰少，正气虚弱，抵抗力下降而继发其他病证。故《灵枢·五味》有"谷不入，半日则气衰，一日则气少矣。"

（2）过饱：暴饮暴食，超过了脾胃的受纳运化能力，可导致饮食阻滞，脾胃损伤，出现脘腹胀满、嗳腐吞酸、厌食、吐泻等症。小儿由于脾胃功能较弱，又不能自控食量，常会出现饮食过量，伤及脾胃，形成食积，日久郁而化热，聚湿生痰，酿成疳积，可见面黄肌瘦、脘腹胀满、手足心热、心烦易哭等症。经常饮食过量还会影响气血流通，使筋脉郁滞，引起痢疾或痔疮。此外，在疾病初愈阶段，由于脾胃尚虚，饮食过量或吃不容易消化的食物，常可引起疾病复发，称为食复。如《素问·热论》说："病热少愈，食肉则复，多食则遗。"

2. 饮食无时　每天的饮食要按固定时间、有规律地进食，可以保证消化、吸收有节奏地进行，脾胃功能协调配合，有张有弛，水谷精微化生有序，并持续不断地输布全身。若饮食无时，可损伤脾胃，进而变生其他疾病。

（二）饮食不洁

饮食不洁是指食用了不洁净、不卫生或陈腐变质、有毒的食物。饮食不清洁、不卫生而致的病变是以胃肠道疾病为主，出现腹痛、吐泻、痢疾等，或引起寄生虫病，如蛔虫病、蛲虫病等，临床表现为腹痛时作，嗜食异物，面黄肌瘦等。若进食腐败变质或有毒食物，可致食物中毒，常出现剧烈腹痛，吐泻，重者毒气攻心，可致神志昏迷，甚至出现死亡。

（三）饮食偏嗜

饮食要品种多样，寒热适中，无所偏嗜，这样才能满足人体对各种营养成分的需要。若过分地偏爱吃某些食物，就会造成人体某些营养成分的过剩或不足，导致阴阳失调而发病。所谓饮食偏嗜是指特别喜欢偏食某种性味食物，或长期偏食某些食物。饮食偏嗜可分为饮食的五味偏嗜、饮食的寒热偏嗜及种类偏嗜三个方面。

1. 五味偏嗜　人体的精神气血都是由饮食五味所资生，食物的五味与人体的五脏，各有其亲和性。《素问·至真要大论》说："夫五味入胃，各归所喜，故酸先入肝，苦先入心，甘先入脾，辛先入肺，咸先入肾。"如果长期嗜好某种味的食物，就会造成与之相应的内脏机能偏胜，久之可损伤其他脏腑，破坏五脏的平衡协调，导致疾病的发生。《素问·五脏生成》说："多食咸，则脉凝泣而变色；多食苦，则皮槁而毛拔；多食辛，则筋急而爪枯；多食酸，则肉胝皱而唇揭；多食甘，则骨痛而发落。"即偏嗜咸味的食物，咸入肾，肾盛乘心，可出现胸闷气短、面色无华、血脉瘀滞；偏嗜苦味的食物，苦入心，心盛而乘肺，可出现皮肤干燥、毫毛脱落；偏嗜辛味的食物，辛入肺，肺盛而乘肝，可出现爪甲干枯不荣、筋脉拘急不利；偏嗜酸味的食物，酸入肝，肝盛而乘脾，可出现皮肉变厚变皱、口唇干裂掀起；偏嗜甘味的食物，甘入脾，脾盛而乘肾，可出现腰膝疼痛、脱发。

2. 寒热偏嗜　饮食的寒热是指食物的温度及食物的寒热温凉性质。《灵枢·师传》说："食饮者，热无灼灼，寒无沧沧。寒温中适，故气将持，乃不致邪僻也。"良好的饮食习惯要寒热适中，偏嗜寒性食物和热性食物，均可导致人体阴阳失调而发生疾病。如过食生冷寒凉之品，可损伤脾胃阳气，从而内生寒湿，发生腹痛、泄泻等症。若偏嗜辛温燥热之品，则会导致胃肠积热，出现口渴、口臭、腹满、便秘，或酿成痔疮等；严重时化燥伤阴，损伤脉络，出现形体消瘦、下血等。

3. 种类偏嗜　食类偏嗜是指偏嗜某种或某类食品，或厌恶某类食物而不食，或膳食中缺乏某些食物。食类偏嗜日久，可致营养不平衡，从而导致某些疾病的发生。如偏嗜肥甘厚味，可聚湿、生痰、化热，易致肥胖、眩晕、中风、胸痹、消渴、痈肿疮疡等。如偏嗜饮酒则可损伤肝胆脾胃，内生湿热，临床常见脘腹胀满、胃纳减退、口苦口腻、舌苔厚腻等症。临床常见的瘿瘤、佝偻、夜盲等皆因食类偏嗜所致。

考点与重点　五味偏嗜的致病特点

三、劳逸失度

在日常生活中，劳动与休息要合理调配。适度的劳动和运动有助于气血流通，增强体质；必要的休息可以消除疲劳，恢复体力和脑力。劳动与休息的合理调配是保证人体健康的必要条件。但如果劳逸失度，长时间的过度劳累或过度安逸，则可导致脏腑气血的失常而致人发病，从而成为致病因素。《素问·经脉别论》明确提出"生病起于过用"。

（一）过劳

过劳即过度劳累，包括劳力过度、劳神过度和房劳过度三方面。

1. 劳力过度　又称为形劳，是指长时间地从事过重的体力劳动，包括长期体育锻炼强度过大，耗气伤筋而积劳成疾。其病变特点主要表现在两个方面：一是过度劳力而损耗形体之气，导致内脏精气亏少，功能减退。由于气之主为肺，生气之源为脾，故过劳易耗伤脾肺之气。常见少气懒言、体倦神疲、喘息汗出等症。《素问·举痛论》曰："劳则气耗。"二是过度劳力而导致形体损伤，即劳伤筋骨。体力劳作，主要依靠筋骨、关节、肌肉的牵拉、支撑等运动完成，长时间用力太过会导致形体组织损伤，久而积劳成疾。临床可见四肢肌肉萎弱、腰膝疼痛、关节屈伸不利等症。

2. 劳神过度　又称为心劳，指长时间思虑劳神，用脑过度而积劳成疾。由于脾主运化，为气血生化之源，在志为思；心主血脉，藏神，而血是神志活动的主要物质基础，故思虑太过则可暗耗心血，损伤脾气，以致心神失养，脾失健运，而见心悸、健忘、失眠、多梦及纳呆、腹胀、便溏、消瘦等症。

3.房劳过度　又称肾劳，主要指性生活太过，没有节制或有手淫恶习，妇女早孕多育等，损伤肾精、肾气而致病。肾藏精，为封藏之本，肾精不宜过度耗泄。若性生活不节，房事过频，则损伤肾中精气，根本动摇，常可见腰膝酸软、眩晕耳鸣、精神萎靡，或遗精、早泄、阳痿等。另外，妇女早孕多育，亏耗精血，可累及冲任及胞宫，易致月经不调、带下过多等妇科疾病。

（二）过逸

过逸即过度安逸，包括体力过逸和脑力过逸，即长时间不从事适当的体力劳动或脑力劳动，可使人体脏腑经络及精气血津液神功能失调而发病。

1.体力过逸　人在日常生活中必须做适当的运动，才能使脏腑功能正常运行，气血流畅。若长期安逸少动，易使人体气血不畅，导致脾胃等脏腑的功能活动减退，出现食少、胸闷、肢体软弱、精神不振，或发胖臃肿，动则心悸、气喘、汗出等，甚或继发其他疾病。

2.脑力过逸　是指长期用脑过少。合理的思考，能保持大脑有足够的血液供应，可以防止大脑的功能减退。如果长期懒于动脑，就会出现记忆力减退、反应迟钝、精神萎靡等症，甚至导致脏腑功能失调而百病丛生。

考点与重点　*劳力过度的致病特点*

第三节　病理产物性病因

病理产物性病因是继发于其他病变过程而产生的致病因素。在疾病发展过程中，由于脏腑功能失调、气血津液代谢障碍，从而形成了病理产物。这些病理产物形成后，又成为新的致病因素，影响机体的功能，既加重原有的病情，又会引起新的病变，也称为继发性病因，主要包括痰饮、瘀血、结石三类。

一、痰　饮

（一）痰饮的概念

痰饮是多种致病因素作用于人体后，引起人体水液代谢障碍所形成的病理产物。这种病理产物一经形成便作为一种新的致病因素作用于机体，阻碍气血的运行，阻滞经络，导致脏腑功能失调继而引起各种复杂的病理变化。

痰饮同源而异流，二者都是人体的津液在输布和排泄过程中发生障碍，停留于人体内而形成的病理产物，但又有区别。一般认为形质较稠浊者为痰，清稀者为饮。由于痰饮均为津液在体内停滞而成，许多情况下痰、饮并不能截然分开，故常痰饮并称。

痰可分为有形之痰和无形之痰。有形之痰，是指视之可见，触之可及，闻之有声的痰。如随咳嗽而吐出的痰、闻之喉中有痰鸣声的痰，或触之有形的痰核。无形之痰，是指只见其症状而不见其形质的痰，如头晕目眩、癫狂、痴呆等病症。无形之痰隐伏于体内，视之不见，触之无形，闻之无声，但可以通过表现于外的症状，通过辨证求因的方法来确定痰饮病证的存在，通过治痰的方法治疗行之有效。

饮比痰流动性大，常留积于人体脏腑组织间隙或疏松的部位。《金匮要略》根据饮所停留的部位不同将其分为痰饮、悬饮、溢饮、支饮四类。

（二）痰饮的形成

痰饮多是由于外感六淫、疫厉、内伤七情、饮食劳逸等导致脏腑功能失调，气化不利，水液代谢障碍，水液停聚而形成。正如《景岳全书》言："风寒之痰以邪自皮毛，侵袭于肺，肺气不清乃至生痰。"此为外感六淫。《儒门事亲》言："夫愤郁而不得神，则肝气乘脾，脾气不化，故为留饮。"此为内伤七情。《临证指南医案》言："若内生之湿，多因茶汤生冷太过，必患寒湿之症。"此为饮食所伤。《儒门事亲》言："人因劳役远来，乘困饱水，脾胃力衰，因而嗜卧，不能布散于脉，亦为留饮。"主要是指过劳所致。此外，某些内服药物损伤脾胃，影响水液代谢，也可引起痰饮。

当然，除了外感六淫、内伤七情、饮食劳逸等病因外，痰饮的形成，还与脏腑功能活动有密切关系。脏腑中，肺、脾、肾、肝、三焦、膀胱对水液的输布和代谢发挥着重要作用，其中肺为水之上源，主宣降，输布津液，通调水道，若肺失宣降，津液不布，水道不利，则聚水而生痰饮；脾主运化水湿，若脾失健运，水湿内生，可凝聚成痰；肾阳主水液蒸化，若肾阳不足，水液不得蒸化，停而化生痰饮；肝气疏泄有利于水液输布，若肝失疏泄，气机郁滞，津液停积而为痰饮；三焦为水液运行的道路，三焦水道不利，津液失布，聚水生痰；膀胱为州都之官，主贮尿和排尿，膀胱功能失职，水液内停，形成痰饮。故肺、脾、肾、肝、三焦及膀胱功能失常，均可聚湿而生痰饮。所以，痰饮多是由外感六淫、内伤七情或饮食劳逸等导致肺、脾、肾、肝、三焦及膀胱等脏腑气化功能失常，水液代谢障碍，以致水液停滞而成。

（三）痰饮的致病特点

痰饮形成后，饮多留积于肠、胃、胸胁、腹腔及肌肤；而痰则随气升降流行，内至脏腑，外至筋骨皮肉，无处不到，造成各种复杂的病理变化。

1. 阻滞气血运行　痰饮为有形实邪，可随气流行，既可阻滞气机，影响脏腑气机的升降，又可以流注经络，阻碍气血的运行。如痰饮停留于肺，使肺失宣肃，可出现胸闷、咳嗽、喘促等症；痰饮困阻中焦脾胃则可见脘腹胀满、恶心呕吐、大便溏泄等。痰饮流注经络，易使经络阻滞，气血运行不畅，出现肢体麻木、屈伸不利，甚至半身不遂等。痰结聚于局部，则形成痰核、瘰疬或阴疽流注等。

2. 易于影响水液代谢　水液代谢失常可形成痰饮，痰饮形成之后，又可作为致病因素反过来影响脏腑的功能，尤其是影响肺、脾、肾等脏腑的功能活动，加重水液代谢障碍。如痰湿困脾，脾气不升，可致水湿不运；痰饮阻肺，肺失宣降，可致水液不布；痰饮停滞下焦，影响肾气的蒸化，可致水液停蓄。

3. 易蒙蔽神明　痰饮为浊物，而心主神明性清净，若痰饮内停，尤易蒙蔽清窍，扰乱心神，可出现神志失常的病证。如痰饮上蒙清窍，可见头晕目眩、精神不振；痰迷心窍可见胸闷心悸，或痴呆、癫证等；痰火扰心可见失眠、易怒、喜笑不休，甚则发狂等。

4. 致病广泛，变化多端　痰饮随气流行，无处不到，可导致多种疾病，而且变化多端，故有百病多由痰作祟、怪病多痰之说。如饮逆于上可见眩晕，痰结于咽喉可见喉中如有物梗阻的梅核气，痰停于胃则引起恶心呕吐，以及由痰引起的癫、狂、痫等疾病。痰饮为病，变化多端，其临床症状表现各异，但就舌苔、脉象而论，则相对固定，一般舌象多见到腻苔或滑苔，脉象为滑脉或弦脉。

5. 病势缠绵，病程较长　痰饮由体内水液停聚而成，具有重浊黏滞的特性，故痰饮致病大多病势缠绵，病程较长。如临床常见的由痰饮所致的咳喘、眩晕、胸痹、癫痫、中风、痰核、瘰疬、瘿瘤、流注、阴疽等，多反复发作，缠绵难愈，治疗困难。

考点与重点　痰饮的致病特点

二、瘀　　血

（一）瘀血的概念

瘀血是指体内血液停积而形成的病理产物，包括体内瘀积的离经之血，以及因血液运行不畅，停滞于经脉或脏腑组织内的血液，又称恶血、败血、衃血、蓄血、污血等。

链接

血瘀与瘀血的区别

血瘀是指血液运行不畅或血液瘀滞不通的病理状态，属于病机学概念；瘀血是能继发新病变的病理产物，属于病因学概念。

（二）瘀血的形成

在人体内心、肺、肝、脾等脏的功能正常运行，气的推动与固摄作用正常发挥，脉道通利，以及寒热等内外环境适宜，是血液的正常运行的必备条件。当外邪入侵、情志所伤、饮食失宜、劳逸失度及外伤等影响到血液正常运行，引起血液运行不畅，或导致血离经脉而瘀积体内，就形成了瘀血。形成瘀血的原因概括起来主要有以下几个方面。

1. 气虚致瘀 血液的正常循行依靠气的推动和固摄。气虚，一方面因无力推动血液运行，而导致血行迟滞而形成瘀血；另一方面，气虚无力统摄血液，可导致血逸脉外而为瘀。

2. 气滞致瘀 气为血之帅，气行则血行，气滞则血瘀。因此，当外邪闭阻，情志郁结，致气机不畅；痰饮内停等，阻遏气机，均可导致血液在体内某些部位停滞，形成瘀血。

3. 血寒致瘀 血得温则行，得寒则凝。若感受外寒，入于血脉，或阳虚内寒，血液与脉道失去温煦，血脉挛缩，血液凝涩，可使血液运行不畅而凝聚成瘀。《医林改错·积块》说："血受寒则凝结成块。"

4. 血热致瘀 外感火热之邪或体内阳盛化火，入于血脉，血热互结，煎灼津液，使血液变得黏稠而运行不畅；热灼脉络，血溢脉外，留于体内，均可形成瘀血。《医林改错·积块》说："血受热则煎熬成块。"

5. 血出致瘀 各种外伤，如跌仆损伤、金刃所伤、手术创伤等，致使脉管破损而出血；或其他原因导致出血，如脾不统血、肝不藏血等，以及妇女经行不畅、流产等，如果所出之血未能及时排出体外或及时消散，留积于体内即可形成瘀血。

另外，由于津血互化，津液亏虚，血液变黏稠，运行滞涩，亦可导致瘀血；若津液运行障碍形成痰饮，痰饮阻滞气机，影响血行，导致痰瘀互结。

（三）瘀血的致病特点

1. 易于阻滞气机 血为气之母，气依赖血的运载到达全身，瘀血形成后，便成为有形的邪气，阻滞于经络，影响气的运行，出现气机郁滞。又因气为血之帅，气行则血行，气滞则血瘀，出现气滞后，又会导致血行更加不畅而加重血瘀，从而形成血瘀气滞、气滞血瘀的恶性循环。

2. 影响血液运行 瘀血形成后，无论瘀滞于脉内，还是留积于脉外，均可导致局部或全身血液运行失常，进而影响脏腑的功能，出现多种病理变化。如瘀血阻滞于脉道，损伤脉络，可致出血，而见血色紫黯有块等；瘀血阻滞经脉，气血运行不利，可使形体官窍因脉络瘀阻，而出现口唇、爪甲青紫，皮肤瘀斑，舌有瘀点瘀斑，脉涩不畅等；瘀阻于心，可致胸痹、心痛；瘀阻于肝，可致胁痛、癥积；瘀阻胞宫，可致痛经、闭经等。

3. 影响新血生成 瘀血阻滞体内，影响了血液对机体的濡养和滋润作用。若瘀血日久不散，即影响气血本身运行，又会导致脏腑因失于濡养而功能失常，从而影响新血的生成，故有瘀血不去，新血不生之说。久瘀之人，临床上常见肌肤甲错、毛发不荣等，即是瘀血内阻，血虚不荣皮毛所致。

4. 病位固定，病证繁多 瘀血停滞积聚于脏腑组织内，多难于消散，故其致病的病位相对固定，如由于瘀血导致的癥积肿块病程比较长，不易消散。瘀血可停聚在人体任何部位，其病因各异，故临床表现也不同，病证繁多复杂。

（四）瘀血的症状特点

瘀血形成之后，不仅失去正常血液的濡养作用，还可导致多种新的病证。其症状特点主要有以下几个方面。

1.疼痛　一般多表现为刺痛，痛处固定，拒按，且夜间尤甚。

2.肿块　瘀血停积于皮下或体内可形成肿块，其在体表的局部青紫肿胀，在体内的扪之质硬，位置固定不移。

3.出血　出血量少而不畅，血色多紫暗或夹有瘀血块。

4.色诊　一是面色紫暗，口唇爪甲青紫等；二是舌质紫暗或舌质有瘀点、瘀斑，舌下络脉曲张等。

5.脉诊　常见涩脉或结代脉等脉象。

除此之外，瘀血病证在临床上还会出现健忘，渴不欲饮，肌肤甲错等症。

考点与重点　瘀血的致病特点及症状特点

三、结　石

（一）结石的概念

结石是指形成于体内某些部位的砂石样病理产物或结块。根据部位不同，常见有胃结石、胆结石、肾结石和膀胱结石等。一般而言，结石小者，易于排出；结石大者，难于排出。结石既是病理产物，又是某些疾病的致病因素。

（二）结石的形成

结石形成的原因较为复杂，常见的因素有以下几个方面。

1.饮食不当　喜欢肥甘厚味，偏嗜饮酒，湿热内生，煎熬胆汁，久则发为胆结石；湿热蕴结下焦，气机不利，则发为肾结石和膀胱结石。空腹吃过多的生柿子或枣，则影响胃的腐熟和通降，可形成胃结石。此外，某些地域的水质中含有过量的矿物及杂质等，也成为体内结石形成的原因之一。

2.情志内伤　情志失调，肝郁气滞，疏泄失职，影响胆汁的排泄，胆汁郁结，日久可形成胆结石。

3.服药不当　长期过量服用某些药物，致使脏腑功能失调或药物代谢产物沉积于体内，可形成结石。

4.体质差异　先天禀赋差异或久病体虚，以致对某些物质的代谢异常，可形成易患结石病证的体质。

除此之外，外感六淫之邪，过度安逸等，可导致气机不利，内生湿热，也可成为形成结石的原因。

（三）结石的致病特点

1.多发于肝、胆、胃、肾、膀胱等脏腑　肝主疏泄，关系着胆汁的生成和排泄；肾气的蒸腾气化，影响着尿液的生成和排泄，故肝肾功能失调易形成结石；胃、胆、膀胱等空腔性器官，结石易于停留，故结石为病多发于肝、胆、胃、肾、膀胱等脏腑。

2.病程较长，病情轻重不一　结石多是湿热蕴结，日久煎熬而成，故大多数结石的形成过程比较漫长。而结石一旦形成之后，常难以在短时间内消除，且易反复发作，其病程较长。由于结石的大小形状和停留的部位不同，临床表现有很大差异。一般而言，结石小，则病情较轻，有的甚至可无任何症状；结石大或嵌顿于某个部位，则病情较重，症状明显复杂，发作频繁。

3.阻滞气机，损伤脉络　结石为有形实邪，停留体内，易阻滞气机，影响气血、水谷、水液等运行与排泄。如胃结石，可影响中焦气机升降及水谷的腐熟和传输；胆结石，可影响肝胆气机疏泄及胆汁的正常排泄；肾、膀胱结石，可影响水液排泄。结石嵌滞局部，损伤脉络，可导致出血，如膀胱结石、肾结石可致尿血。

考点与重点 结石的致病特点

第四节 其 他 病 因

其他病因主要有外伤、虫兽所伤、诸虫、药邪、医过、先天因素等。

一、外 伤

外伤是指由于外在因素作用于人体而造成的损伤，主要包括以下几方面。

（一）外力损伤

外力损伤指因机械暴力引起的创伤，包括跌仆、坠落、撞击、压轧、负重、努责、金刃等所伤。轻者可为皮肉损伤，血行不畅，出现局部青紫、肿痛或出血等；重则损伤筋骨、内脏，表现为筋肉撕裂，关节脱白，骨折，内脏破裂，出血过多，甚至危及生命。

（二）烧烫伤

烧烫伤主要是火毒为患，包括火焰、沸水、热油、蒸汽、雷电等灼伤形体。轻者灼伤皮肤而见局部灼热、红肿、疼痛或起水疱；重者焦炙肌肉筋骨而见患部如皮革样，呈蜡白、焦黄，甚至炭化样改变。若大面积烧烫伤，可致火毒内攻脏腑，而神识昏迷，大量伤津耗液而致亡阴亡阳。

（三）冻伤

冻伤是低温所造成的全身或局部的损伤。局部冻伤，因寒性凝滞收引，局部可见肌肤苍白，冷麻，作痛；继而肿胀青紫，痒痛或起水疱，甚至溃烂；日久则组织坏死而难愈。全身性冻伤，多为外界阴寒太甚，致使阳气严重受损，失其温煦作用，而出现寒战，体温骤降，面色苍白，唇舌指甲青紫，肢体麻木，反应迟钝，甚则呼吸微弱，脉微欲绝，神识昏迷，如不及时救治，可危及生命。

（四）溺水

溺水是指因意外原因导致沉溺水中，水入于肺胃，可致气道堵塞，气体交换障碍，轻者抢救及时可以复苏，重者可因溺而亡。

（五）化学伤

化学伤是指某些化学物质对人体造成的直接损伤，化学物质主要包括强酸、强碱、有毒气体等。人体受到某种有毒化学物质的伤害，可在相关部位，乃至全身出现相应病证。

（六）电击伤

电击伤是指意外触电导致的人体伤害。触电部位往往有不同程度的烧伤、血肿、短暂或长时间不省人事，甚至呼吸停止、面色青紫或苍白、脉搏微细，亦有的表现为惊厥、痉挛，甚则僵直。

二、虫 兽 所 伤

虫兽所伤主要指猛兽、毒蛇、犬等动物咬伤。猛兽所伤，轻者局部皮肉损伤，出血，肿痛；重者可损伤内脏，出血过多而致死亡。蛇咬伤多致局部肿痛，出现头晕，心悸，恶心呕吐；特别是毒蛇咬伤，常可出现全身中毒表现，甚至可迅速导致死亡。犬咬伤，除局部皮肉损伤、出血、肿痛外，还有引发狂犬病的风险，出现烦躁，惊慌，恐水，恐风，抽搐等症，乃至死亡。

三、诸　　虫

诸虫即寄生虫，人体常见的寄生虫有蛔虫、蛲虫、绦虫、钩虫、血吸虫等。这类寄生虫寄居于人体内，不仅消耗人体的营养物质，还可对人体造成各种损害，导致疾病发生。不同的寄生虫，致病各有特点。

（一）蛔虫病

蛔虫病多由摄入被蛔虫卵污染的食品而感染，主要寄生于人体小肠。临床表现为厌食或多食易饥，恶心呕吐，腹泻；腹痛，多位于脐周，痛不剧烈，痛无定时，喜按；精神不定，易怒，睡眠不安，磨牙，易惊；身体消瘦，生长发育迟缓。

（二）蛲虫病

蛲虫病主要通过手指、食物污染而感染，主要寄生于人体大肠。临床表现为肛门、会阴部瘙痒，夜间尤甚，以致睡眠不安；烦躁，夜啼，磨牙；食欲不振，腹痛，腹泻；偶有表现为尿频、尿急、遗尿。

（三）绦虫病

绦虫病多因食用被污染的生鲜或未熟的猪、牛肉而得，主要寄生于肠道。临床表现为腹部隐痛，腹胀或腹泻，食欲亢进，面黄体瘦，有时在大便中可见白色带状成虫节片。

（四）钩虫病

钩虫病常由手足皮肤黏膜接触被钩虫蚴污染的粪土而感染。初起见局部皮肤痒痛、红肿等，俗称为粪毒。成虫寄生于小肠，可严重影响脾胃功能和耗伤气血，症见腹部隐痛，食欲不振，面黄肌瘦，神疲乏力，心悸气短，甚或肢体浮肿等。

（五）血吸虫病

血吸虫，又称蛊或水蛊，血吸虫病多因皮肤接触有血吸虫幼虫的疫水而感染。血吸虫病急性期有发热、咳嗽、肝肿大和肝区疼痛；慢性期有腹泻、肝脾肿大；脑型血吸虫病有症状性癫痫等；晚期有肝硬化。儿童得病，可严重影响生长发育，形成侏儒症。

四、药　　邪

药邪指因药物炮制或使用不当而引起发病的一类致病因素。

（一）药邪的形成

1. 用药过量　药物用量过大，特别是一些有毒药物的用量过大，则易于中毒。如生川乌、生草乌、马钱子、细辛、巴豆等均含有毒成分，临床使用均有严格的用量要求，必须严格遵守，用量过大则易中毒。

2. 炮制不当　某些含有毒性成分的药物经过适当的炮制可减轻毒性，如乌头火炮或蜜制、半夏姜制、马钱子去毛去油等。如果对此类药物炮制不规范，达不到降低毒性的目的，服用后则易致中毒。

3. 配伍不当　部分药物配伍使用时会产生毒性或使毒性增加。如中药十八反的藜芦与人参相反等。

4. 用法不当　某些药物在使用上有特殊要求和禁忌，若使用不当或违反有关禁忌，也可致副作用或变生他疾。

（二）药邪的致病特点

1. 中毒 误服或过量服用有毒药物则易致中毒，且其中毒症状与药物的成分、用量有关。轻者常表现为头晕心悸，恶心呕吐，腹痛腹泻，舌麻等。重者可出现全身肌肉震颤，烦躁，黄疸，发绀，出血，昏迷，乃至死亡。

2. 加重病情，变生他疾 药物使用不当，非助邪即伤正，不仅可使原有的病情加重，还可引起新的病变发生。如妇女妊娠期间可因用药不当而引发流产、畸胎、死胎等。

五、医 过

医过也称医源性致病因素，指由于医护人员的过失而导致病情加重或变生他疾的一类致病因素。医源性因素涉及面很广，医护人员接触患者整个过程中的言行举止，都有可能产生正反两方面的效应。《黄帝内经》对此早有认识，并著有《疏五过论》《征四失论》等专篇进行论述。历代医家都十分重视医德的修养，其中孙思邈的《大医精诚》至今仍是为医的道德典范。医过的形成主要是由于以下因素造成的。

1. 言行不当 医生言语亲切，行为得体，态度和蔼可增进医患之间的信任，增强患者战胜疾病的信心，有利于病情缓解。反之，若医生态度生硬，言语粗暴，行为失宜，则会对患者产生不良刺激，导致病情加重或新的病证产生，甚至发生意外。

2. 诊治失误 医生诊察有失，辨证失准，以致用药失误或手法操作不当，是重要的医源性致病因素。如用药寒热不辨，补泻误投；针刺时刺伤重要脏腑，导致气胸，或断针体内；推拿时用力过大或不当，引起筋脉损伤，甚或骨折等。

3. 处方草率 医生书写处方时用别名、僻名，字迹潦草等，轻则使患者增加疑虑，不利于治疗；重则可贻误治疗，甚至错发药物而致不测。

六、先 天 病 因

先天病因指个体出生时受之于父母的病因，包括父母的遗传性病因和母体在胎儿孕育期及分娩异常所形成的病因。先天病因一般分为胎弱、胎毒两个方面。

1. 胎弱 胎弱也称胎怯，指胎儿禀受父母的精血不足或异常，以致畸形或发育障碍。胎弱为病主要包括两类情况：一是各类遗传性疾病。二是先天禀赋虚弱。多由于受孕妊娠之时，父母身体虚弱或疾病缠身；饮食不调，七情内伤，劳逸过度，以致精血不充，胎元失养等所致。

2. 胎毒 胎毒有广义和狭义之分。广义胎毒指妊娠早期，其母感受邪气或误用药物、误食伤胎之物，导致遗毒于胎，出生后渐见某些疾病。狭义胎毒指某些传染病，在胎儿期由亲代传给子代，如梅毒可由其父母传染而得。

此外，近亲婚配，分娩时的种种意外等，也可成为先天性病因，如先天性心脏病、唇腭裂、多指（趾）、癫痫等。

❓ 思 考 题

1. 六淫致病的共同特点是什么？
2. 简述风邪的性质和致病特点。
3. 试述瘀血形成的原因，其致病特点是什么？

本章数字资源

第七章 病 机

📋 案例

  患者，男，8岁，因"咽痛2天、恶寒发热1天"就诊。患者2天前恣食辛辣油腻之品，后触冒风寒。昨天开始咽痛，大便干结，未予治疗。今日出现恶寒发热，体温38.9℃，鼻塞，涕黄黏，咳嗽，痰黄稠，口气酸腐，舌红苔黄厚腻，脉浮数。

问题： 1. 请问该病发生的因素有哪些？
    2. 治愈后，为预防该病复发，需要采取哪些措施？

  病机是指疾病发生、发展及其变化的机理。病机学说是认识疾病证候的临床表现，进行诊断及治疗的内在根据和理论指导。

  病机首见于《素问·至真要大论》中"谨候气宜，无失病机""谨守病机，各司其属"的表述，提出病机的重要性，并从临床常见的病证中，总结归纳了脏腑病机和六气病机，奠定了病机的理论基础，对病机学的发展具有重要的指导意义。《伤寒杂病论》注重病机理论与临床应用的结合，精辟地阐述了外感病六经病机的变化及其传变规律。《诸病源候论》是中医学第一部病因病机及证候学专著，内容涉及内、外、妇、儿等各科疾病。《小儿药证直诀》，首次对儿科病机进行了全面阐述，归纳了小儿易虚易实、易寒易热的病机特点。金元四大家在病机理论上各树一帜，刘完素充实火热病机，张从正强调邪气致病病机，李东垣确立脾胃病"内伤热中"的病机理论，朱震亨对"阳常有余，阴常不足"及"六郁"病机进行阐述。明清时期，温病学派创立了卫气营血与三焦理论，用来阐明外感热病的病机规律，并作为辨证论治的依据。

第一节 发 病

  发病是研究疾病发生基本机制的理论。《灵枢·根结》以"真邪相搏"概括疾病发生的机理，即机体处于病邪的损害与正气抗损害的相搏交争过程。正邪相搏是疾病发生、发展、变化和转归过程中最基本的、具有普遍意义的规律。

一、发病的基本原理

  发病是正邪相争的结果。正气不足是疾病发生的内在根据；邪气是发病的重要条件；正邪相搏胜负，决定发病与否，并影响着病证的性质和疾病的发展与转归。

（一）正气不足是疾病发生的内在因素

  1. 正气的基本概念 正气与邪气相对，即人体正常功能活动的统称，泛指人体精、气、血、津液等生命物质和脏腑经络等生理功能，以及在此基础上产生的各种维护健康的能力，包括自我调节能力、适应环境能力、抗病防病能力和康复自愈能力等。正气的抗病、祛邪等作用，是人体脏腑经络的生理功能和精气血津液神的生理作用的综合表现。正气的充盛取决于精、血、津液等物质的充足，脏腑形质的完整及功能活动的正常和相互协调。

2. 正气的作用　正气的作用主要有以下几方面。

（1）抵御外邪：邪气侵袭人体，正气必然会与之抗争。若正气强盛，抗邪有力，则病邪难以入侵，故不发病；或虽邪气已经侵入人体，但正气尚充盛，能及时抑制或消除邪气的致病力，亦不发病。

（2）祛除病邪：邪气侵袭人体后，若正气强盛，可在抗争中祛除病邪；或虽发病，但邪气难以深入，病较轻浅，预后良好。

（3）修复调节：对邪气侵入而导致的人体阴阳失调、脏腑形质损伤、精血津液亏耗及生理功能失常，正气有自行调节、修复、补充的作用，可使疾病向愈。

（4）维持脏腑经络功能的协调：正气充足，可促进脏腑经络之气的运动正常，脏腑经络之气的运行不息，可推动和调节各脏腑经络的功能，使之正常发挥，并推动和调节全身精、血、津液的运行输布，使之畅达而不郁滞，从而防止痰饮、瘀血、结石等病理产物以及内风、内寒、内湿、内燥、内火等内生五邪的产生。

3. 正气与发病　正气的强弱是决定发病与否的关键因素和内在依据。故《素问遗篇·刺法论》说："五疫之至，皆相染易……不相染者，正气存内，邪不可干。"邪气之所以能够侵袭人体而致病，是由于正气虚弱，故《素问·评热病论》又说："邪之所凑，其气必虚。"《灵枢·百病始生》亦说："风雨寒热不得虚，邪不能独伤人。卒然逢疾风暴雨而不病者，盖无虚，故邪不能独伤人。此必因虚邪之风，与其身形，两虚相得，乃客其形。"这充分说明了正气不足是病邪侵入和发病的内在因素。正气在发病中的主导作用如下。

（1）正虚感邪而发病：气不足，抗邪无力，外邪乘虚而入，疾病因之发生；或正气不足，适应和调节能力低下，也易对外界的情志刺激产生较为强烈的反应而发为情志病。

（2）正虚生邪而发病：正气不足，调节脏腑经络功能活动的能力下降，易致脏腑功能紊乱，精气血津液的代谢失常，可内生五邪而发病；或导致病理产物的积聚而引起新的病变。如《灵枢·口问》曰："故邪之所在，皆为不足。"

（3）正气强弱可决定发病的证候性质：正气充盛，奋起抗邪，邪正相搏剧烈，多表现为实证；正气不足，脏腑功能减退，精气血津液亏损，多表现为虚证或虚实夹杂证。若正气虚衰，不能敌邪，邪气易于深入内脏，为病多重。因此，正气的盛衰不仅决定着发病与否，还与病证的深浅和性质有关。

（二）邪气是发病的重要条件

1. 邪气的基本概念　邪气与正气相对，是各种致病因素的总称，简称为邪，包括存在于外界或由人体内产生的各种致病因素。如六淫、疠气、七情内伤、饮食失宜、痰饮、瘀血、结石、外伤、虫兽伤、寄生虫、毒邪等。

2. 邪气的作用　邪气侵犯人体，对机体的损害作用主要体现为以下几方面。

（1）导致生理功能失常：邪气侵入发病，可导致机体阴阳失调，脏腑经络功能紊乱，精、气、血、津液代谢失常。

（2）造成脏腑形质损害：邪气作用于人体，可对机体的皮肉筋骨、脏腑形质等造成不同程度的损伤，或致精气血津液等物质的亏耗而发病。

（3）改变体质类型：邪气侵入，还能改变个体的体质特征，进而影响其对疾病的易患倾向。如阴邪致病，损伤阳气，久之可使体质由原型转变为阳虚体质，使之易感阴寒之邪；阳邪致病，易伤阴气，可使体质转化为阴虚体质，使之易感阳热之邪。

3. 邪气与发病　中医发病学，既重视正气，强调正气在发病中的主导地位，也重视邪气在发病中的作用，认为邪气是发病的重要条件。邪气在发病中的作用主要有以下几方面。

（1）邪气是疾病发生的原因：疾病是邪气作用于人体而引起正邪交争的结果，若没有邪气侵袭，人一般不会得病。当感邪较重，或邪气致病性强，正气虽不虚，亦可使人致病。

（2）影响发病的性质、类型和特点：不同的邪气作用于人，表现出不同的发病特点、证候类型。如六淫邪气致病，发病急，病程较短，初起多有卫表证候，证属风、寒、暑、湿、燥、火。七情内伤，发病多缓慢，病程较长，多直接伤及内脏，或致气机紊乱、气血失调产生病变。饮食所伤，常损伤脾胃，致气血不足或致食物中毒等。外伤是指从皮肤侵入，损伤皮肤、肌肉、筋骨，甚至脏腑。

（3）影响病情和病位：感邪轻者，临床症状表现较轻；感邪重者，临床症状表现也重。受邪部位表浅者多形成表证；受邪部位较深者多形成里证。

（4）某些情况下主导疾病的发生：在邪气超越人体正气抗御能力和调节范围时，邪气对疾病的发生起着决定性的作用。如高温、高压、电流、枪弹伤、虫兽伤等。

（三）邪正相搏的胜负与发病

邪正相搏，即邪正斗争，指邪气伤正与正气抗邪之间的相互斗争。邪正斗争贯穿于疾病的始终，不仅关系着疾病的发生，而且影响着病证的性质和疾病的发展与转归。

1. 决定发病与否

（1）正胜邪退不发病：正气充足，或抵御外邪入侵，或祛邪外出，或防止内生病邪的产生，机体不受邪气的侵害，不出现临床症状和体征，故不发病。

（2）邪胜正负则发病：邪气亢盛，致病力强，超越了正气的抗邪能力，外邪得以侵入人体，或内生病邪亢盛，进一步损害机体，造成机体阴阳失调、脏腑功能异常、心理活动障碍或脏腑组织的形质损伤，出现临床症状和体征，发生疾病。

2. 决定证候类型　疾病发生后，其证候类型、病变性质、病情轻重、进展与转归，都与邪正胜负有关。正盛邪实，多形成实证；正虚邪衰，多形成虚证；邪盛正虚，多形成较为复杂的虚实夹杂证或危重证。感邪轻而正气强，病位表浅，病情轻，疗效和预后好；感邪重而正气弱，易于传变，病位较深，病情重，疗效和预后差。

考点与重点　*发病的基本原理*

二、影响发病的主要因素

影响发病的因素很多，除正气与邪气对发病的直接影响外，环境因素、体质因素和精神状态均与发病关系密切。

（一）环境与发病

环境指人类生存的自然环境与社会环境，主要包括气候变化、地域因素、生活工作环境等。人的生活与自然、社会变化息息相关，若这种天人相应的关系一旦破坏，则易影响正邪关系而致发病。

1. 气候因素　四时气候的异常变化，是孳生和传播邪气，导致疾病发生的条件，易形成季节性的多发病。如春易伤风、夏易中暑、秋易伤燥、冬易感寒等。特别是反常的气候，如久旱、水涝、暴热暴冷，既可伤及人体正气，又可促成疠气病邪的传播，造成瘟疫的流行。如麻疹、水痘等多在冬春季发生和流行。

2. 地域因素　不同地域，其气候特点、水土性质、生活习俗各有不同，均可影响人群的体质特性和疾病的发生，易致地域性的多发病和常见病。如西北方地势高峻，气候干燥寒凉，多寒病；东南方地势低洼，气候温热而潮湿，多热病或湿热病。某些山区，人群中易患瘿瘤之疾等。另外，有些人易地而居，或异域旅行，初期常有水土不服的表现。

3. 生活工作环境　生活和工作环境不良，可影响疾病的发生而致病。如工作环境中的废气、废液、废渣、噪声，均可成为直接的致病因素，造成矽肺、肿瘤或中毒。生活居住条件差，阴暗潮湿、空气秽浊、蚊蝇孳生等，也是导致疾病发生和流行的条件。

4. 社会环境 人在社会中的政治地位、经济状况、文化程度、家庭情况、境遇和人际关系等的改变均能影响人的情志活动，导致阴阳气血的失常而发病。如《素问·疏五过论》说："尝贵后贱，虽不中邪，病从内生"，"暴苦暴乐，始乐后苦，皆伤精气"。说明当社会环境变化，人体若不能自行调节与之相适应时，则可促使疾病的发生或成为某些疾病的诱发因素。

（二）体质与发病

正气的强弱在发病过程中具有主导作用，而作为反映正气盛衰特点的体质，往往会影响疾病的发生、发展和变化。体质对发病的影响主要表现为以下几方面。

1. 影响发病倾向 体质强弱是正气盛衰的体现，因而决定着发病的倾向性。一般而言，体质盛正气强，则抗御病邪的能力亦强，不易被邪侵；或虽被内外邪气所扰，病后易趋向患实证；体质衰正气弱，则易受邪或易生邪而发病，发病后易趋向虚实夹杂证或虚证。

2. 影响对某些病邪的易感性 体质不同则气血阴阳盛衰有别，对某些病邪具有不同的易感性，对某些疾病具有不同的易患性。阳虚之体，易感寒邪；阴虚之质，易受热邪。小儿脏腑娇嫩，形气未充，且又生机蓬勃，发育迅速，易感外邪，受邪后易化热生风、伤饮食或易患生长发育障碍之疾。年高之人，脏气已亏，精血不足，抗病力、调节力、康复力均已下降，易感外邪或内生五邪而发病，且患病后多迁延难愈。女性以血为本，具有经、带、胎、产的生理变化，对发病也有一定影响，易病肝郁、血虚、血瘀；男子以精气为本，易患肾精肾气亏虚之疾。肥人或痰湿内盛之体，易感寒湿之邪，易患眩晕、中风之疾；瘦人或阴虚之质，易感燥热之邪，易患肺痨、咳嗽诸疾。

3. 影响某些疾病发生的证候类型、性质与从化 因个体体质不同，感受相同的病邪可表现出不同的证候类型。如同感风寒之邪，卫气盛者，易形成表实证；卫气虚者，易为表虚证或虚实夹杂证。同感湿邪，阳盛之体易热化形成湿热证；偏阴质者易寒化而为寒湿证。体质可影响证候性质，如寒热证候与体质阴阳有关，虚实证候与体质正气强弱有关。体质也会影响病机从化，如感受同一致病因素，由于体质不同，病机从阳化热，或从阴化寒，表现出不同的证候。若体质相同，虽感受不同的病邪，也可表现出相类似的证。如阳热体质无论感受热邪或寒邪，都常表现出热证。

（三）精神状态与发病

精神状态通过影响内环境的协调平衡而影响发病。精神状态好，情志舒畅，气机通畅，气血调和，脏腑功能旺盛，则正气强盛，邪气难以入侵或虽受邪也易祛除。如《素问·上古天真论》说："恬惔虚无，真气从之，精神内守，病安从来？是以志闲而少欲，心安而不惧，形劳而不倦，气从以顺。"反之，若情志不舒，气血不调，气机逆乱，脏腑功能失常可致疾病发生。因此，调摄精神，可以使内环境协调平衡，从而减少和预防疾病的发生。

医者仁心

大医精诚

孙思邈在《大医精诚》中提到"凡大医治病，必当安神定志，无欲无求，先发大慈恻隐之心，誓愿普救含灵之苦。若有疾厄来求救者，不得问其贵贱贫富，长幼妍蚩，怨亲善友，华夷愚智，普同一等，皆如至亲之想。亦不得瞻前顾后，自虑吉凶，护惜身命。见彼苦恼，若己有之，深心凄怆。"医生对患者的共情、安慰和帮助，可以使患者神志安宁，甚至有效减轻痛苦，促进疾病向愈。

三、发病类型

发病类型是邪正交争结果的反映。由于正气强弱的差异，病邪的种类、性质、入侵途径、所中部位、毒力轻重不一，故发病形式有所不同。概括起来主要有感邪即发、徐发、伏而后发、继发、复发等类型。

（一）感邪即发

感邪即发，又称为卒发、顿发，指机体感受病邪后随即发病，常见于外感六淫、部分疠气、中毒、外伤及虫兽伤、情志过激等所致的疾病。根据邪正交争原理，感邪后正气抗邪反应强烈，可迅速导致人体阴阳失调，并表现出明显的临床症状和体征。感邪即发多见于以下几种情况。

1. 感邪较甚　六淫之邪侵入，若邪气较盛，正气抗邪，常表现为感邪即发。

2. 情志遽变　突然强烈的情志变化，如暴怒、过度悲伤等均可导致气机逆乱，气血失调，脏腑功能障碍而骤然发病，出现突然昏仆、不省人事以及胸痹等危急重证。

3. 感受疠气　由于其性毒烈，致病力强，来势凶猛，感邪后多病情危笃，发病暴急，常相染易，以致迅速扩散，广为流行。

4. 毒物所伤　误服有毒食品、药物中毒，接触或吸入毒气、秽浊之气，可使人中毒而迅速发病，甚至出现死亡。

5. 急性外伤　无论何种外伤，伤人后立即发病称为急性外伤。外伤不仅可直接损伤人体的皮肉、筋骨、内脏，甚可致人立即死亡。

（二）徐发

徐发是指感邪后缓慢发病的类型。徐发与致病因素的种类、性质以及体质因素等密切相关。徐发多见于内伤邪气致病，如思虑过度、房事不节、忧愁不解、嗜酒成癖等，常可引起机体渐进性病变，不断积累，而逐渐出现临床症状；又如年老体虚，虽感外邪，正气抗邪无力，机体反应性降低，常徐缓发病。在外感病邪中，如感受湿邪为病，因其性黏滞重浊，起病多缓慢。

（三）伏而后发

伏而后发指感邪之后，邪藏体内，逾时而发的发病类型。这种发病形式多见于外感病和某些外伤病，如感受温热邪气所形成的伏气温病、伏暑等。

（四）继发

继发指在原发疾病未愈的基础上继而发生新的疾病，继发病必以原发病为前提，二者联系密切。如肝阳上亢所致的中风，小儿食积所致的疳积，肝气郁结日久继发的癥积、鼓胀，久疟继发的疟母等。

（五）复发

复发指疾病已愈，但在病因或诱因的作用下再次发病。引起疾病复发的机理是余邪未尽，正虚未复，同时还有诱因的作用。诱因可致余邪复盛，正气更虚，从而使疾病复发。由复发引起的疾病，称为复病。

1. 复发的基本特点　复发的基本特点为：①临床表现类似于初病，但又不完全是原有病变过程的再现，比初病的病变损害更为复杂、广泛，病情也更重。②复发的次数愈多，其宿根越难除，大多反复发作，静止期的恢复也就越不完全，预后越差，易留下后遗症。③大多与诱因有关。

2. 复发的主要类型　由于病邪的性质不同，正气强弱各异，邪正交争态势不一，故复发的类型大致分为少愈即复、休止与复发交替、急性发作与慢性缓解交替等三种类型。

（1）少愈复发：指疾病恢复期，在复感外邪、饮食不慎、劳累过度等诱因下，可致余邪复燃。如湿温、温热、温毒等疾病，在恢复期若调养不当，则容易导致复发。

（2）休止与复发交替：指初次患病时，经治疗虽症状和体征消除，但疾病仍有宿根留于体内，在诱因作用下导致复发的类型。如休息痢、癫痫、结石所致的疾病，休止期如常人，在诱因作用下而致复发。

（3）急性发作与慢性缓解交替：指疾病慢性缓解时症状较轻，由于诱因的刺激导致急性发作而症状较重的类型。如哮喘、鼓胀、胸痹等病证，在慢性缓解期症状表现较轻，若因情志刺激，饮食不当、重感外邪或劳累过度等诱因激发，则可致疾病急性发作，症状加重。

3. 复发的诱因 任何诱因，皆可助邪损正，导致机体正邪暂时相安的局面被打破，病机变化再度显现，从而导致旧病复发。诱发因素主要有以下几种。

（1）重感致复：由于疾病初愈，邪气未尽，病变过程也未完全结束，机体抵御外邪侵袭的能力低下，重新感邪易致疾病复发。

（2）食复：疾病初愈，因饮食不节、饮食不洁等因素导致疾病复发。

（3）劳复：疾病初愈，因过劳使正气受损，而导致疾病复发。

（4）药复：病后滥施补剂，或药物调理失当，而致疾病复发。

（5）情志致复：疾病初愈，因情志失调而引起疾病复发。

（6）环境变化致复：因自然环境变化而导致疾病复发。

第二节 基 本 病 机

基本病机指机体在致病因素作用下产生的最基本的病变反应，是病机变化的一般规律。无论外感内伤，虽然致病因素不同引起的病机变化不同，但存在着某些共同的规律，这些规律就是基本病机。基本病机主要包括邪正盛衰、阴阳失调和精气血津液失常等。

一、邪 正 盛 衰

邪正盛衰指在疾病过程中机体正气与邪气之间相互斗争所发生的盛衰变化。

邪气侵犯人体后，一方面邪气对机体的正气起着损害作用；另一方面正气也对邪气产生抵御和清除作用。邪正双方不断斗争直接影响着疾病的发生、发展和转归，同时也决定病证的虚实变化。因此，疾病的过程就是邪正斗争及其盛衰变化的过程。

（一）邪正盛衰与虚实变化

在疾病过程中，正气和邪气并不是固定不变的，而是在不断斗争中，发生力量对比的消长盛衰变化。一般地说，正气增长则促使邪气消退；反之，邪气增长则会损耗正气。随着体内邪正的消长盛衰形成疾病的虚实病机变化。

1. 虚实病机 《素问·通评虚实论》说："邪气盛则实，精气夺则虚。"虚和实是相对而言的一对病机概念。

（1）实：指邪气盛实，是以邪气亢盛为主要矛盾的病机变化。发病后，邪气亢盛而正气未衰，故正邪斗争激烈，临床上表现为一系列剧烈、亢盛、有余的证候，称为实证。

实证常见于外感六淫和疠气所致的外感病证的初期和中期，或由痰饮水湿、食积、气滞、瘀血等引起的内伤病证。实证较多见于体质比较壮实的患者。临床上，实证常见恶寒，壮热，狂躁，声高气粗，腹痛拒按，二便不通，脉实有力等表现；以痰涎壅盛，食积不化，水湿泛滥，气滞血瘀等病机为多见。

（2）虚：指正气不足，是以正气虚损为主要矛盾的病机变化。由于机体的精、气、血、津液不足或脏腑经络等生理功能减弱，抗病能力低下，正气不足但邪气不盛，正邪斗争难以出现较剧烈的反应，临床上表现为一系列虚弱、衰退和不足的证候，称为虚证。虚证，多见于素体虚弱；或外感病的后期，以及各种慢性病证日久，耗伤人体的精气血津液，或正气化生无源；或因吐泻、大汗、亡血等使正气随津血而脱失，以致正气虚弱。虚证较多见于体质比较虚弱的患者。临床上，虚证常见神疲体倦、面色无华、气短、自汗、盗汗、五心烦热、畏寒肢冷和脉虚无力等表现。

考点与重点 虚实病机

2. 虚实错杂 指在疾病过程中邪盛和正虚同时存在的病机变化。临床上由于邪气亢盛，或疾病失治、误治，以致病邪久留，损伤人体正气；或因体虚受邪，正气无力祛邪外出；或本已正虚，又兼内生水湿、痰饮、瘀血等病理产物凝结阻滞，都可形成正虚邪实的虚实错杂病变。虚实错杂又有虚中夹实和实中夹虚两种情况。

（1）虚中夹实：以正虚为主，又兼有实邪的病机变化。如脾虚湿滞证，由于脾气不足，运化无权，导致湿浊内生，湿滞中焦，临床上既有脾气虚弱的神疲肢倦，食欲不振，食后腹胀，大便不实等表现；又兼见湿滞病变所致的口黏，脘痞，舌苔厚腻等症状。

（2）实中夹虚：以邪实为主，又兼有正气虚损的病机变化。如在外感热病发展过程中，由于热邪伤津耗气，可形成邪热炽盛、气津两伤的病证，其表现既有邪热炽盛出现的高热气粗，心烦不安、面红目赤、尿赤便秘、苔黄、脉数等，又兼见口渴引饮、气短心悸、舌燥少津等气津亏虚之症。

3. 虚实转化 在疾病过程中，邪正双方的力量经常发生变化，当邪正双方力量的消长变化达到向对方转变的程度时，则疾病的虚实性质亦会发生转变，呈现由实转虚或因虚致实的病机变化。虚实转化取决于邪正的盛衰变化。

（1）由实转虚：指以邪气盛为主要矛盾的实性病变，转化为以正气虚损为主要矛盾的虚性病变的过程。

由实转虚病机，多因病邪过盛，正不敌邪，或体质素虚，正气虚弱，或失治、误治等因素，使病程迁延，虽邪气已去，但正气耗伤，因而逐渐转化为虚性病机。如实热证大量耗伤阴液，可转化为虚热证。

（2）因虚致实：指以正气虚损为主要矛盾的虚性病变，转变为邪气盛较突出的病变过程。因虚致实的病变过程，由于正虚并未消失，为实中夹虚证，而非真正的实证。

因虚致实，多由于脏腑功能减退，气血阴阳亏虚，而产生气滞、痰饮、内湿、瘀血、食积等病机变化或病理性产物，或因正虚抗邪无力而复感外邪，邪盛则实，形成虚实并存的病机变化。如气虚证日久导致血瘀，转化为气虚血瘀证。

4. 虚实真假 一般情况下，疾病的本质和现象是一致的。但在某些特殊情况下，就会出现疾病的临床症状与其病机本质不符的表现，因而表现出虚实真假的病机，主要有真实假虚和真虚假实两种情况。

（1）真实假虚：指病机的本质为实，但表现出虚的临床假象。一般是由于邪气亢盛，结聚体内，导致气血不能外达所致。真实假虚，又称为大实有羸状。如热结肠胃，一方面出现腹痛硬满拒按，大便秘结，潮热，谵语等实热症状；另一方面由于阳气被郁，不能四布，从而出现面色苍白，四肢厥冷的假象。

（2）真虚假实：指病机的本质为虚，但表现出实的临床假象。一般是由于正气虚弱，脏腑经络气血不足，功能减退所致。真虚假实，又称为至虚有盛候。如脾气虚弱，运化无力，同时又可见脘腹胀满、疼痛等假实征象，虽腹胀但腹满时减，虽疼痛但疼痛喜按，与实证的腹满不减，疼痛拒按不同。又如老年或大病久病，因气虚推动无力而出现的便秘等，亦属此类。

总之，在疾病的发生和发展过程中，病机的虚和实是相对的。因此，在临床上不能以静止的、绝对的观点来看待虚和实的病机变化，而应以动态的、相对的观点来分析虚与实的病机。特别是在出现虚实真假的特殊情况时，必须透过现象看本质，才能不被假象所迷惑，从而真正把握疾病的虚实变化。

（二）邪正盛衰与疾病转归

在疾病的发生、发展过程中，由于邪正双方的力量对比在不断地发生消长盛衰的变化，这种变化对疾病转归起着决定性的作用。一般而言，正胜邪退，疾病趋向于好转和痊愈；邪胜正衰，则疾病趋向于恶化，甚则死亡；若邪正力量相持不下，则疾病趋向迁延或慢性化。

1. 正胜邪退 正气奋起抗邪，日渐强盛，而邪气逐渐衰弱或被驱除的病机变化。疾病逐渐好转和痊愈，是许多疾病中最常见的一种转归。

2. 邪去正虚 正气抗御邪气，邪气退却且正气大伤的病机变化。此时邪气已退，但正气被消耗的状况尚待恢复。邪去正虚多见于疾病恢复期，其最终的转归一般仍然是趋向好转、痊愈。

3. 邪胜正衰 邪气亢盛，正气虚弱，机体抗邪无力，疾病向恶化、危重，甚至死亡方面转归的病机变化。此时正气衰竭，邪气独盛，如在疾病过程中，亡阴、亡阳等证候的出现。

4. 邪正相持 机体正气不甚虚弱，而邪气亦不亢盛，则邪正双方势均力敌，相持不下的病机变化。此时，正气不能完全驱邪外出，邪气不能消散，亦不能深入，又称为邪留或邪结。

5. 正虚邪恋 正气大虚，余邪未尽或邪气深伏伤正，正气无力祛除病邪，致使疾病处于缠绵难愈的过程，被称为正虚邪恋。正虚邪恋一般多见于疾病后期，慢性病久治不愈或遗留某些后遗症的情况下。

邪正相持阶段，仍然存在正邪的消长盛衰变化。邪正相持的势态具有不稳定性，可因正邪的盛衰变化而发生不同的转归。

二、阴 阳 失 调

阴阳失调指在疾病的过程中，由于各种致病因素的作用，机体的阴阳双方失去平衡协调而出现的阴阳偏胜、偏衰、互损、格拒、亡失等一系列病机变化。一般而言，邪正盛衰是虚实病证的机理与阴阳失调是寒热病证的机理二者在阐释疾病的发生发展及转归机理时，常联合应用、互为羽翼。

（一）阴阳偏胜

阴阳偏胜指人体阴阳双方中的某一方过于亢盛的病理状态，属邪气盛则实的实性病机。

阳邪侵犯人体可导致机体阳偏盛，阴邪侵犯人体可导致机体阴偏盛，"阳胜则热，阴胜则寒"（《素问·阴阳应象大论》），故阴阳偏盛必然导致机体寒热变化。由于阴阳之间的对立制约，一方偏盛必然制约另一方使之减弱，阳偏盛伤阴可致阳盛兼阴虚，进而发展为阴虚病变；阴偏盛伤阳可致阴盛兼阳虚，进而发展为阳虚病变。因此，"阴胜则阳病，阳胜则阴病"（《素问·阴阳应象大论》），指出了阴阳偏盛的病理特征和发展趋势。

1. 阳偏胜 指机体在疾病过程中出现阳邪偏盛、功能亢奋、机体反应性增强而见热象的病机变化。多由于感受温热阳邪，或虽感受阴邪而从阳化热；也可由于情志内伤，五志过极而化火；或因气滞、瘀血、食积等郁而化热所致。

阳偏盛以热、动、燥为临床特点。阳盛的病机特点为阳盛而阴未虚的实热证，临床可见身热，面赤，烦躁，舌红苔黄，脉数等症状，即所谓阳胜则热；若阳盛伤及阴液，则兼有口渴、小便短少等表现，即所谓阳胜则阴病，疾病则转化为实热兼阴虚津亏证；若阴气大伤，疾病可由实转虚而发展为虚热证。

2. 阴偏胜 指机体在疾病过程中所出现的阴邪偏盛、功能抑制、机体反应性减弱而产生寒象的病机变化。多由于感受寒湿阴邪，或过食生冷，或阴寒性病理产物积聚，寒邪中阻等，导致阴邪亢盛。

阴偏盛以寒、静、湿为临床特点。阴盛的病机特点为阴盛而阳未虚的实寒证，临床可见恶寒、喜暖、口淡不渴、苔白、脉紧或迟等症状，即所谓阴胜则寒；若阴盛伤及阳气，可兼有溲清，便溏等表现，即所谓阴胜则阳病，形成实寒兼阳虚证；若阳气伤甚，疾病可由实转虚，发展为虚寒证。

（二）阴阳偏衰

阴阳偏衰指人体阴阳二气中某一方虚衰不足的病机变化，属于精气夺则虚的虚性病机。

由于阴阳双方存在着对立制约的关系，因此当阴或阳一方虚弱时，必然无力制约另一方而导致对方的相对偏盛，从而形成的虚寒、虚热病机变化。

1.阳偏衰　即阳虚，指机体阳气虚损，温煦、推动、气化等功能减退，出现虚寒内生的病机变化。多是先天禀赋不足，后天失养，劳倦内伤或久病损耗阳气。阳虚的病机特点为机体阳气不足，阳不制阴，阴相对偏亢的虚寒证，可见畏寒肢冷，小便清长，大便溏薄，舌胖苔白，脉沉迟等症状，即所谓阳虚则阴盛、阳虚则寒。

阳气不足可见于五脏六腑，如心阳、脾阳、肾阳，皆可发生阳虚病变，但一般以肾阳虚衰最为重要。肾阳为人身诸阳之本，所以肾阳虚衰在阳气偏衰病机中占有极其重要的地位。

阳虚则寒与阴胜则寒，不仅在病机上有区别，而且在临床表现方面也有不同，前者是虚而有寒；后者是实寒，以寒为主。

2.阴偏衰　即阴虚，指机体阴液不足，凉润、宁静、抑制等功能减退，阴不制阳，出现虚热内生的病机变化。多由于阳邪伤阴，因五志过极，化火伤阴或久病伤阴所致。阴虚的病机特点为阴液不足，阴不制阳，阳气相对偏盛的虚热证，可见五心烦热，骨蒸潮热，盗汗，咽干，颧红，舌红少苔，脉细数等，即所谓阴虚则阳亢、阴虚则热。

阴虚可见于五脏六腑，如肺阴、脾阴、胃阴、心阴、肝阴和肾阴，皆可发生阴虚病变，但一般以肾阴亏虚为主。肾阴为人身诸阴之本，所以肾阴不足在阴偏衰的病机中占有极其重要的地位。

阴虚则热与阳胜则热的病机不同，其临床表现也有所区别：前者是虚而有热；后者是实热，以热为主。

（三）阴阳互损

阴阳互损指阴或阳任何一方虚损的前提下，病变发展影响到相对的另一方，形成阴阳两虚的病机变化。阴阳互损是以阴阳偏衰为基础，以阴阳互根互用关系失常为原理，以肾之阴阳失调为条件，所表现出的病机变化。由于肾阴、肾阳为五脏阴阳之根本。因此，当其他脏腑的阳气或阴气虚损到一定程度导致肾阳、肾阴不足或肾本身阴阳失调时，才易发生阳损及阴或阴损及阳的阴阳互损病机变化。

1.阴损及阳　指由于阴气亏损，累及阳气生化不足或无所依附而耗散，从而在阴虚的基础上又出现阳虚，形成以阴虚为主的阴阳两虚的病机变化。如肝阳上亢证，其病机主要为肝肾阴虚，水不涵木，阴不制阳的阴虚阳亢；但病情发展，因肾阴亏虚而影响肾阳化生不足，又出现畏寒肢冷，脉沉细等阳虚症状，形成阴损及阳的阴阳两虚证。

2.阳损及阴　指由于阳气虚损，累及阴液化生不足，从而出现以阳虚为主的阴阳两虚的病机变化。如肾虚水泛证，其病机主要为肾阳不足，气化失司，津液停聚而水湿内生，溢于肌肤；但其病变发展，又可因阳气不足而导致阴液化生无源，出现形体消瘦，烦躁不安，甚则抽搐等阴虚症状，形成阳损及阴的阴阳两虚证。

（四）阴阳格拒

阴阳格拒指在阴或阳一方偏盛至极，壅遏于内，将另一方排斥格拒于外，迫使阴阳之间不相维系，从而出现真寒假热或真热假寒的复杂病变，包括阴盛格阳和阳盛格阴两方面。

1.阴盛格阳　指阴寒之气偏盛，壅闭于内，逼迫阳气浮越于外的一种病理状态，临床表现为真寒假热证。寒盛于内是疾病的本质，可见面色苍白，四肢厥冷，精神萎靡，畏寒蜷卧，溲清便溏，舌淡苔白，脉微欲绝等症状；逼迫阳气浮越于外，可在原有寒盛于内表现的基础上，反见身热，烦躁，口渴等假热之象，称为格阳；若阴盛于下，虚阳浮越于上，可见面赤，称为戴阳。患者虽有热象，但仔细观察，身虽热反喜盖衣被；口虽渴而饮水不多，喜热饮，或漱水而不欲饮；面红如妆，游移不定，可进行辨别。

2. 阳盛格阴 指阳气偏盛至极，壅遏于内，排斥阴气于外的一种病理状态，临床表现为真热假寒证。热盛于内是疾病的本质，可见壮热，面红，气粗，烦躁，舌红，脉洪大有力等症状；排斥阴气于外，可在原有热盛于内的基础上，又出现四肢厥冷，脉象沉伏等假寒之象。仔细观察，虽四肢厥冷，而胸腹灼热；脉象沉伏但搏动有力，可进行辨别。

（五）阴阳转化

阴阳转化指阴或阳某一方在极或重的条件下，证候性质向相反方面转化的病机过程，包括由阴转阳和由阳转阴两方面。

1. 由阴转阳 指阴偏盛的寒证，转化为阳偏盛的热证的病机过程。临床表现为由寒化热的病性转化。如受凉后出现恶寒重，发热轻，头身痛，无汗，脉浮紧，此为表寒证；继而出现壮热，不恶寒，心烦口渴，大汗出，脉数，则表示病变已从表入里，由阴转阳。

2. 由阳转阴 指阳偏盛的热证，转化为阴偏盛的寒证的病机过程。临床表现为由热化寒的病性转化。如某些外感疾病，初期出现壮热，面赤，口渴，咳嗽，舌红苔黄，脉数等热邪亢盛之象，属阳证；由于邪热炽盛，或失治误治，突然出现面色苍白，四肢厥冷，冷汗淋漓，脉微欲绝等亡阳危象，属阴证。

由阴转阳和由阳转阴的病机变化过程，与阴盛格阳和阳盛格阴完全不同：前者是证候性质在前、后两个阶段发生彻底改变；而后者证候性质并未出现变化，只是出现症状假象而已。

（六）阴阳亡失

阴阳亡失指机体的阴气或阳气突然大量地亡失，导致生命垂危的病机变化，包括亡阴和亡阳。

1. 亡阳 指机体的阳气突然大量脱失，而致全身功能严重衰竭的病机变化。亡阳的形成，多由于邪气太盛，正不敌邪，阳气突然脱失；或因汗出过多，吐泻无度，津液过耗，气随津泄，阳气外脱；或由于素体阳虚，劳伤过度，阳气消耗过多；亦可因慢性疾病，长期大量耗散阳气，终至阳气亏损殆尽，而出现亡阳。临床可见冷汗淋漓，面色苍白，四肢逆冷，畏寒蜷卧，精神萎靡，脉微欲绝等危重表现。

2. 亡阴 指机体阴气发生突然大量消耗或丢失，而致全身功能严重衰竭的病机变化。亡阴的形成，多由于热邪炽盛，或邪热久留，大量伤耗阴气，煎灼津液；或逼迫津液大量外泄而为汗，以致阴气随之大量消耗而突然脱失；也可由于长期大量耗损津液和阴气，日久导致亡阴。临床可见汗出如油，热而黏手，烦躁不安，口渴欲饮，脉数疾躁动等危重征象。

亡阴和亡阳虽然有所不同，但由于机体的阴和阳存在着互根互用的关系，故亡阴可以迅速导致亡阳，亡阳也可继而出现亡阴，最终导致阴阳离决，精气乃绝，生命活动终止而死亡。

综上所述，阴阳失调的病机，是以阴与阳之间所存在的对立制约、互根互用以及相互消长、转化等理论来阐释分析机体寒热病证的病变机理。阴阳失调的病机虽然很复杂，但其中最基本的病机是阴阳的偏胜和偏衰，阴阳格拒、阴阳转化、阴阳互损、阴阳亡失都是在其基础上进一步发展而成。

三、精、气、血的失常

精、气、血失常指在疾病过程中，由于邪正盛衰或脏腑功能失调，导致精、气、血不足或运行失常以及相互关系失调的病机变化。

精、气、血是人体进行生理活动的物质基础。如果人体的精、气、血失常，必然会影响机体的各种生理功能，而导致疾病的发生，故《素问·调经论》说："血气不和，百病乃变化而生。"同时，精、气、血又依赖脏腑功能活动而不断化生和维持其正常运行，故脏腑发生病变，也会引起精、气、血的病机变化。

（一）精的失常

精的失常主要包括精虚和精的输泄失常两方面的病变。

1. 精虚　指肾精和水谷之精不足及其功能减退所产生的病机变化。

肾精具有化生肾气以促进生长发育、生殖和生髓化血、充脑养神等功能。因此，由于先天禀赋不足、后天失养、过劳伤肾或脏腑精亏不足，日久累及于肾等，均能导致肾精亏虚的病机变化，从而出现如小儿生长发育不良，女子不孕，男子精少不育，精神萎靡，耳鸣，健忘，腰膝酸软以及成人体弱多病、未老先衰等。

水谷之精能够濡养各脏腑形体官窍，并能化生气血以维持机体的生命活动。若因脾胃功能失常，或饮食失宜等导致水谷之精不足，则会出现面色萎黄，肌肉瘦削，头晕目眩，纳呆食少，疲倦乏力等虚弱状态。

2. 精的输泄失常　精的疏泄失常包括失精和精瘀。

（1）失精：指生殖之精和水谷精微大量丢失的病机变化。一方面，房劳过度，或久病及肾，以致肾气虚衰，封藏失职；相火偏亢，内扰精室，也可致生殖之精排泄过度，治疗宜补肾填精，偏实者当泻肝火兼滋肾阴。另一方面，脾气虚衰，运化失常，失于升清，也可致水谷精微大量丢失，治疗宜补脾摄精。

（2）精瘀：指男子精滞精道，排精障碍的病机变化。房劳过度，少年手淫，惊恐伤肾或实邪瘀阻等，皆可导致精瘀而排泄不畅，主要可见精道疼痛，睾丸小腹重坠，精索小核硬结如串珠等。治疗则应审因论治，补气，疏肝，活血化瘀或祛痰利湿等。

（二）气的失常

气的失常主要包括气虚和气机失调两个方面。

1. 气虚　指气的生化不足或耗散太过，导致气的生理功能减退的病机变化。气虚的形成主要由于先天禀赋不足或后天失养，肺脾肾的功能失调，而致气的生成不足；以及因劳倦内伤，久病不复等，使气过多消耗而致。

气虚的临床表现，常见精神萎靡，倦怠乏力，少气懒言，自汗，易于感冒，面白，舌淡，脉虚等症状。元气虚者，可见生长发育迟缓、生殖功能减退等；宗气虚者，可见动则心悸、呼吸气短等。营卫气虚和脏腑、经络气虚的病机，则各有特点，临床表现亦各有不同。

2. 气机失调　即气的运行不畅或升降出入运动失常，包括气滞、气逆、气陷、气闭、气脱等病机变化。

（1）气滞：指气的运行不畅，郁滞不通的病机变化。气滞的形成，主要由于情志抑郁或痰湿、食积、热郁、瘀血等阻滞气机，影响气的运行，形成局部的气机不畅或郁滞，从而导致某些脏腑、经络的功能障碍。气滞一般属于实证，但亦有因气虚推动无力而郁滞者。脏腑气滞多以肺、肝、脾胃为多见。

气滞的表现虽然各不一样，但共同的特点为闷、胀、痛。气滞于某一经络或局部，可出现相应部位的胀满、疼痛。如肺气壅塞，见胸闷、咳喘；肝郁气滞，见情志不畅、胁肋或少腹胀痛；脾胃气滞，见脘腹胀痛，休作有时，大便秘结等。

气滞影响血，则血行不利；影响津液，则津液输布不畅。故气滞可引起血瘀、津停，形成瘀血、水湿痰饮等病理产物。气滞日久，还可郁而化热化火。

（2）气逆：指气的运动上升太过，或下降不及，以气逆于上为特征的病机变化。气逆的形成，多由情志所伤，饮食不当，外邪侵犯或痰浊壅阻所致，亦有因虚而气机上逆者，如肺燥失润或肾不纳气，都可导致肺气上逆。

气逆最常见于肺、胃和肝等脏腑。在肺，则肺失肃降，肺气上逆，发为咳逆上气。在胃，则胃失和降，胃气上逆，发为嗳气、恶心、呕吐、呃逆。在肝，则肝气上逆，发为头痛头胀、面红目赤、易怒等症。由于肝为刚脏，主动主升，而又为藏血之脏，因此肝气上逆，甚则可导致血随气逆，或为咯血、吐血，甚至昏厥。如《素问·生气通天论》说："大怒则形气绝，而血菀于上，使人薄厥。"

（3）气陷：指气的上升不足，或下降太过，以气虚升举无力而下陷为特征的病机变化。气陷的形成，多由气虚病变发展而来，尤与脾的关系最为密切。素体虚弱或病久耗伤，致脾气虚损，清阳不升，或中气下陷，从而形成气虚下陷的病变。

脾气虚损，清阳不升，头目失养可见头晕、目眩、耳鸣等症；中气下陷，升举无力，内脏位置维系无力，而发生某些内脏的位置下移，形成胃下垂、肾下垂、子宫脱垂、脱肛等病变。

气陷是在气虚的基础上形成的，故常伴面色无华，气短乏力，语声低微，脉弱无力，以及腰腹胀满重坠、便意频频等症状。

（4）气闭：指气闭阻于内，不能外出，以致清窍闭塞，出现昏厥的病机变化。气闭的形成，多由情志刺激，或外邪、痰浊等闭塞气机，使气不得外出而闭塞清窍所致。如触冒秽浊之气所致的闭厥，突然精神刺激所致的气厥，剧痛所致的痛厥，痰阻气道所致的痰厥等。气闭多发病急骤，以突然昏厥，不省人事为特点，可自行缓解，亦有因闭不复而亡者。临床表现除昏厥外，随原因不同而伴相应症状。

（5）气脱：指气不内守，大量向外脱失，以致机体功能突然衰竭的病机变化。气脱的形成，多由于正不敌邪或慢性疾病过程中正气长期消耗以致气不内守而外脱；也可因大出血、大汗等气随血脱或气随津脱，从而出现机体功能突然衰竭的危重状态。气脱可见面色苍白，汗出不止，目闭口开，全身瘫软，手撒，二便失禁，脉微欲绝或虚大无根等症状。

气脱与亡阳、亡阴都属气的大量脱失，临床皆可见因气的脱失而致功能严重衰竭的表现。亡阳是阳气突然大量脱失，可见冷汗淋漓、四肢厥冷等虚寒之极的症状；亡阴是阴气突然大量脱失，可见汗出如油，皮肤尚温、烦躁、脉数疾等虚热之极的症状。气脱无明显寒象或热象，但见气虚不固及功能衰竭的上述表现，则称为气脱。治疗当以益气固脱为主，亡阳治宜回阳救逆，亡阴治宜救阴固脱。

考点与重点 气机失调的分类及特点

（三）血的失常

血的失常主要包括两个方面：血虚和血行失常。一是因血液的生成不足或耗损过多致血的濡养功能减弱而引起的血虚；二是血液运行失常而出现血寒、血热、血瘀和出血的病机变化。

1. 血虚 指血的生成不足或耗损过多，血的濡养功能减弱而引起的病机变化。血虚的形成，一是失血过多，如急性或慢性出血；二是生成不足，如脾胃虚弱，血液生化乏源，或肾精亏虚，精不化血；三是消耗过多，如久病不愈，思虑过度等因素而致营血暗耗等。脾胃为气血生化之源；肾主骨生髓，输精于肝，皆可化生血液，故血虚的成因与脾胃、肝肾的关系较为密切。

心主血、肝藏血，故心、肝两脏血虚比较多见。心血不足，可见惊悸怔忡，失眠多梦，健忘，面色苍白，舌质淡白，脉细涩或结代等症状。肝血亏虚，可见两目干涩，视物昏花，手足麻木，关节屈伸不利等；若导致冲任失调，又可出现妇女经少，月经愆期，闭经等症状。

2. 血行失常 指血液运行失常而出现血寒、血热、血瘀和出血的病机变化。

（1）血寒：指血脉受寒，血流滞缓，乃至停止不行的病机变化。血寒的形成，多因外感寒邪，或阳气失于温煦所致。临床表现常以血脉瘀滞而引起局部疼痛为特征，伴见手足、爪甲、皮肤及舌色青紫等症状。如寒凝心脉，可见心前区疼痛；寒凝肝脉，可见颠顶、胁下、少腹、阴部冷痛，或妇女痛经、闭经等；寒瘀互结，酿毒于内，可生癥积；外寒侵犯皮肤肌腠，则见冻伤等。

（2）血热：指热入血脉，使血行加速或灼伤血脉，迫血妄行的病机变化。血热的形成，多因外感温热之邪入于血分；其他病邪入里化热，伤及血分；五志过极化火，内火炽盛郁于血分；阴虚火旺等所致。血热的临床表现，以热象、动血为其特征。常见面红目赤，肤色发红，舌色红绛，脉数等症状。血热动血可见各种出血，以势急、血色鲜红、量多为特点。

血液主要由营气和津液组成，热入血脉不仅可以耗伤营气、津液而致阴虚；而且可由热灼津伤，使血液变得浓稠，血液运行不畅而为瘀。

（3）血瘀：指血液运行不畅，甚则停滞的病机变化。血瘀的形成主要有气滞血行不畅而瘀阻；气虚无力推动血行而迟缓；感受寒热之邪，导致血行不畅；痰浊阻于脉道，气血瘀阻不通等。

血瘀主要表现为血液运行郁滞不畅，形成瘀积。由于血瘀部位不同，从而产生不同的临床表现，但共同症状为疼痛，且痛有定处，甚则局部形成肿块，触之较硬，位置固定，如肿块生于腹内，称为癥积。另外，血瘀常见唇舌紫暗以及舌有瘀点、瘀斑，皮肤青紫，肌肤甲错，面色黧黑等。

（4）出血：指血液不循常道，溢出血脉的病机变化。出血的形成主要有外伤损伤脉络而出血，气虚不能固摄，血分有热，迫血妄行，瘀血内阻和血不归经等因素所致，可见咯血、吐血、尿血、便血、崩漏以及鼻衄、齿衄、肌衄等。导致出血的原因不同，出血的表现亦不相同。如火热迫血妄行，出血较急，颜色鲜红，血量多；气虚固摄无力的出血，出血色淡量少质地稀；瘀血阻络的出血，多血色紫暗夹有血块。

考点与重点　血的失常的概念

（四）精、气、血关系失调

精、气、血三者，相互依存，相互转化，密切相关，病机亦可相互影响。临床常见精与气血关系的失调和气与血关系的失调。

1. 精与气血关系的失调　精与气血关系的失调包括精气两虚、精血不足。

（1）精气两虚：指精亏和气虚同时并见的病机变化。肾藏精，肾精亏损，气无生化之源，精伤及气；气虚日久，加重肾精亏虚，气伤及精，最终导致精气两虚之证，临床表现以生长、发育迟缓，生殖功能障碍以及身体虚弱，少气乏力，气喘，甚至早衰等特征。

（2）精血不足：指精亏和血虚同时并见的病机变化。肝肾同源，精血互生。临床表现以面色无华，眩晕耳鸣，神疲健忘，毛发脱落稀疏，腰膝酸软；男子精少、不育；女子月经失调、经少、不孕等表现。

2. 气与血关系的失调　包括气滞血瘀、气虚血瘀、气不摄血、气随血脱、气血两虚等。

（1）气滞血瘀：指气机郁滞，导致血行障碍；血行不畅，导致气的运行郁滞，出现气滞和血瘀同时存在的病机变化。气滞血瘀多与肝失疏泄密切相关，临床上多见胸胁胀满疼痛，日久可形成癥瘕、积聚等病证。血瘀气滞多与心血瘀阻而累及肺气宣降失常有关，心肺血瘀气滞，可见咳喘，心悸，胸痹，唇舌青紫等症状。

气滞可导致血瘀，血瘀必兼气滞，常难以明确区分孰先孰后。临床需注意辨别气滞与血瘀的主次，为治疗提供依据。

（2）气虚血瘀：指气虚无力推动血行而致血瘀，气虚与血瘀并存的病机变化。气能行血，气虚则无力推动血行，使经脉血液瘀滞，肢体失养，多致半身瘫痪、痿废。故气虚血瘀病机在老年病中具有重要意义。临床治疗时，重用补气药，并配以活血化瘀药。

（3）气不摄血：指由于气虚不能统摄血液导致血溢脉外，导致各种出血的病机变化。气不摄血多由于久病伤脾，脾虚不能统摄血液所致。主要表现为脾不统血所致的皮下紫癜、咯血、吐血、便血、尿血、崩漏等各种出血表现，以病势较缓，血色淡而质稀，淋沥不断为特征，兼见面色无华、倦怠乏力、舌淡、脉虚无力等气虚的表现。

（4）气随血脱：指在大量出血的同时，气也随着血液的流失而急剧散脱，从而形成气血并脱的病机变化。气随血脱多由于各种大失血所致。较常见的有外伤失血，呕血，便血，或妇女崩漏，产后大出血等。血为气母，血能载气，血脱则气无所依，故气亦随之散脱而亡失。可见精神萎靡，眩晕，面色苍白，冷汗淋漓，四肢厥冷，甚或晕厥，脉芤或微细。

气随血脱为临床危重证候，如能及时救治，则可转危为安，继而表现气血两虚的病机变化。如病情恶化，可出现亡阴亡阳，发展为阴阳离决而死亡。

（5）气血两虚：指气虚和血虚同时存在的病机变化。气血两虚，多因久病消耗，渐致气血两伤；或先有失血，气随血耗；或先因气虚，血液生化障碍而日渐衰少所致。临床主要表现为面色淡白或萎黄，少气懒言，疲乏无力，自汗，形体消瘦，心悸失眠，肌肤干燥，肢体麻木，甚至感觉障碍，肢体痿废不用等。

四、津液失常

津液失常指津液生成不足，或输布、排泄障碍的病机变化。

津液对机体具有滋润和濡养作用。津液的的生成、输布、排泄由多个脏腑的相互协调维持正常，如肺气的宣发和肃降，脾气的运化转输，肾气的蒸化，三焦的通调，以及肝气的疏泄，其中以肺、脾、肾三脏的作用尤为重要。因此，如果肺、脾、肾等相关脏腑生理功能异常，气的升降出入失调，均能导致津液生成不足、或输布、排泄障碍。

（一）津液不足

津液不足，指津液的亏少，进而导致脏腑、组织、孔窍、皮毛，失于濡润、滋养，而产生一系列干燥枯涩的病机变化。津液不足的形成，一是热邪、燥邪伤津，如外感暑热、秋燥，或火热内生，如五志化火等，耗伤津液；二是丢失过多，如吐泻、大汗、多尿及大面积烧伤等；三是生成不足，如体虚久病，慢性疾病，脏腑功能减退等，亦可致津液生成不足。

由于津和液，在性状、分布部位、生理功能等方面的不同，导致津和液不足的病机及临床表现也不同。津较清稀，流动性较大，内则充盈血脉、滋润脏腑，外则润泽皮毛、孔窍和肌肉。因此，伤津主要是丧失水分，临床以一系列干燥失润的症状为主。如夏秋季节，多饮食伤中而致呕吐、泄泻或吐泻交作，损失大量津液者，如不及时补充，可出现目陷、螺瘪、尿少、口干舌燥、皮肤干涩而失去弹性，或高热而口渴引饮，或秋季气候干燥而口、鼻、皮肤干涩而失去弹性等，均以伤津为主。

液较稠厚，流动性较小，可濡养脏腑，充养骨髓、脑髓、脊髓和滑利关节，一般不易耗损，一旦亏损则又不易迅速补充。脱液是机体水分和精微物质共同丢失，临床不仅有阴液枯涸的症状，而且还可表现出虚风内动、虚热内生之象。如热性病后期，或久病伤阴，症见形瘦肉脱，肌肉瞤动，手足震颤，舌光红无苔等，均以脱液为主。

伤津和脱液，在生理上互生互用，病机上也相互影响。伤津未必脱液，脱液则必兼伤津。津伤较易补充，而液亏则较难恢复。

（二）津液输布和排泄障碍

津液的输布和排泄障碍主要与肺、脾、肾、三焦的功能失常有关，并受肝失疏泄病变的影响。

津液的输布障碍指津液得不到正常的转输和布散，导致津液在体内运行迟缓，或在体内发生滞留。引起津液输布障碍的原因，主要是参与津液代谢的脏腑功能失调而致，脾失健运，变生痰湿为患。肺失宣降，津液不布；肾阳不足，气化失司，则水液内停；三焦气机不利，则水行不畅；肝失疏泄，气滞则水停等，皆可导致水液的输布障碍。

津液的排泄障碍指津液转化为汗液和尿液的功能减退，排出受阻，而致水液贮留体内，外溢于肌肤发为水肿。津液化为汗液以及汗液排泄均有赖肺气的宣发作用。津液化为尿液，有赖肾气的蒸化功能；尿液的排泄与膀胱气化功能有关，而肾的蒸腾气化功能贯穿于整个津液代谢的始终，在津液排泄过程中起着主导作用。肺气失于宣发，腠理闭塞，汗液排泄障碍；肾的气化功能减退，尿液生成和排泄障碍；

膀胱气化失司等均可导致水液停留为病。

津液的输布和排泄障碍最终都是导致津液在体内停滞，导致痰饮水湿。根据水饮停留的部位不同而表现各异。如水饮凌心，阻遏心气，心阳被遏，症见心悸、心痛；水饮停肺，肺气壅滞，宣降失职，症见胸满咳喘；水饮停滞中焦，阻遏肝脾气机，可致清气不升，浊气不降，症见腹水鼓胀，脘腹胀满；水饮停于四肢，症见肢体沉重浮肿等临床表现。

（三）津液与气血关系失调

气、血、津液皆为人体生命活动的物质基础，生理上密切相关，故在发生病变时，气滞、血瘀、津停三者之间常互为因果，可出现水停气阻、气随津脱、津枯血燥、津亏血瘀、血瘀水停等病机变化。

1. 水停气阻　指津液代谢障碍，水湿痰饮停留，导致气机阻滞的病机变化。其原因可由于肺脾肾功能失常，引起津液代谢障碍，形成水湿痰饮，进一步导致脏腑气机运行阻滞；因气的升降出入失调，影响津液代谢而水停；水停而加重气机阻滞所致。临床表现因水液停聚的部位不同而异，如水饮阻肺，可见胸满喘咳；水饮凌心，可见心悸、心痛；水饮停滞中焦，可见脘腹胀满，腹水鼓胀等症状；水饮停于四肢，可见四肢浮肿、沉重肿胀等症状。

2. 气随津脱　指津液大量丢失，气失其依附而随津液外泄，出现气与津液脱失的病机变化。多由于高热伤津，或汗、吐、下耗伤津液，气随津脱所致。《金匮要略心典·痰饮篇》指出："吐下之余，定无完气。"频繁而大量的呕吐、泄泻，皆可使气随津液耗伤而脱失。津能载气，故凡汗、吐、下等大量伤津的同时，必然导致不同程度的气随津泄。轻者津气两虚，重者则可致津气两脱，出现面白肢冷、呼吸气微、脉微欲绝等气脱的危重证候。

3. 津枯血燥　指津液亏乏枯竭，导致血燥虚热内生的病机变化。多由于高热或烧伤引起津液损耗，阴虚痨热，津液暗耗所致。可见鼻咽干燥，肌肉消瘦，皮肤干燥，肌肤甲错，皮肤瘙痒或皮屑过多，舌红少津等症状。

4. 津亏血瘀　指津液耗损，导致血行瘀滞不畅的病机变化。多由于高热、烧伤，或吐泻、大汗等因素，致使津液大量亏耗，津血同源，血量减少，血液循行涩滞不畅，从而发生血瘀之病变。《读医随笔·卷三》说："夫血犹舟也，津液水也。"临床表现，除原有津液不足的表现外，可见面唇、舌质紫绛，或有瘀点、瘀斑，或见斑疹显露等症状。

5. 血瘀水停　指血脉瘀阻，导致津液输布障碍而水液停聚的病机变化。多由于血瘀则津液环流不利，津停为水。如心血瘀阻，影响津液输布，可见心悸，气喘，口唇青紫，舌有瘀点或瘀斑，甚则胁下痞块，下肢、面目浮肿等症状。

第三节　内生五邪

内生五邪，又称内生五气，指在疾病过程中，由于脏腑功能失调，气血津液代谢异常，产生内风、内寒、内湿、内燥、内火的病机变化。

因病起于内，又与风、寒、湿、燥、火外邪所致病证的临床表现类似，为予以区别，故分别称为内风、内寒、内湿、内燥、内火。内生五邪与外感六淫的主要区别在于：内生五邪并非致病因素，而是脏腑功能失调和气血津液代谢异常所致的病机变化；外感六淫是由于外界致病因素产生的，属于外感病的病因。

一、风气内动

风气内动，即内风，与外风相对而言，指脏腑阴阳气血失调，体内阳气亢逆而致风动之征的病机变化。以眩晕、头或肢体动摇、抽搐、震颤等为内风的症状特征。《素问·至真要大论》说："诸暴强直，皆属于风。""诸风掉眩，皆属于肝。"简明概括风的临床表现，而且指出与肝密切相关，故内风又称肝风内动或肝风。风气内动的病机，主要有肝阳化风、热极生风、阴虚风动、血虚生风等。热极生风为实证，阴虚风动、血虚生风为虚证，肝阳化风属本虚标实之证。

内风与外风的区别与联系：内风是脏腑阴阳气血失调，体内阳气亢逆而致风动之征的病机变化，与肝的关系较为密切，为里证，临床以眩晕、头或肢体动摇、抽搐、震颤等为特征表现；外风是感受风邪而导致的外感表证，常见恶风，汗出，脉浮等症状。外风侵袭机体，可引动内风；反之，内风日久不愈，正气不足，亦可招致外风侵袭人体而发病。

二、寒 从 中 生

寒从中生又称内寒，指机体阳气虚衰，温煦气化功能减退，虚寒内生的病机变化。寒从中生，多由于先天禀赋不足，阳气素虚；或久病伤阳；或外感寒邪，过食生冷，损伤阳气，以致阳气虚衰。阳气虚衰，不能制阴，故阴寒内盛。

内寒病机主要包括温煦失常和气化失常两个方面。脾肾阳气虚衰，温煦失职，最易表现虚寒之象，而尤以肾阳虚衰为关键，临床常见面色㿠白，畏寒喜热，形寒肢冷，手足不温，舌质淡胖，苔白滑润，脉象沉迟，或筋脉拘挛，肢节痹痛等症状；阳气虚衰，不能温煦血脉，血流迟缓不畅，形成瘀血。临床以疼痛剧烈，痛处固定，遇寒加重为特征。阳气虚衰，气化失司，津液代谢障碍，从而导致病理产物的积聚或停滞，形成水湿、痰饮等，故《素问·至真要大论》说："诸病水液，澄澈清冷，皆属于寒。"临床多见尿频清长，涕唾痰涎稀薄清冷，泄泻或水肿等症状。

外寒与内寒的区别与联系：内寒是以虚为主，而兼寒象，外寒则以寒为主，或可兼虚。外寒之邪侵犯人体，必然会损伤机体阳气，而最终导致阳虚；而阳虚之体，则又因抗御外邪能力低下，易感寒邪而致病。

三、湿 浊 内 生

湿浊内生又称内湿，指由于脾的运化水液功能障碍而引起水湿停滞的病机变化。由于内生之湿多因脾虚，故又称为脾虚生湿。内湿的形成多因过食肥甘，恣食生冷，损伤脾胃，致使脾失健运不能为胃行其津液，或素体肥胖，喜静少动，致气机不利，津液输布障碍，聚而成湿。因此，脾的运化失职是湿浊内生的关键。《素问·至真要大论》说："诸湿肿满，皆属于脾。"脾主运化有赖于肾阳的温煦气化。因此，内湿不仅由脾阳虚津液不化而形成，在肾阳虚衰时，亦必然影响脾之运化而导致湿浊内生。反之，由于湿为阴邪，损伤阳气，故湿浊内停日久之必损及脾肾阳气，而致阳虚湿盛。

湿性重浊黏滞，多阻遏气机，故其临床表现常可随湿邪阻滞部位的不同而异。如湿邪留滞经脉之间，则见头重如裹，肢体重着或屈伸不利；湿犯上焦，则胸闷咳嗽；湿阻中焦，则脘腹胀满，食欲不振，口腻或口甜，舌苔厚腻；湿滞下焦，则腹胀便溏，小便不利；水湿泛溢于皮肤肌腠，则发为水肿。湿浊虽可阻滞于机体上、中、下三焦的任何部位，但仍以湿阻中焦脾胃为多。

外湿与内湿既有区别又有联系：内湿为脾虚生湿，因虚致实；外湿是湿邪入侵，湿困脾土，性质属实，故内湿、外湿皆与脾有关。外湿困脾，导致脾失健运而滋生内湿；脾失健运，湿浊内生，又易感受外湿而发病。

四、津 伤 化 燥

津伤化燥又称内燥，与外燥相对而言，指体内津液耗伤而干燥少津的病机变化。多因久病伤津耗液，或汗、吐、下太过，或亡血失精导致津液亏少，以及热性病过程中的热盛伤津等所致。由于津液亏少，不足以濡润脏腑腠理孔窍，临床多见干燥失润等病变。内燥病变可发生于各脏腑组织，而以肺、胃及大肠为多见，临床以肌肤干燥，起皮脱屑，口燥咽干，大便干结，小便短少等常见。如以肺燥为主，还兼见干咳无痰，甚则咯血；以胃燥为主，可见食少、舌光红无苔；以肠燥为主，则兼见便秘等症状。

内燥与外燥既有区别又有联系：外燥伤人多在秋季，多易伤肺；内燥则由于全身脏腑组织功能失常，津液亏少所致，可以发生在各脏腑组织，但以肺、胃、大肠多见。无论外燥还是内燥，都以津液不足、脏腑组织失于滋润为特征。

五、火 热 内 生

火热内生，又称内火或内热，与外火相对而言，指脏腑阴阳失调，而致火热内扰的病机变化。火热内生，多由于阳盛有余，阴虚阳亢，五志化火，病邪郁结，郁而化火所致。

火与热同类，均属于阳，在病机与临床表现上基本是一致的，唯在程度上有所差别。故有火为热之极，热为火之渐之说。火热内生有虚实之分，阳盛化火、邪郁化火、五志化火多属实火，可见壮热面赤，烦躁不安，口渴饮冷，便秘尿赤，舌红脉数等症状；阴虚火旺则属虚火，可见五心烦热，骨蒸潮热，面部烘热，消瘦，盗汗，舌红少苔，脉细数等。

内火与外火的区别与联系：内火的病机特点为脏腑功能失调，阳气亢盛，邪郁化火，五志过极或阴虚火旺，此类病机所致的实火或虚火，病位在里在脏腑；外感火热病邪袭表，病位在表在肺卫，伴有表证。外火可入里引发内火；内火日久损伤肺卫，亦可招致外感火热之邪的侵袭而发病。

第四节　疾 病 传 变

疾病始终处在不断变化之中，任何疾病都有其发生、发展直到结局的过程。由于患者体质的差异，致病因素的不同，医护措施的得当与否，以及外部环境的不同，都能影响疾病的发展和演变趋向，使疾病的过程表现得复杂多变，即所谓传变。

传变是指疾病在机体脏腑经络组织中的传移和变化。从本质而言，即是疾病在其发展过程中的不同时间和不同层次上人体脏腑经络及精气血津液等各种病理改变的复杂联系和变化。疾病传变就是阐明疾病过程中各种病理变化的演变和发展规律。

一、疾病传变的形式

疾病传变主要为两种形式：一是病位传变，二是病性转化。

（一）病位传变

病位是指疾病所在的部位。人是一个有机的整体，机体的表里之间、脏腑之间，均有经络相互沟通联络，气血津液循环贯通。因此，某一部位的病变在一定的条件下，可以向其他部位波及扩散，而导致其他部位发生病变，这就是病位的传变。

《素问·皮部论》说："百病之始生也，必先于皮毛；邪中之则腠理开，开则入客于络脉；留而不去，传入于经；留而不去，传入于腑。"一般而言，外感病发于表，发展过程是自表入里，由浅而深的传变，所以外感病的基本传变形式是表里之间的传变。内伤病起于内脏，发展过程是由有病脏腑波及影响其他脏腑，所以，内伤病的基本传变形式是脏腑之间的传变。但这也不是绝对的，如外感病也可传入脏腑，引起脏腑间的传变；内伤病也多有与形体、经络间的传变。

《素问·阴阳应象大论》说："邪风之至，疾如风雨，故善治者治皮毛，其次治肌肤，其次治筋脉，其次治六腑，其次治五脏。治五脏者半死半生也。"掌握病位的传变规律，可以及时的掌握疾病的发展趋势，从而进行有效的治疗，控制疾病在初期阶段。常见的病位传变包括表里之间和脏腑之间传变两个方面。而外感病和内伤病的传变又各有特点。

1. 表里之间的传变　表里传变，又称表里出入、内外传变，代表病变部位深浅和病势变化轻重的趋势。表与里，是一个相对的概念，所指的病变部位并不是固定的。病在表，多见皮毛、肌腠、经络的病机变化及其临床表现；病在里，多见脏腑、精气血津液的病机变化及其临床表现。

（1）表邪入里：是指外邪侵袭人体，首先侵犯肌表，而后内传入里，病及脏腑的病理传变过程。常见于外感疾病的初期或中期，是疾病向纵深发展的反映。多由于机体正气受损，抗病能力减退，正气不能制止病邪的致病作用，病邪得以向里发展。可因邪气过盛或因失治、误治等因素，以致表邪不解，迅速传变入里而成。如外感风寒，初见恶寒、发热、无汗、脉浮紧等寒邪在表之症，若失治、误治或正气虚弱，则表邪不解，而内传入里，影响肺、胃功能，出现高热、喘咳、口渴、腹满便秘等症，从而由表寒证转化为里热证。又如温病先卫分，而后气分，再入营分，最后血分，均是病邪由表入里的传变过程。

（2）里病出表：是指病邪原在脏腑等较深的部位，而后由于正气驱邪外出，病邪由里透达于外的病理传变过程。如伤寒病，由三阴病变转化为三阳病变；温病内热炽盛，出现汗出热解或斑疹透发于外等，均属于里病出表的病理过程。

表里传变的发展趋势，主要取决于邪正双方力量的对比。一般而言，表邪入里，多为邪气较盛，机体正气不足以抗邪；里病出表，则为机体正气得复，驱邪有力，有使邪气外出的趋势。表邪内传入里，表示病情加重，甚至趋向恶化；里邪出表，说明邪有出路，病情减轻，趋向好转。

2. 外感热病传变　外感热病指外邪侵入人体，以发热为主要症状的一类疾病。伤寒为外感热病的总称，有广义和狭义之分：广义伤寒包括中风、伤寒、湿温、热病、温病；狭义伤寒即感受寒邪引起的外感热病。外感热病传变规律基本是表里传变，但内传入里后，亦见脏腑间的传变。不同的外感热病，其病位传变的形式又有所区别，主要有伤寒六经传变、温病卫气营血传变和三焦传变。

（1）伤寒六经传变：指外邪循六经传变，由表入里，渐次深入。一般传变规律为太阳→阳明→少阳→太阴→少阴→厥阴，称为循经传。六经传变，还有一些特殊的传变形式，如越经传、表里传、直中、合病与并病等。

（2）温病卫气营血传变：指温热病过程中，病变部位在卫、气、营、血四个阶段的传移变化。一般而言，病在卫分为病势较轻浅；病在气分为邪已传里，病势较重；病在营分为邪已深入，病势更重；病在血分为邪气更加深入，最为严重。温病卫气营血的传变规律，为温热病由表入里、由外而内、由浅入深、由轻而重的疾病演变过程，揭示了病变的不同程度和阶段。

（3）温病三焦传变：指温病的病变部位循上、中、下三焦而发生传移变化。三焦病变的传变规律有顺逆之分：顺传，一般多由上焦手太阴肺开始，由此而传入中焦脾胃，中焦病不愈，则传入下焦肝肾。逆传，即由肺而传入心包，《温热论》所谓"温邪上受，首先犯肺，逆传心包"。

3. 内伤病传变　内伤病是内脏遭到某些病因损伤所导致的一类疾病。因此，内伤病的基本病位在脏腑。人体是以脏腑为核心的有机整体，脏腑之间在生理上密切相关，在病理上则可通过经络、精气血津液等的相互影响，以及位置相邻，而在脏腑之间发生传变。主要有脏腑之间的传变、经络之间的传变、经络与脏腑之间的传变。

（1）脏腑之间的传变：包括脏与脏、脏与腑、腑与腑及形脏之间传变。

脏与脏的传变：指病位传变发生在五脏之间。是内伤病最主要的病位传变形式。五脏之间存在着紧密的联系，具体的关系表现在：五行之间生克乘侮的关系；气血的生化、贮藏、运行，津液的代谢，气机的升降出入运动方面的联系以及经络的联系等。五脏之间通过这样一些关系，在生理上紧密相连，在病理上相互传变。

脏与腑的传变：是指病位传变发生在脏与腑之间，或脏病及腑，腑病及脏。其传变形式主要是在具有表里关系的脏腑之间相传。如《素问·咳论》说："五脏之久咳，乃移于六腑。脾咳不已，则胃受之……肺咳不已，则大肠受之。"这是由于心与小肠、肺与大肠、脾和胃、肝和胆、肾和膀胱等具有表里关系的脏腑之间，有经脉直接属络。非表里相合关系的脏腑之间亦可发生传变，如肝气横逆犯胃、脾虚大肠失约等。

腑与腑的传变：腑与腑的传变是指病变部位传变发生在六腑之间。这种病位之间的传变，主要与六腑的结构和功能联系有关。如胃、小肠、大肠、胆等之间，在结构上是相连的，又共同参与饮食物的受纳、消化、传导和排泄，所以若一腑发生病变，势必影响到其他腑。如胃病腐熟功能失职，常易影响小肠的化物和泌别清浊的功能等。

形与脏的传变：病邪通过形体官窍而内传相合之脏腑，或脏腑病变影响相应的形体官窍。外邪侵袭形体官窍后，多沿经脉传入脏腑。如寒邪袭表，多通过口鼻、皮毛客于手太阴肺经，再内传于肺而致肺失宣肃，出现咳嗽、喘促等症。反之，病变亦可由脏腑经过经脉，外传于形体官窍。如肝血不足可见筋脉拘急，肝火上炎可见两目红赤，肝经湿热可见阴部湿疹瘙痒等。

以上所述，是内伤病相互传变的一般规律。传变与否，与机体的正气和脏腑的功能状态有关。脏腑正气虚弱，则易受邪而发生传变；脏腑正气充实，则不易受邪也不易发生传变。此外，病邪的强弱，病证的性质，以及治疗是否及时，护理是否得当，都是影响脏腑传变的因素。

（2）经络之间的传变：指经脉之间阴阳相贯，一经有病必然传至他经，或影响相联系的其他各经。如足厥阴肝经，布胁肋，注肺中，故肝气郁结，郁而化火，循经上犯，灼伤肺经，即所谓木火刑金，而出现胸胁灼痛、咳嗽、咳引胸痛等肺肝两经之证。

（3）经络脏腑之间的传变：指邪气由经脉传至脏腑，或由脏腑传至经脉。如心肺有病，通过其所属经脉的循行部位而反映出来，出现胸痛、臂痛等症。

（二）病性转化

病性指病变的主要性质。一切疾病及其各个阶段的证候，就性质而言，主要有寒、热、虚、实四种。这四种病证性质是由邪正盛衰和阴阳失调等基本病机所决定的。

疾病在发展过程中，可以出现两种情况：一是病变始终保持发病时原有的性质，只是发生程度的改变；二是改变了发病时原有的性质，转化为相反的性质。病性转化包括虚实转化和寒热转化。

1. 虚实转化　虚实决定于邪正的盛衰。疾病过程中，正邪双方处于不断的斗争和消长之中，当正邪双方力量对比发生变化，并达到主要与次要矛盾方面互易其主次位置的程度时，则疾病的虚实性质亦会发生转变，可由实而转虚也可因虚而致实。

（1）由实转虚：指疾病或病证本来是以邪气盛为矛盾主要方面的实性病变，继而转化为以正气虚损为矛盾主要方面的虚性病变的过程。本为实性病变，由于病情发展至后期或因失治、误治等因素，使病程迁延，虽邪气已去，但正气耗伤，因而逐渐转化为虚性病变。如热病日久伤阴，就会出现阴虚病证，这是疾病持续一段时间后，经常会出现的病理传变趋势。

（2）由虚致实：指病证本来是以正气亏损为矛盾主要方面的虚性病变，转变为邪气盛较突出的病变过程。本为虚性变化，由于脏腑功能减退，气血阴阳亏虚，而产生气滞、痰饮、内湿、瘀血、食积等病理变化或病理性产物，或因正虚抗邪无力而复感外邪，形成虚实并存、以实为主的病理变化，如脾虚生痰蕴湿，肾虚水湿泛滥等。因虚致实并不意味着正气来复，多提示病证性质由原来的单纯正虚，又增加了邪实病机，是病情更为复杂、更为严重的表现。

综上所述，无论是外感病证还是内伤病证，其虚实证候的转化多为日久迁延，逐渐发生，在虚实转化的过程中，更多的情况是虚实错杂证。另外，由实转虚和因虚致实，二者常相互转化，互为因果。正气渐衰与邪气日盛形成恶性循环是很多慢性病迁延发展，直至危重的主要原因。

2. 寒热转化　寒与热是阴阳失调所导致的两种性质相反的病理反应。疾病的寒热性质，既可由寒热邪气引起阴阳偏盛所导致，也可因机体的阴虚或阳虚而变生，即所谓阳胜则热，阴胜则寒；阳虚则寒，阴虚则热。在疾病发展过程中，阴阳是不断消长变化的，随着阴阳的消长变化，病证的性质就可以发生转化，可由寒化热也可由热转寒。

（1）由寒化热：指病证的性质本来属寒，继而又转化为热性病变的病理过程。如风寒表证，疾病初起恶寒重、发热轻、无汗、脉浮紧，若在表之邪不解，可入里化热，成为里热证，而见壮热、不恶寒、反恶热、汗出、脉洪大等。再如寒邪犯肺，初期咳痰清稀，日久化热，可见咳痰黄稠、气喘息促等症，说明病性已经变化。

（2）由热转寒：指病证的性质本来属热，继而又转化为寒性病变的病理过程。如外感热病，高热不退，而出现大汗淋漓、体温骤降、面色苍白、四肢厥冷、脉微欲绝等，此是由实热证转变为亡阳虚脱的危证，为急性转化过程。又如便血病人，初起便血鲜红、肛门灼热、口干舌燥、大便干结不爽，若经久不愈，血去正伤，阳气亏虚，可见血色暗淡或紫暗、脘腹隐痛、喜温喜按、畏寒肢冷、大便稀薄、脉沉迟无力等症，则表明其病变性质已由实热转变为虚寒，此为慢性转化过程。

病性的寒热能否发生转化，与病人的体质、邪气侵犯部位以及治疗得当与否有关。一般而言，阳盛阴虚体质易热化，阴盛阳虚体质易寒化；受邪脏腑属阳者，多从阳化热，受邪脏腑属阴者，多从阴化寒；误治伤阳则从寒化，误治伤阴多从热化。此外，病性的寒热是否转化与感邪的轻重亦有一定的关系。

考点与重点 疾病传变的基本概念、主要形式及规律

二、影响疾病传变的因素

在决定并影响疾病传变的各种因素中，邪正斗争及其盛衰变化起着决定性的作用，它不仅决定疾病传变与否，而且决定着传变的方向和速度，并有一定的规律可循。如正盛邪衰，则传变缓慢或不发生传变，易于趋向痊愈；邪盛正衰，则传变迅速而病情趋向恶化；正邪俱盛，则临床表现多剧烈，但病情恶化趋势较小；正邪俱衰，则传变缓慢或病情处于稽留缠绵状态等。因此，影响传变的因素就是正邪两个方面。其中决定正气强弱的主要因素是体质和精神状态，而地域因素、气候因素和生活因素等则影响正邪两个方面。

（一）体质因素

体质主要从两方面对疾病的传变发生作用。一是在较大程度上影响正气之强弱，从而影响发病与传变的迟速。如素体盛者，一般不易感受病邪，一旦感邪则发病急速，但传变较少，病程亦较短暂；素体虚者，则易于感邪，且易深入，病势较缓，病程缠绵而多传变。二是在邪正相争过程中，对病邪的从化具有重要的决定作用。一般而论，素体阳盛者，则邪多从火化，疾病多向阳热实证演变；素体阴盛者，则邪多从寒化，疾病多向寒实或虚寒等证演变。如同为湿邪，阳盛之体得之，则湿从阳而化热，形成湿热；若阴盛之体得之，则湿从阴而寒化，形成寒湿。导致病邪从化的原因主要在于人体的体质差别，因机体对病邪的反应各不相同，其病理从化亦不一致。

（二）病邪因素

病邪是影响疾病传变的重要因素，在传变的迟速以及病位、病性的传变方面都受到邪气的影响。

传变的迟速与邪气的性质直接相关。如外感六淫病邪，一般阳邪传变较快，特别是火（热）邪、风邪、暑邪；阴邪传变较慢，特别是湿邪黏滞而较少传变。疠气则传变急速。湿、痰、水饮及瘀血内生，传变一般迟于外邪。另外，邪盛则传变较快，邪微则传变缓慢。

各种不同的病邪，其伤人的途径不同，病位传变的路径亦有较大的差异。外感病因以表里传变为主，伤寒多六经传变，而温病多卫气营血、三焦传变。内伤病因主要是脏腑传变，亦可表里相及。疠气致病力强，则各有相对特殊的传变途径。外伤对疾病的传变也有重要影响。

病邪从化主要由体质因素决定，但病性的变化与病邪的属性亦有一定联系。如燥为阳邪，较易从热而化；湿为阴邪，较易从寒而化。

（三）环境因素

环境因素主要包括地理环境和时令气候。两者之间密切相关，并共同作用于人体及病邪双方，而对疾病的传变发生影响。

一般来说，地域因素的长期作用可形成不同地理环境人群的体质特征和疾病谱的差异，同时亦影响疾病的传变。如居处高燥地域的人群，感邪后较易化热、化燥，伤阴耗津；而居处卑湿之地者，病变较易化湿，伤气伤阳。

时令气候对疾病的影响颇大，其中包括对疾病传变的影响。如在冬春寒冷季节，寒哮一证，容易出现外寒入里引动内饮而发病，发生表里的传变；而阳盛之躯，则可因寒邪外束腠理，阳气不得发越而暴亢，乃至化火生风，发生厥仆之变，此又属脏腑经络的传变。

（四）生活因素

主要包括情志、饮食、劳逸等，主要是通过对正气发生作用而影响疾病的传变进程。概而言之，良好的心情，合理的饮食，劳逸得当使疾病趋向好转康复。相反，恶劣的心境，饮食不当以及劳逸失度则使疾病发展生变。分而言之，情志因素对七情内伤所致疾病的影响最大，并通过干扰气机，影响气血阴阳而对疾病传变发生作用。如狂证患者，可因情志刺激，导致气郁化火，挟痰上蒙心窍，使病情加重或引起复发；肾气本亏的病人，可因惊恐重伤精气而发生阳痿等病变。饮食对脾胃、胆、大小肠病证传变的关系尤为密切，且通过对水谷运化、气血生化的影响而对疾病传变发生作用。如胃痛患者，可因饮食不节而损伤血络，发生便血或吐血之变；某些痹证病人，则可因饮食不当而湿热下注，引发踝膝等关节灼热肿痛。临床上，过劳耗伤人体正气而影响外感和内伤疾病的传变甚为常见，而过逸则气虚运行不畅、气化衰弱而影响疾病传变。

（五）诊治因素

在疾病的发生发展过程中，诊治因素是疾病传变中较为关键的因素，是否能早期诊治直接关系到疾病传变或转归。

早期正确的诊断与治疗，体现中医学既病防变思想，可及时阻断、中止疾病发展和传变，使疾病消灭在萌芽之中，或使患者转危为安，较快痊愈。反之，若诊断失误或未能及早治疗，错过最佳干预时期，或诊断虽明确但失治误治则可损伤人体正气，助长邪气，以致变证迭起，甚至预后不良。

考点与重点 影响疾病传变因素的基本特点

❓ 思 考 题

1. 如何理解邪气盛则实，精气夺则虚？
2. 气与血关系失调会出现哪些病机变化？

本章数字资源

第八章　养生与防治原则

📋 案例

患者，男，25 岁，因"长期熬夜加班、饮食不规律，近半年频繁出现失眠多梦、疲倦乏力、食欲不振"就诊。就诊时面色萎黄，舌淡苔白腻，脉细弱。中医师诊断为"脾失健运、心肾不交"，建议其调整作息规律，配合八段锦锻炼，并开具健脾安神的中药代茶饮。经过三个月调理，患者睡眠质量改善，体力恢复，复查舌脉趋于平和。

问题：该患者之前违背了中医哪些养生原则？

生、长、壮、老、已是人体生命过程的必然规律，健康与长寿是有史以来人类普遍渴求的愿望。养生的目的是扶助人体正气，增强抗病能力，提高健康水平，减少疾病发生，从而延缓衰老、延长寿命。

防治原则是在整体观念和辨证论治理论指导下制定的反映中医预防和治疗疾病的基本原则。

养生、预防与治疗之间有非常密切的联系。养生反映了预防医学的鲜明特点，要防病必先强身，欲强身必重养生，养生是最积极的预防措施。治则治法的确立和治疗手段的实施，又可促进机体的康复，从而有利于养生目标的实现。在预防和治疗的辨证关系中，未病之前，预防是矛盾的主要方面，故倡导不治已病治未病，防患于未然。患病之后，则强调早期治疗，防止疾病的发展。在具体治疗中又要分清疾病矛盾的主次，注意先后缓急。总之，未病先防、既病防变和防治结合是中医防治学的重要特色。

中医学经过长期的发展，在整体观念和辨证论治的指导下，形成了系统而丰富的养生、预防、治则和康复理论及方法。虽然四者在研究对象、基本理论、具体方法、适用范围等方面不尽相同，但均是为了维护人体的身心健康，以提高人类生活质量和延年益寿，是中医学理论体系的重要组成部分。

第一节　养　　生

养生，又称道生、摄生、保生等。养有保养、调养、养护、补养之意；生有生命、生长、生机、生存之意。养生即保养生命。

一、养生的概念与衰老机制

（一）养生的概念

养生是依据生命发展规律采取各种方法研究增强体质，提高健康水平，预防疾病以及延缓衰老，延年益寿的理论。

中医养生学说是在中医理论指导下，根据人体生命活动变化规律，探索和研究中国传统的调摄身心、增强体质、预防疾病、延年益寿的理论和方法的学问，是中医学的特色和优势之一。

（二）衰老的概念及机制

1. 天年　是天赋寿命或生理寿命，指人生活在适宜的环境条件下生理上所能达到的最高寿命。天年是中医学关于人之寿命期限的一个重要命题。人的生命是有一定限度的，人类自然寿命的最高限度，称之为寿限。中医学认为，人的天年限度一般为 120 岁左右，如《尚书正义·卷十二》所说："寿，百二十年。"自古以来，能够尽享天年的人较少，究其原因，除了先天禀赋和不可抵御的意外等因素外，主要由于人们不知调摄，以致正气的抗病力减弱，易受病邪侵害，过早衰老的缘故。因此，要想强身增寿，必须注重养生保健，预防疾病，以延缓衰老。

2. 衰老　指随着年龄的增长，机体脏腑、精气血津液神、经络等生理功能全面地逐渐地减退的生命过程。衰与老虽有直接的关系，如年老易衰，衰者多老，但衰老与老年不能等同。衰老是生命的一个动态变化过程，而老年则是人生的一个年龄阶段。老年未必均衰，衰亦未必均老，故有老当益壮、未老先衰之说。

衰老发生和发展的机制，主要包括阴阳失调、五脏虚衰、精气不足和情志失调、痰瘀毒邪侵害等。

（1）衰老以阴阳失调、五脏虚衰、精气不足为本：随着年龄增长，机体内阴阳逐步失去平衡，或某种病邪长期作用于机体，促使阴阳出现偏盛偏衰，以致疾病丛生，加速衰老进程。故衰老的过程是阴阳平衡失调，出现偏盛偏衰或阴阳两虚的结果。如果阴阳不能相互依存而分离，人的生命也就宣告结束。

五脏虚衰与衰老有关，脾肾在衰老过程中起着至关重要的作用。肾气虚衰，元气不足，阴损阳耗。日久必致各脏虚损、阴阳失调，从而导致疾病和衰老。脾胃虚弱，则化源不足，气血虚弱。体弱多病而易损其寿。心脏虚衰，影响血脉运行和神志功能，从而加速衰老。肝血亏虚，气机疏泄失常，则性情变异，视物昏花，血不荣经，筋弱无力，行动迟缓易疲，而呈老态。肺气虚日久，治节不行，卫表不固，则易出现气短咳，不耐寒热，易患感冒等衰老征象。五脏虚衰，功能失调和减退，则易加速衰老。

精不仅是繁衍人类的生命之源，亦是生命活动最重要的物质基础。人的一切生理活动，包括意识思维等精神活动，无不以精气为源泉和动力。人体的生长发育、衰老的发生发展以及寿命之长短，很大程度上取决于精气的盈亏盛衰。

（2）衰老以情志失调、痰瘀毒内生为标：情志内伤为衰老之因。老年时期，脏腑功能不足，精气血亏耗，故七情内伤易于超越人体心理适应能力。异常的情志活动可使气机失调，损伤脏腑，伤及精血，伤神损形，而发生多种疾病，促进衰老的进程。故老年人多见意志消沉，性格改变，烦恼，抑郁焦虑，多疑善感等，甚至健忘、痴呆。痰浊、瘀血和毒邪是导致人体衰老的重要因素。人至老年，肺、脾、肾及三焦之阳气不足，津液代谢功能障碍，水湿凝聚，气机阻滞则生痰；痰阻经络气血或气虚血行无力，导致血瘀；痰瘀互结，脏腑功能失常，则引起多种老年病发生。老年时期，由于正衰积损，脏腑功能减退或障碍，机体代谢减退、紊乱或失常，邪气蕴结不解，交互为害，则毒邪内生，作为新的致病因素，导致胸痹、中风、消渴、积聚等病证发生。

二、养生的基本原则

中医养生的实践基础丰富，方法灵活多样，其原则可归纳为顺应自然、形神共养、调养脾胃、保精护肾。

（一）顺应自然

《素问·宝命全形论》曰："人以天地之气生，四时之法成。"人与自然界息息相通，大自然是人类生命的源泉，而自然界的各种变化，都会直接或间接地影响人体。因此，人类应顺乎自然界的运动变化来进行护养调摄，与天地阴阳保持协调平衡，使人体内外环境处于和谐的状态。根据自然气候规律，中医养生学提出了春夏养阳，秋冬养阴的理论，主张在万物蓬勃生长的春夏季节，要顺应阳气升发的趋势，夜卧早起，多进行户外活动，漫步于空气清新之处，舒展形体，使阳气更加充盛；秋冬季节，气候转凉至寒，风气劲疾，阴气收敛，必须注意防寒保暖，适当调整作息时间，早卧晚起，以避肃杀寒凉之气，使阴精潜藏于内，阳气不致妄泄。

（二）形神共养

形，指人体的脏腑身形；神，主要指人的精神活动。形乃神之宅，神乃形之主。无神则形无以主，无形则神无以附，形神合一，共同构成了人的生命活动，所以中医养生学提倡形神共养、守神全形。即不仅要注意形体的保养，还要重视精神的调摄，使得形体健壮，精神健旺。只有做到形神共养，才能保持生命的健康和长寿。其中，养神又为首务，神明则形安。中医养生学主张静以养神，动以养形。静以养神，就是通过清静养神、修性怡神等方法，以保持神气的宁静和恬惔虚无的精神境界，即摒除一切有害的情绪波动，保持乐观安静、心平气和的精神状态，正如《备急千金要方》所说："善养性者，则治未病之病，是其义也。"动以养形是指通过形体锻炼、劳动、散步、按摩等，以运动形体，疏通经络，促进气血流畅。如此动静结合，适度而持久，就能起到形神共养、延年益寿的作用。

（三）调养脾胃

脾主运化，胃主受纳，脾胃为后天之本，气血生化之源，故脾胃强弱是决定人体健康和长寿的重要因素。明代医学家张介宾认为："土气为万物之源，胃气为养生之主。胃强则强，胃弱则衰，有胃则生，无胃则死，是以养生家当以脾胃为先。"脾胃功能健旺，水谷精微化源充足，则精气充足，脏腑功能强盛，体健神旺。因此，中医养生十分重视调养脾胃。调养脾胃的方法很多，如有饮食调节、药物调节、精神调节、针灸按摩等，其中最关键的是饮食调节，只有做到寒热适中，饥饱有度，营养全面，清洁卫生，才能保证脾胃功能的正常，保证人体所需营养物质来源充足。此外，还可以通过药物调节、精神调节、针灸按摩等方法来健运脾胃，调养后天，以达到延年益寿的目的。

（四）保精护肾

精是构成人体和促进人体生长发育的基本物质。精、气、神乃人身"三宝"，精化气，气生神，神御形，精是气和神的基础，为健康长寿的根本，也是养生保健的关键。先天之精与后天之精贮藏于肾，形成肾中精气，是人体生长发育和生殖功能的本源物质。因此，保精重在保养肾精。保护肾精的关键在于节欲，做到房事有节，不妄作劳。有节制的性生活是男女生理所需，有利于心身健康，但恣情纵欲，施泄太过，则可致精液枯竭，真气耗散而未老先衰。保精护肾的方法除节制房事外，尚有运动保健、食疗补肾、按摩益肾、导引固肾、药物调养等。肾为先天之本，脾为后天之本，两者相互依存，相互促进，密切联系。调补脾肾是培补正气的主要方法，也是养生延年的重要措施。

总之，养生的目标追求高质量生存的和生命寿限的延长，往往是在生命常态状况下的长期行为。合理的养生能够为预防奠定良好的基础，能够更有效地防止疾病的发生。

考点与重点　养生的基本原则

第二节　治　未　病

中医学历来重视预防，早在《黄帝内经》中就提出了治未病的预防思想。《素问·四气调神大论》指出："圣人不治已病治未病，不治已乱治未乱……夫病已成而后药之，乱已成而后治之，譬犹渴而穿井，斗而铸锥，不亦晚乎"，强调了防患于未然的重要性。所谓治未病，包括未病先防、既病防变和愈后防复三方面内容。

一、未 病 先 防

未病先防是指在疾病未发生之前，采取多种预防措施，以防止疾病的发生。由于正气不足是疾病发生的内在根据，邪气侵犯是疾病发生的重要条件。因此，未病先防一方面要增强人体正气，提高抗病能力，另一方面要防止病邪的侵害。

（一）调养正气，提高抗病能力

《素问·刺法论》说："正气存内，邪不可干。"阴阳协调，精气血旺盛，脏腑功能健全，正气充足，则机体抗病力强；正气不足，气血阴阳亏乏，脏腑功能低下，则机体抗病力弱。所以调养正气是提高抗病能力的关键。

1. 谨调摄精神　人的精神情志活动与脏腑功能、气血运行等有着密切的关系。因此，平时要重视精神调养，一是要做到心情舒畅，精神愉快安定，少私心而不贪欲，喜怒而不妄发，修德养性，保持良好的心理状态；二是要尽量避免外界环境对人体的不良刺激。由此，人体的气机调畅，气血平和，正气充沛，抗邪有力，可预防疾病的发生。

2. 慎饮食起居　保持身体健康、精力充沛，生活就要做到饮食有节、起居有常、劳逸适度等。如在饮食方面要注意饥饱适宜，五味调和，切忌偏嗜，讲究卫生，并控制肥甘厚味的摄入；在起居方面要顺应四时气候的变化来安排作息时间，培养规律的起居习惯；在劳逸方面，既要注意体力劳动与脑力劳动相交替，又要注意劳作与休息相结合。

3. 常锻炼身体　运动是健康之本，经常锻炼身体，能够促使经脉通利，血液畅行，增强体质，从而防病祛病，延年益寿。传统养生学中有种类繁多的运动健身方法，如五禽戏、太极拳、八段锦等；现代的运动方法亦多种多样，如健身操、跑步、游泳等。不论进行何种体育运动，健身的基本原则都应是：形神兼练，协调统一；循序渐进，有张有弛；常劳恒练，贵在坚持。

链接

华佗五禽戏

华佗五禽戏是中国东汉名医华佗创编的养生导引术，距今已有1800余年历史。其模仿虎、鹿、熊、猿、鸟五种动物的形态习性，将仿生运动与中医经络理论结合，形成五套连贯动作：虎戏主练腰肾，威猛蓄力；鹿戏舒展肝胆，轻灵柔韧；熊戏调理脾胃，沉稳浑厚；猿戏养心益智，敏捷灵动；鸟戏宣发肺气，展翅平衡。整套功法强调外动内静、形神合一，通过肢体运动配合呼吸吐纳，达到疏通经络、调和气血、强健脏腑的养生功效。2011年，华佗五禽戏经国务院批准列入第三批国家级非物质文化遗产名录，现作为中医治未病体系和全民健身项目广泛推广，兼具文化传承与科学健身价值。

（二）外避病邪，防止邪气侵害

1. 避其邪气　邪气是导致疾病发生的重要条件，《素问·上古天真论》说："虚邪贼风，避之有时。"故未病先调养正气，提高抗病能力外，还要注意避免各种邪气的侵害。其中包括顺应四时气候之变，防六淫之邪的侵害；避疫毒，及时隔离传染病患者；讲卫生，做到居处清洁，空气流通，并防止环境、水源和饮食的污染；注意生活与工作环境，防止各种外伤与虫兽伤等；也可使用药物预防，包括燃烧烟熏法、药囊佩戴法、浴敷涂擦法、药物内服法等。在疫病流行期间，采取消毒措施，勤洗手、多通风；出门戴口罩，预防呼吸道疠气传播；不吃野生动物，禽、肉、蛋类应彻底煮熟；避免与疫病患者密切接触；尽量减少外出和不必要的社会交往及聚会，防止接触及扩散疠气。

2. 药物预防　事先使用某些药物，可提高机体的抗邪能力，有效地防止病邪的侵袭，从而起到预防疾病的作用，亦是防病于未然的一项重要措施。这一方法，尤其在预防疫病流行方面更具有重要意义。《素问·刺法论》有"小金丹……服十粒，无疫干也"的记载。我国16世纪就发明了人痘接种术预防天花，开创了人工免疫之先河，为后世预防接种的发展创立了范例。近年来，在中医预防理论的指导下，用中草药预防疾病也取得了良好的效果。如用板蓝根、大青叶预防流感、腮腺炎，用马齿苋预防菌痢，用茵陈、贯众预防肝炎等，都是简便易行的有效方法。在现代疫病的预防中，中药预防也发挥了极其重要的作用。

二、既 病 防 变

既病防变是指在疾病发生的初始阶段，应争取早期诊断，早期治疗，及时控制疾病的传变，防止病情的进一步发展，以达到早日治愈疾病的目的。

（一）早期诊治

疾病的发展和演变有一个过程，多是由表入里，由浅入深，逐步加重，由单纯到复杂的发展变化，因此应早期诊治，尽早控制病情。一般在疾病的初期阶段，邪气侵犯的部位较浅，病情较轻，对正气的损害也不甚，而机体抗御邪气、抗损伤及康复的能力相对较强，故易治而疗效明显，有利于机体早日痊愈。倘若未及时诊断治疗，病邪就可能步步深入，继续耗损正气，使病情由轻而重，日趋复杂，甚至发展到深入脏腑，病位深沉，故治疗就愈加困难，从而减缓了机体恢复健康的进程。正如《素问·阴阳应象大论》所说："故邪风之至，疾如风雨，故善治者治皮毛，其次治肌肤，其次治筋脉，其次治六腑，其次治五脏。治五脏者，半死半生也。"说明早期诊治是防微杜渐的有效方法。既病之后，一定要根据疾病发展变化的规律，争取时间及早诊断，并采取正确的治疗方法，以顾护正气，缩短病程，这样才能防止其进一步传变。

（二）控制病传

人体是个有机的整体，脏腑之间在生理上相互联系，病理上相互影响。所以在临床诊治疾病的过程中，不仅要掌握早期诊治这一重要原则，针对病变之所治疗，还必须了解病情的发展趋势与传变规律，及时给予相应的防治措施，以截断病邪蔓延的途径。掌握了疾病的传变规律，针对即将发生的某种病理变化，适时进行某些预防性的治疗，即所谓先安未受邪之地，就可有效地控制病情发展，如《金匮要略·脏腑经络先后病脉证》说"见肝之病，知肝传脾，当先实脾"，即指临床上治疗肝病时，可配合健脾和胃之法，使脾气旺盛而不致受邪。

三、愈 后 防 复

愈后防复是指在疾病基本康复或疾病尚未发作的稳定期或间歇期，为防止余邪复作，或劳累、饮食不当等因素而导致疾病复发，采取各种方法扶助正气、强身健体，以促进康复的防治原则。疾病初愈或处于稳定期、间歇期，此时患者气血尚不充盛，阴阳处于脆弱的平衡状态，极易因各种诱因而导致疾病复发、加重、缠绵难愈，故要注重愈后调护以防疾病复发。

愈后防复应当遵循顺应自然、养护正气、避免邪气、因病制宜、综合施用的原则，主要方法包括调摄精神、调节饮食、起居有常、寒温适度、劳逸有节、用药得当、合理监护等，使正气避离邪气，以防食复、劳复、药复、重感致复、自复等情况发生。针对不同的疾病，既要综合地运用各种防复方法，也要有一定的侧重。如对癫狂痫、郁证等精神类疾病的防复，精神调护、加强监护则尤为重要；如对呕吐、胃痛、泄泻、痢疾等脾胃疾病的防复，饮食有节、起居有常则更为重要。

考点与重点 治未病的主要措施及临床意义

第三节　治　　则

治则是治疗疾病的基本原则，是针对疾病所表现出的共性病机而确立的。治法是治疗疾病的具体方法。治则与治法有别：治则是治疗疾病的准则，具有很强的原则性和指导性，相对稳定和规范；治法是在一定治则指导下制定的治疗疾病的治疗方法，较为具体，相对灵活，具有多样性。治则与治法又有联系：治则指导治法，治法从属于治则。如就邪正关系而言，扶正祛邪是治疗的基本原则。在这一总原则的指导下，针对不同的虚证而采取的益气、养血、滋阴、扶阳等治法及相应的治疗手段就是扶正这一治则的具体体现。

一、正治与反治

在错综复杂的疾病过程中，有疾病本质与临床征象一致者，有疾病本质与临床征象不完全一致者，故有正治与反治的不同。正治与反治，是指所用药物性质的寒热、补泻效用与疾病的本质、现象之间的从逆关系而言，即《素问·至真要大论》记载"逆者正治，从者反治"。

（一）正治

正治指采用与证候性质相反的方药进行治疗的治则。由于采用方药或措施的性质与证候的性质相逆，如热证用寒药，故又称逆治。正治适用于疾病的表象与其本质相一致的病证。由于疾病的性质有寒、热、虚、实之别，所以正治法有寒者热之、热者寒之、虚则补之、实则泻之之分。

1. 寒者热之　寒者热之即以热治寒，指用温热方药或具有温热功效的措施治疗寒性病证的治法，如表寒证用辛温解表方药，里寒证用辛热温里方药等。

2. 热者寒之　热者寒之即以寒治热指用寒凉方药或具有寒凉功效的措施治疗热性病证的治法，如表热证用辛凉解表方药，里热证用苦寒清里方药等。

3. 虚则补之　虚则补之指用补益方药或具有补益功效的措施治疗虚性病证的治法，如阳虚用温阳方药，阴虚用滋阴方药，气虚用益气方药，血虚用补血方药等。

4. 实则泻之　实则泻之指用攻伐方药或具有攻伐功效的措施治疗实性病证的治法，如食滞用消食导滞方药，水饮内停用逐水方药，瘀血用活血化瘀方药，湿盛用祛湿方药等。

（二）反治

反治指顺从病证的某些表象而治的治则。由于采用方药的性质与病证中某些表象相同，故又称为从治。反治适用于疾病的表象与其本质不完全符合的病证。反治用药虽然是顺从病证的表象，却是与证候本质相反，故仍然是在治病求本思想指导下针对疾病的本质进行的治疗。反治主要包括以下四个方面。

1. 热因热用　热因热用即以热治热，是指用温热方药或具有温热功效的措施来治疗表象为热的治法。适用于真寒假热证，即阴寒内盛，格阳于外，形成里真寒外假热的病证。由于阴寒充盛于内，阳气被格拒于外，临床既可见身反不恶寒，面赤如妆等外假热之象；但由于阴寒内盛是病本，故同时也见下利清谷，四肢厥逆，脉微欲绝，舌淡苔白等内真寒的表现。因此，虽然治疗假热，但实则仍为用温热方药以治其本。

2. 寒因寒用　寒因寒用即以寒治寒，是指用寒凉方药或具有寒凉功效的措施来治疗表象为寒的治法。适用于里热炽盛，阳盛格阴的真热假寒证。如热厥证，由于里热盛极，阳气郁阻于内，不能外达于肢体起温煦作用，并格阴于外而见手足厥冷，脉沉伏之假寒之象；但细究之，患者手足虽冷，但胸腹灼热而欲掀衣揭被，或见恶热，烦渴饮冷，小便短赤，舌红绛，苔黄等里真热的征象。此为阳热内盛，深伏于里所致，外在寒象是假，里热盛极才是病之本质，故须用寒凉药清其里热。

3. 塞因塞用　塞因塞用即以补开塞，是指用补益、固涩方药或具有补益、固涩功效的措施来治疗具有虚性闭塞不通症状的治法。适用于因体质虚弱，脏腑功能减退而出现闭塞症状的真虚假实证。如肾虚癃闭，通过温补肾阳，温煦推动尿液的生成和排泄，使小便通利。因此，以补开塞，使用补益之法治疗闭塞不通症状，实则仍是针对病证虚损不足的本质而治。

4. 通因通用 通因通用即以通治通，是指用通利方药或具有通利功效的措施来治疗具有实性通泻症状的治法。适用于因实邪内阻出现通泻症状的真实假虚证。一般情况下，对泄泻、崩漏、尿频等症，多用止泻、固冲、缩尿等法。如果泄泻、崩漏、尿频等症状出现在实性病证中，则当以通治通。如食滞泄泻，由于食滞内停，阻滞胃肠，致腹痛泄泻，泻下物臭如败卵，治疗不仅不能止泻，相反应消食导滞攻下，推荡积滞，使食积去而泄自止。因此，通因通用，使用通利之法治疗通泻症状，实则仍是针对邪实本质而治。

在临床上，大多数疾病的本质与其表象的属性比较一致，因而正治是最常用的一种治疗法则。

考点与重点 *正治与反治的区别与联系*

二、治标与治本

治标和治本的概念首见于《素问·标本病传论》。标和本的概念是相对的，标本关系常用来概括说明事物的本质与现象、因果关系以及病变过程中矛盾的主次先后关系等。一般而言，从医患关系来说，患者为本，医生为标；从邪正关系来说，人体正气为本，致病邪气为标；从病因与症状关系来说，病因为本，症状为标；从疾病先后来说，旧病、原发病为本，新病、继发病为标；从疾病病位来说，脏腑精气病为本，肌表经络病为标等。可见，标本不是绝对的，而是相对的，有条件的。在临床上，掌握了疾病的标本关系，就能准确地分清病证的主次先后与轻重缓急。针对临床病证中标本主次的不同，采取急则治标、缓则治本，或标本兼治的法则，以达到治病求本的目的。标本先后的基本治则，对临床具有重要的指导意义。

（一）急则治标

急则治标指标病危急时先治其标，标病缓解再治本病。一般适用于：一是卒病且病情非常严重，治暴病不宜缓，初病邪未深入，当急治以去其邪，邪去则正气不伤，患者易于恢复。二是在疾病过程中，出现危及生命的某些症状时，如大出血病变，出血为标，出血之因为本，但其势危急，故必以止血治标为首务，待血止后再治出血之因以图本。三是疾病过程中出现某些急重症状或症状不除，无法进行治疗时，则当权变而先治其标。如病因比较明确的剧痛，频繁呕吐而不能服药，或二便不通等，可分别采用缓急止痛、降逆止呕、通利二便等治标之法，以先缓解危急，再图其本。四是某些慢性病患者，原有宿疾复感邪气，当旧病缓和，新病较急时，每应先治其标，待新病愈后，再治宿疾而治本。如水臌患者，就原发病与继发病而言，鼓胀多是在肝病基础上形成，则肝血瘀阻为本，腹水为标，如腹水不重，则宜化瘀为主，兼以利水；但若腹水严重，腹部胀满，呼吸急促，二便不利时，则为标急，此时当先治标病之腹水，待腹水减退，病情稳定后，再治其肝病。

（二）缓则治本

缓则治本指病势缓和、病情缓慢时先治其本，本病愈而标病自除。多用于慢性疾病，病情缓和、病势迁延、暂无急重病状或病势向愈，正气已虚，邪尚未尽之际。如痨病肺肾阴虚之咳嗽，肺肾阴虚是本，咳嗽、潮热、盗汗是标，标病不至于危及生命，故治疗多不选用单纯止咳、敛汗之剂来治标，而采用滋补肺肾之阴以治其本，本病得以恢复，咳嗽盗汗等诸症也自然会消除。

所谓急则治标，缓则治本，不能绝对化。急的时候也未尝不须治本，如亡阳虚脱时，急用回阳救逆的方法，就是治本；大出血之后，气随血脱时，急用独参汤益气固脱也是治本。不论标本，急者先治是一条根本原则。同时，缓的时候也不是不可治标，虚人感冒患者可在补虚基础上用解表药兼治其标。总之，治病求本是治疗的根本原则，急则治标只是一时权宜之计，是为了更好地治本。一旦标病缓解后，仍当治疗其本，以获长久疗效。

（三）标本兼治

标本兼治指标病与本病并重时应治标与治本兼顾，是在标病与本病俱急或标病与本病俱缓之时采取的一种治则。若采取单治本病或单治标病方法，均不能适应病证治疗的要求时，则必须标本兼顾同治，才能获得好的治疗效果。如痢疾患者，饮食不进是正气虚（本），下痢不只是邪气盛（标）。此时，标本俱急，须以扶正药与攻邪药同时并用，这就是标本兼治。脾虚气滞患者，脾虚为本，气滞为标，既用人参、白术、茯苓、甘草等健脾益气以治本，又配伍木香、砂仁、陈皮等理气行滞以治标。根据病情需要，标本兼治，不但并行不悖，更可相得益彰。

总之，病证之变化有轻重缓急、先后主次之不同，因而标本的治法运用也就有先后与缓急、单用或兼用的区别，这是中医治疗的原则性与灵活性有机结合的体现。一般来说，凡病势发展缓慢者，当从本治；发病急剧者，首先治标；标本俱急或标本俱缓者，又当标本兼治，最终达到治病求本的目的。

三、扶正与祛邪

正邪相搏，双方的盛衰消长决定着疾病的发生、发展与转归，正能胜邪则病退，邪能胜正则病进。因此，扶助正气，祛除邪气，改变邪正双方力量的对比，使疾病早日向好转、痊愈的方向转化，是指导临床治病的一个重要治则。

（一）扶正和祛邪的概念

扶正即扶正固本，指用扶持机体正气的措施使正气充足以消除病邪、恢复健康的治则。扶正适用于各种虚证，即所谓虚则补之。益气、养血、滋阴、温阳、填精、生津，补养各脏精气阴阳等均是扶正治则下确立的具体治疗方法。

祛邪即祛除邪气，指用祛除病邪的措施使邪去正复、恢复健康的治则。祛邪适用于各种实证，即所谓实则泻之。发汗、涌吐、攻下、消导、化痰、活血、散寒、清热、解毒、祛湿等均是祛邪治则下确立的具体治疗方法。

（二）扶正和祛邪的运用

扶正和祛邪，虽是两种截然不同的治则，一是针对正气不足，一是针对邪气盛实，但在疾病的发生、发展及其变化的过程中，邪正双方的盛衰变化密切相关，因此，扶正与祛邪之间也是相互为用、相辅相成的。扶正，增强了正气，有助于机体抗御和祛除病邪，即所谓正胜邪自去；祛邪能排除病邪对机体的侵害与干扰，达到保护正气，恢复健康的目的，即所谓邪去正自安。扶正和祛邪在运用上要掌握以下原则：攻补应用合理；辨清先后主次；扶正不留邪，祛邪不伤正。具体运用如下。

1. 单独运用　扶正适用于正虚为主或真虚假实证，一般多用于某些慢性疾病或疾病的后期、恢复期，或素体虚弱之人。在运用时，应当分清虚证所在的脏腑经络等具体部位，以及精气血津液的何种虚衰，还应适当掌握用药的缓峻及剂量。虚证一般宜缓，少用峻补，免成药害。祛邪适用于邪实为主的实证或真实假虚证，一般多用于外感病初期、极盛期或疾病过程中出现痰饮、水湿、瘀血等病理产物，而正气尚可耐受攻伐的状况。在运用时，应当辨清病邪性质、强弱、所在病位，进而采用相应的治法。同时，还应注意中病即止，以免用药太过而伤正。

2. 同时运用　扶正与祛邪的同时使用，即攻补兼施，适用于正虚邪实、虚实错杂，但二者均不甚重的虚实夹杂的病证。运用这一原则时，一是要注意分清扶正与祛邪主次关系；二是要尽可能做到扶正而不留邪，祛邪而不伤正。由于病证虚实有主次之分，因而扶正与祛邪治则在同时使用时亦有主次之别。扶正兼祛邪适用于以正虚为主的虚实夹杂证。如气虚感冒，应以补气为主兼以解表。祛邪兼扶正适用于以邪实为主的虚实夹杂证。如温热病过程中，邪势亢盛，阴液被耗，表现为壮热汗多，心烦口渴，咽干舌燥，可用清热为主，兼以养阴液之法治疗。

3. 先后运用　扶正与祛邪的先后运用，也适用于虚实夹杂证。主要是根据虚实的轻重缓急而变通使用。先祛邪后扶正适用于虽然邪盛正虚，但正气尚可耐攻，以邪气盛为主要矛盾，若兼顾扶正反会助邪的病证。如瘀血所致的崩漏证，因瘀血不去，崩漏难止，虽补血而血虚难复。故应先活血化瘀，然后再进行补血。先扶正后祛邪适用于正虚邪实，邪虽盛尚不甚急，而机体过于虚弱，正气虚衰不耐攻伐的情况。若同时兼顾祛邪非但邪气难除，反而更伤正气，必须先用补法扶正，使正气逐渐恢复到能承受攻伐时再攻其邪。如癌症患者，发现已是晚期或患病日久，正气大虚，不宜即行祛邪攻伐，应先用补益之法以扶正，待正气有所恢复，再适当给予抗癌祛邪治疗。

总之，扶正祛邪的应用，应知常达变，灵活运用，根据具体情况而选择不同的治法。

四、调整阴阳

调整阴阳指根据机体阴阳盛衰的变化而损其有余或补其不足，使之重归于和谐平衡。从根本上讲，人体患病是阴阳之间协调平衡遭到破坏，出现了偏盛偏衰的结果。故调整阴阳以平为期是中医治疗疾病的根本法则。

（一）损其有余

损其有余即实则泻之，适用于人体阴阳失调中阴或阳偏盛有余的实证。

1. 热者寒之　对阳胜则热所致的实热证，宜用寒凉药物以清泻其偏盛之阳热，此即热者寒之的方法。若在阳偏盛的同时，由于阳胜则阴病，导致阴气亏虚，此时不宜单纯地清其阳热，而须兼顾阴气的不足，即清热的同时，配以滋阴之品，即祛邪为主兼以扶正。

2. 寒者热之　对阴胜则寒所致的实寒证，宜用温热药物以消解其偏盛之阴寒，此即寒者热之的方法。若在阴偏盛的同时，由于阴胜则阳病，导致阳气不足，此时不宜单纯地温散其寒，还须兼顾阳气不足，即在散寒的同时，配以扶阳之品，同样是祛邪为主兼以扶正之法。

（二）补其不足

补其不足即虚则补之，适用于人体阴阳失调中阴阳偏衰的虚证。

1. 阴阳互制之调补阴阳　对阴虚则热所出现的虚热证，治宜滋阴以抑阳。《素问·阴阳应象大论》称之为"阳病治阴"，阳病指阴虚导致阳气相对偏亢，治阴即补阴之意。对阳虚则寒所出现的虚寒证，治宜扶阳以抑阴。《素问·阴阳应象大论》称之为"阴病治阳"，阴病指阳虚导致阴气相对偏盛，治阳即补阳之意。

2. 阴阳互济之调补阴阳　对于阴阳偏衰的虚热及虚寒证的治疗，明代张介宾主张"善补阳者，必于阴中求阳，则阳得阴助而生化无穷；善补阴者，必于阳中求阴，则阴得阳升而泉源不竭。"此即阴阳互济的方法。根据阴阳互根的原理，因阳得阴助而生化无穷，阴得阳升而泉源不竭，故治疗阴虚证时，在滋阴剂中适当佐以补阳药，即所谓阳中求阴。治疗阳虚证时，在助阳剂中适当佐以补阴药，即所谓阴中求阳。

3. 阴阳双补　由于阴根于阳，阳根于阴，故阴虚可累及阳，阳虚可累及阴，从而出现阴阳两虚的病证，治疗时当阴阳双补。但须分清主次而用，阳损及阴者，以阳虚为主，则应在补阳的基础上辅以滋阴之品；阴损及阳者，以阴虚为主，则应在滋阴的基础上辅以补阳之品。应当指出，阴阳互济之调补和阴阳双补两法，虽然用药上都是滋阴、补阳并用，但主次分寸不同，且适应证候有所区别。

4. 回阳救阴　此法适用于阴阳亡失者。亡阳者，当回阳以固脱；亡阴者，当救阴以固脱。由于亡阳与亡阴二者均为极危重证候，皆属气脱病机，故治疗时都要施以峻剂补气固脱，常用人参等药物。此外，对于阴阳格拒所致寒热真假病证的治疗，以反治为治则。阳盛格阴所致的真热假寒证，治宜寒因寒用；阴盛格阳所致的真寒假热证，治宜热因热用。

总之，运用阴阳学说以指导治疗原则的确定，其最终目的在于选择有针对性的调整阴阳之措施，以使阴阳失调的异常情况复归于协调平衡的正常状态。

五、调和脏腑

人体是以五脏为中心的有机整体，脏与脏、脏与腑、腑与腑之间，生理上相互协调，相互为用，在病机上也相互影响。一脏有病可影响他脏，他脏有病也可影响本脏。因此，调和脏腑就是在治疗脏腑病变时，既要考虑一脏一腑之阴阳气血失调，更要注意从整体入手调和各脏腑之间的关系，使之重新恢复平衡状态，这是调和脏腑的基本原则。

（一）顺应脏腑生理特性

五脏藏精气而不泻，六腑传化物而不藏。脏腑的阴阳五行属性、气机升降出入规律、四时通应以及喜恶在志等有所不同，故调和脏腑须顺应脏腑之特性而治。如脾胃属土，脾为阴土，阳气易损；胃为阳土，阴气易伤；脾喜燥恶湿，胃喜润恶燥；脾气主升，以升为顺，胃气主降，以降为和。故治脾常宜甘温、辛散之剂以助其升运，而慎用阴寒之品以免助湿伤阳；治胃常用甘寒之剂以生津润燥，降气和胃之剂以助其通降，而慎用温燥之品以免伤其阴。

（二）调和脏腑阴阳气血

脏腑是人体生命活动的中心，脏腑阴阳气血是人体生命活动的根本，脏腑的阴阳气血失调是脏腑病变的基础。因此，调理脏腑阴阳气血是调和脏腑的基本原则。脏腑的生理功能不一，其阴阳气血失调的病机变化也不尽一致。因此，应根据脏腑病机变化，或虚或实，或寒或热，予以虚则补之，实则泻之，寒者热之，热者寒之。如肝藏血而主疏泄，以血为体，以气为用，性主升发，宜条达舒畅，病机特点为肝气肝阳常有余，肝阴肝血常不足等，其病变主要有气和血两个方面，气有气郁、气逆，血有血虚、血瘀等。故治疗肝病重在调气、补血、和血，结合病机予以清肝、滋肝、平肝等。

（三）调和脏腑相互关系

1. 根据五行生克规律调和　根据五行相生规律确立治则治法。临床上运用五行相生规律来治疗疾病，其基本治疗原则是补母和泻子，即虚则补其母，实则泻其子。根据五行相生规律确立的治法，包括滋水涵木法、益火补土法、培土生金法、金水相生法、益木生火法。根据五行相克规律确立治则治法来治疗疾病，其基本治疗原则是抑强和扶弱。依据五行相克规律确立的治法，包括抑木扶土法、泻火润金法、培土制水法、佐金平木法、泻南补北法。

2. 根据脏腑相合关系调理　人体脏与腑的配合，体现了阴阳表里配合的关系。脏行气于腑，腑输精于脏。生理上彼此协调，病机上又相互影响，相互传变。因此，治疗脏腑病变，除了直接治疗本脏本腑之外，还可以根据脏腑相合理论，或脏病治腑，或腑病治脏，或脏腑同治。

六、调理精、气、血、津液

精、气、血、津液是脏腑经络功能活动的物质基础，生理上各有不同功用，彼此之间又相互为用。因此，调理精、气、血、津液则是针对精、气、血、津液失调而设的治疗原则。

（一）调精

1. 补精　补精适用于肾精或水谷之精不足的精虚证。肾精亏虚主要表现为生长发育迟缓，生殖功能低下或不孕不育及气血生化不足等，可以益肾填精补髓法治之。水谷之精不足主要表现为面黄无华、肌肉瘦削、头晕目眩、疲倦乏力等虚弱状态，当治以健脾益气。

2. 固精　固精适用于生殖之精或水谷之精大量丢失的失精证。生殖之精大量丢失，出现滑精，遗精，早泄，甚至精泄不止的症状，病机多为肾气不固，故治当补益肾气以摄精。水谷之精大量丢失，表现为长期尿液混浊，并兼有少气乏力，精力不支，面黄无华，肌肉瘦削，失眠健忘等，治当补脾肾以摄精。

3. 疏精　疏精适用于精瘀证。精瘀见于阴器脉络阻塞，以致败精、浊精郁结滞留，难以排出；或肝失疏泄，气机郁滞而致的男子不排精之候，常伴有精道疼痛，睾丸小腹重坠，精索小核硬结如串珠，腰痛，头晕等症状，治当疏精通络散结。

（二）调气

1. 气虚宜补　肺主一身之气，脾为气血生化之源，故补气主要是补脾肺之气，而尤以培补中气为重。先天之精气，依赖于肾藏精气的生理功能，才能充分发挥先天之精气的生理效应。故气虚之极，又要从补肾入手。气为血之帅，血为气之母，二者互根互用，故补气又常与补血相结合。

2. 气滞宜疏　人体气机升降出入，多与肝主疏泄、肺主宣降、脾主升清、胃主降浊有关，故气滞多与肺、肝、脾、胃等脏腑功能失调有关。肝主疏泄，调畅全身气机，故气滞之病又以疏肝行气为先。

3. 气陷宜升　气陷宜用升提之法，所谓陷者举之，适用于中气下陷而见凶陷，胞睑下垂，脱肛，滑泄不止，以及冲任不固所致崩中漏下、带下、阴挺、胎动不安等。

4. 气逆宜降　气逆宜用降气之法。气逆于上，以实为主，亦有虚者。降气法，适于气逆实证，且宜暂用，不可久图。若因虚而逆者，补其虚而气自降，不得过用降气之品。

5. 气脱则固　脱有缓急，故临床上有虚脱和暴脱之分。虚者补之，涩可固脱。故气脱者每于补气固本之中加入收涩之品，以补而涩之。若属暴脱者，固涩无效，应当补阳助阴，使阴固阳潜。固涩法常与补法同用，又根据证之寒热而与温法或清法同用。气属阳，故气脱之治，多温补与固涩同用。

6. 气闭则开　气闭多有清窍闭塞而昏厥，故又称开窍通闭。开窍有温开、凉开之分。气闭有虚、实之别，实则邪未减而正未衰，治当开其闭；而虚则为内闭外脱之候，当予以补气养血、回阳固脱之品。

（三）调血

1. 血虚则补　心主血，肝藏血，脾生血统血，肾精可化而为血，血虚多与心、肝、脾、肾有密切关系，故补血又当区别具体情况，结合补脏治疗。气为阳，血为阴，气能生血，血能载气，根据阳生阴长的理论，血虚之重证，于补血方内常加入补气药物，可收补气生血之效。血虚与阴虚常常互为因果，故对血虚而兼有阴虚者常配伍补阴之品，以加强其作用。

2. 血瘀则行　血瘀治以活血、理血，总以祛瘀为要。血瘀有寒、热、虚、实之分，其治当寒者热之、热者寒之、虚则补之、实则泻之。

3. 血寒则温　血寒治以温经散寒为主，由于血寒多致血瘀，故常配伍通经活络、和血行血之法。

4. 血热则凉　血热治以清热凉血为主。血得寒则凝，得温则行。血热可致血不循经而出血，故又用凉血止血之法。应用清热凉血和凉血止血等寒凉药物，要中病即止，不可过剂。出血而有明显瘀滞者，不宜大剂寒凉止血，必要时配合活血行血药。

5. 出血则止　出血宜止血，有收敛止血、凉血止血、温经止血、化瘀止血之分。正确地运用止血法，必须分清出血的原因、性质和部位而辨证施治，切勿一味止血。

（四）调津液

1. 滋养津液　此法适用于津液不足而致的肺燥、胃燥、肠燥等。调治方法：一是摄入足量的水液，二是用滋阴生津的药物。若为实热伤津者，治宜清热生津。

2. 祛除水湿痰饮　此法适用于水湿痰饮证。其中，湿盛者宜祛湿、化湿或利湿；水肿或腹水者，宜利水消肿；痰饮为患者，宜化痰逐饮。水液代谢障碍多责之肺、脾、肾，故水湿痰饮的调治从脏腑而言多从肺、脾、肾入手。

（五）调理精、气、血、津液的关系

1. 调理气与血的关系

（1）气病治血：气血互相维附，气虚则血弱，气滞则血瘀，气陷则血下，气逆则血乱，气温则血滑，气寒则血凝。气病则血随之亦病。故《医家四要》说："气为血之帅，血为气之母，气即病矣，则血不得独行，故亦从而病焉。是以治气药中必兼理血之药。"即气病治血的理论依据。气虚宜顾其血弱，气郁宜顾其血滞，气逆宜顾其血乱，而求于气血冲和。

（2）血病治气：气病血易病，血病气易伤，气血两者，和则俱和，病则同病，此为治血之准则。治血必调气，气和则血宁。血虚者，补其气而血自生。血瘀者，行其气而血自调。出血者，调其气而血自止。

2. 调理气与津液的关系　气虚而致津液化生不足者，宜补气生津。气不行津而成水湿痰饮者，宜补气、行气以行津。气不摄津而致体内津液丢失者，宜补气以摄津。津停而致气阻者，在治水湿痰饮的同时，应辅以行气导滞；气随津脱者，宜补气以固脱，辅以补津。

3. 调理气与精的关系　气滞可致精阻而排精障碍，治宜疏利精气。精亏不化气可致气虚，气虚不化精可致精亏，治宜补气填精并用。

4. 调理精、血、津液的关系　精血同源，故血虚者在补血的同时，也可填精补髓；精亏者在填精补髓的同时，也可补血；津血同病而见津血亏少或津枯血燥，治当补血养津或养血润燥。

七、三因制宜

三因制宜是因时制宜、因地制宜、因人制宜的统称，是指临床治病要根据时令、地域、患者等具体情况，制定适宜治法和方药的治疗原则。

（一）因时制宜

根据不同季节气候的特点，制定适宜治法和方药的原则称为因时制宜。因时之时：一是指自然界的时令气候特点，二是指年、月、日的时间变化规律。《灵枢·岁露论》说："人与天地相参也，与日月相应也。"年月季节、昼夜晨昏等时间因素，既可形成自然界不同的气候特点和物候特点，同时对人体的生理活动与病机变化也带来一定影响，因此，要注意在不同的天时气候及时间节律条件下的治疗宜忌。

以季节为例，由于季节间的气候变化幅度大，故对人的生理、病变影响很大。如春夏季节，气候由温渐热，阳气升发，人体腠理疏松开泄，即使外感风寒，也应注意慎用麻黄、桂枝等发汗力强的辛温发散之品，以免开泄太过，耗伤气阴；而秋冬季节，气候由凉变寒，阴盛阳衰，人体腠理致密，阳气潜藏于内，此时若病热证，也当慎用石膏、黄连等寒凉之品，以防苦寒伤阳。

（二）因地制宜

根据不同的地域环境特点，制定适宜治法和方药的原则称为因地制宜。不同的地理环境，由于气候条件及生活习惯不同，人的生理活动的病变特点也有区别，所以治疗用药亦应有所差异：如我国西北地区，地势高而寒冷，其病多寒，治宜辛温；东南地区，地势低而温热，其病多热，治宜苦寒。说明地区不同，患病亦异，而治法亦当有别。即使相同的病证，治疗用药亦当考虑不同地区的特点，如用麻黄、桂枝治疗外感风寒证，在西北严寒地区，药量可以稍重；而在东南温热地区，药量就应稍轻。

（三）因人制宜

根据患者的年龄、性别、体质、生活习惯等不同特点制定适宜治法和方药的原则称为因人制宜。不同的患者有其不同的个体特点，如年龄大小、性别不同，体质差异等因素，常影响着疾病的发生、发展和变化，甚至决定着疾病的预后转归。因此，中医在临证治病时，非常注重患者年龄、性别、体质差异

对疾病的影响，根据这些因素导致的病机特点，制定出最适宜病情的治法和方药。

　　因时、因地、因人制宜的治疗原则，是中医治疗的一大特色，充分体现了中医治疗疾病的整体观念和辨证论治在实际应用上的原则性和灵活性。只有把疾病与天时气候、地域环境、患者个体诸因素等加以全面考虑，制定出具有针对性的个体化治疗方案，才能收到显著治疗效果。

考点与重点　三因制宜的含义

❓ 思 考 题

1. 简述养生的概念与基本原则。

2. 如何理解既病防变？请结合五行生克理论举例说明。

3. 正治、反治的区别与联系有哪些？

本章数字资源

参考文献

［1］李德新. 中医基础理论. 2 版. 北京：人民卫生出版社，2011.

［2］邓铁涛，吴弥漫. 中医基础理论. 北京：科学出版社，2012.

［3］陈晶，程海波. 中医学基础. 5 版. 北京：中国中医药出版社，2021.

［4］张其成. 中医哲学基础. 北京：中国中医药出版社，2016.

［5］王敏勇，孙欣峰. 中医基础理论. 北京：中国中医药出版社，2015

［6］郑洪新. 中医基础理论. 北京：中国中医药出版社，2016.